# 食管癌临床多学科综合诊断与鉴别诊断

主　编　毛伟敏　于金明
副主编　许亚萍　邢力刚
主　审　Zhong-Xing Liao

**参加编写人员**:(按姓氏拼音排列)

| | | | |
|---|---|---|---|
| 山东省肿瘤医院 | 崔永春 | 高振华 | 孙雅文 |
| | 王家林 | 谢　丽 | 邢力刚 |
| | 杨　佳 | 于金明 | |
| 中国医学科学院肿瘤医院 | 范诚诚 | 惠周光 | 王绿化 |
| 郑州大学第一附属医院 | 樊青霞 | 李向柯 | |
| 中山大学肿瘤医院 | 傅剑华 | | |
| 上海市胸科医院 | 傅小龙 | | |
| 浙江省肿瘤医院 | 凌志强 | 刘永军 | 毛伟敏 |
| | 阮荣蔚 | 邵国良 | 石　磊 |
| | 孙文勇 | 王　实 | 许亚萍 |
| | 叶智敏 | 俞江平 | |

军事医学科学出版社

·北　京·

图书在版编目(CIP)数据

食管癌临床多学科综合诊断与鉴别诊断/ 毛伟敏,于金明主编.
–北京:军事医学科学出版社,2004.12
ISBN　978-7-5163-0577-5

Ⅰ.①食…　Ⅱ.①毛…　②于…　Ⅲ.①食管癌–诊断
Ⅳ.①R735.1

中国版本图书馆 CIP 数据核字(2014)第 304190 号


策划编辑:夏庆民,李俊卿　　责任编辑:汪　媛,曹继荣
出　　版:军事医学科学出版社
地　　址:北京市海淀区太平路 27 号
邮　　编:100850
联系电话:发行部:(010)66931051,66931049,63827166
　　　　　编辑部:(010)66931127,66931039,66931038
传　　真:(010)63801284
网　　址:http://www.mmsp.cn
印　　装:北京宏伟双华印刷有限公司
发　　行:新华书店


开　　本:710mm×1000mm　1/16
印　　张:20.5
字　　数:316 千字
版　　次:2015 年 1 月第 1 版
印　　次:2015 年 1 月第 1 次
定　　价:85.00 元


本社图书凡缺、损、倒、脱页者,本社发行部负责调换

临床恶性肿瘤多学科综合诊断与鉴别诊断丛书

佳爻创新
提高诊疗水平
造福癌症患者

壬卯冬日  孙燕

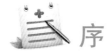 序

　　食管癌是我国常见的胸部恶性肿瘤,也是全球范围内发病率和死亡率较高的恶性肿瘤。食管癌早期症状不明显,主要表现为胸骨后不适、进食后食物停滞感或哽噎感。出现典型的进行性吞咽困难症状而就诊时,近半数患者已属疾病局部晚期,预后差。对食管癌患者进行早诊早治是提高其疗效的一个重要举措。

　　《食管癌临床多学科综合诊断与鉴别诊断》一书是由毛伟敏教授和于金明教授主编,并组织国内多家肿瘤中心的食管癌研究和诊治专家,以他们丰富、扎实的基础知识和临床经验撰写的。该书对食管癌的诊断及鉴别诊断进行了深入浅出、图文并茂的详细叙述,从食管癌的流行病学、早期筛查、肿瘤标志物及其临床意义、病理学诊断、各种影像学诊断中的不同食管肿瘤影像学特点、食管癌的内镜诊断特征以及临床诊断路径等方面进行了全面系统的讲解。故该书对临床一线肿瘤诊治工作者在食管癌这一领域的知识更新、技能提高有较好的指导作用。

　　近二十年来,在肿瘤治疗方面,外科技术、放疗设备以及抗癌药物等均已取得了长足的进步。在基础诊断方面近年来也取得了令人瞩目的进步,分子病理学、医学影像学,特别是分子影像学的发展,显著提

高了恶性肿瘤的诊疗水平。该书的出版凝聚了上述多个学科专家丰富的实践经验，及时介绍了国内外相关学科发展的新技术和新信息，将有利于食管癌患者尽早得到确切的诊断。

　　希望该书的出版，能为提高我国食管癌的早期诊断率有所贡献，为推动我国食管肿瘤的学科发展发挥作用，从而使更多的食管癌患者得到合理的早期治疗，达到提高生存率及生活质量的目的，给患者带来裨益。

中 国 科 学 院 院 士
中国医学科学院肿瘤医院　　赫　捷
2014 年 12 月 7 日

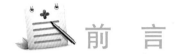 前 言

　　食管癌在我国恶性肿瘤中发病居第 5 位、死亡居第 4 位。尽管食管癌总体治疗疗效仍较差，但随着近年来食管癌早诊早治及多学科综合治疗工作的开展，其疗效较上世纪已有显著提高。

　　随着我国经济的发展，先进的肿瘤诊治设备和技术已经在国内各医疗单位逐渐普及，肿瘤的诊治也越来越精准化和专科化。我们希望通过《食管癌临床多学科综合诊断与鉴别诊断》这本书的编写，能将目前国内外食管恶性肿瘤诊断方面的新技术、新进展以及参与本书编写的食管癌诊治研究专家在这一领域的经验作一全面系统的介绍，给国内同道在食管癌的诊断与鉴别诊断方面提供一些借鉴和启发，从而提高食管癌的早期诊断率，为食管癌的规范化多学科综合治疗提供更准确的依据。

　　本书的内容主要针对临床一线的肿瘤诊治工作者，因此实用为其特色，尤其希望能对基层的肿瘤诊治医务工作者提供指导。本书的编写围绕食管癌的诊断与鉴别诊断，从病理、影像、内镜等多个角度进行了描写，同时还对食管癌的临床表现特点、临床分期研究进展、临床诊断路径及随访和预后因素等进行了阐述。本书的编写主要是为了适应现代恶性肿瘤诊治技术的快速发展，希望本书的出版能为我国食管癌的学科发展做出应有的贡献。

　　最后，我们感谢美国 MD Anderson 癌症中心的 Zhong-Xing Liao 教授对本书编写的贡献，她受邀做本书主审，为本书的编写提供了质量保证。

　　因为学识和时间有限，编写过程中难免有错误和疏漏之处，希望广大读者给予理解并批评、指正。

编　者<br>2014 年 12 月 7 日

# 目　录

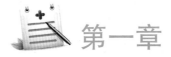

# 第一章
# 食管解剖学和生理功能

## 第一节　食管的解剖学特点

### 一、食管的位置与分部

食管(图 1-1)为一前后扁窄的长管状肌性管道,上端约在第 6 颈椎下缘平面起自环状软骨下缘,沿脊柱前方下行,经胸廓上口入胸腔,在后纵隔穿过膈的食管裂孔进入腹部,于第 11 胸椎水平的左侧与胃贲门相连。食管可分为颈、胸、腹三部分。食管颈部:长约 5cm,上起自环状软骨下缘,下至胸骨颈静脉切迹水平。食管胸部:长约 18cm,上起自胸骨颈静脉切迹,下至膈食管裂孔,又分胸上段、胸中段和胸下段。食管腹部:长 1~2cm,由食管裂孔至胃贲门。

### 二、食管的狭窄部

食管正常情况下有 3 个解剖学狭窄。第 1 个狭窄为食管入口处,它位于环状软骨下缘,在第 6 颈椎水平,是 3 个狭窄中最窄的部位,口径为 1.3cm,距门齿 14~16cm,在行食管镜检时,因前有环状软骨,后有颈椎体,因此较难通过。第 2 个狭窄为食管在左主支气管交叉处,管径 1.5~1.7cm,距门齿 24~26cm。第 3 个狭窄为食管通过膈食管裂孔处,在第 10~11 胸椎水平,管径 1.6~1.9cm,距门齿

37~42cm。狭窄在临床有重要意义,具有对人体的生理保护作用,第1狭窄可防止吸气时空气由咽入食管,第3狭窄可防止胃内容物反流入食管,同时第3狭窄为食管异物滞留的好发部位,是损伤、穿孔、溃疡等好发部位,同时也是肿瘤的好发部位。这些狭窄也是食管镜检查时易损伤的部位,尤其是第1狭窄。

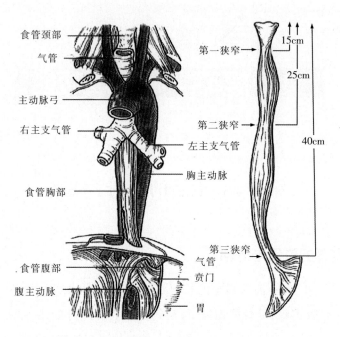

**图 1-1  食管的位置及 3 个狭窄**(引自参考文献 1)

### 三、食管的长度

食管长度因人而异,它受到高度(尤其胸腔纵径长度)、年龄、性别等因素的影响。我国成年人食管长度为 25~30cm,男性为 21~30cm(平均 25cm),女性为 20~27cm(平均 23cm)。成人自门齿至食管起始部平均为 15cm,至左主支气管越过食管处为 24~26cm,至食管下端胃黏膜移行部为 38~40cm。

食管长度在临床上对诊治食管癌病变有重要参考价值,因为有些疾病可导致食管长度改变,如食管炎形成瘢痕、食管癌放疗后,均可使食管缩短,严重贲门失弛缓症则可使食管延长。

## 四、食管各部的相邻关系

### (一)颈段食管

此段较短,由环状软骨下缘水平(相当于第 6 颈椎下缘平面)食管起始,此处咽部为横行肌,食管为纵行肌,后者薄弱;两种肌肉交界处存在好发食管憩室的薄弱区。食管后面贴附于脊柱与颈长肌上与脊柱之间有椎前筋膜,前为疏松脂肪结缔组织,与纵隔相通,一旦出现颈部食管吻合口瘘,食管内容物可通过此间隙进入后纵隔。

颈段食管前为主气管,在颈食管与气管两侧形成气管食管间隙分别有左右喉返神经与食管动脉通过。食管两侧近上端与甲状腺两侧叶及甲状旁腺相邻,颈食管下端与甲状腺下动脉及颈动脉鞘相邻,鞘内含颈总动脉、颈内静脉和迷走神经。

### (二)胸段食管

为颈段食管末端至膈食管裂孔的一段食管。此段食管与纵隔胸膜和肺、心脏、大血管、气管、支气管、胸导管、奇静脉、肋间动静脉及胸段脊柱等相毗邻。

胸段食管的起始部相当于第 1 胸椎的下缘或胸廓入口处。自胸廓入口处至气管分叉部位,胸段食管紧贴气管后壁和椎前筋膜,而在气管分叉稍上方,胸段食管走行于胸主动脉的右侧。由于这一解剖特点,在食管钡餐造影片上可见食管有气管分叉部的压迹。在该压迹的下缘,食管跨过气管分叉和左主支气管并与左主支气管交叉,经其后方稍偏右,于胸主动脉的右侧向下走行。胸段食管在穿过膈肌的食管裂孔之前,又走行于身体中线的左侧、胸主动脉的左前方及心房的后方。

胸段食管与气管、主动脉弓、左主支气管及降主动脉的解剖关系密切。食管手术在选择手术切口和解剖、游离胸段食管时,要注意其解剖关系,避免损伤与食管毗邻的重要结构。

### (三)腹段食管

腹段食管是胸段食管向腹部的延续部分,从食管裂孔的腹腔面向下延伸到食管-胃结合部,其长度因人而异,自 1cm 至数厘米不等,一般长约 2cm。腹段食管在胃的左前方与贲门结合,其右缘与胃小弯相延续,左缘与胃底相连,此处两者成一锐角,称之为 His 角。腹段食管的前面和右面的一部分与肝左叶相接触。腹段食管的右侧包于小网膜内,前方与左侧覆盖有腹膜并与食管裂孔处返折而形成膈下腹膜,其后方的腹膜则返折为腹后壁腹膜。

## 五、食管的组织结构

食管具有四层组织结构,即黏膜、黏膜下层、肌层及外膜层。

### (一)黏膜层

食管黏膜位于食管壁的最内层,黏膜表面光滑湿润,有利于食管的运输。食管黏膜呈淡黄色或浅紫色,并有 7~10 条纵行黏膜皱襞,可帮助食管腔内的液体向下流动。当食物通过食管腔时,黏膜皱襞暂时消失,其质地坚实,富有延展性。

食管的黏膜结构有四种成分:

(1)上皮:位于食管壁的最内层,为复层鳞状上皮(stratified squamous epithelium),适于食管的机械运输作用,但不能耐受胃液和胆汁。

(2)基底层:为一种菲薄而透明的网状纤维膜,介于上皮与固有膜之间,作为两者的分隔和联系。在组织切片上,食管的基底膜呈细线状,位于上皮的深部。

(3)固有层:由致密的纤维结缔组织构成,内含血管、神经、淋巴组织和腺体。固有膜具有联系食管上皮与深层组织的作用和弹性作用,对食管收缩时的牵引力的改变具有缓冲作用。

(4)黏膜肌层:此层位于固有膜层与黏膜下层间,由薄层纵行平滑肌纤维和疏松弹力纤维网组成,厚度 200~400μm,并与胃黏膜肌延续。其收缩时可以影响食管黏膜形态的改变,有助于血液循环和腺体的分泌。

### (二)黏膜下层

食管的黏膜下层位于黏膜肌层和肌层之间,由疏松结缔组织构成。食管的黏膜下层内含有较多的血管、淋巴管和神经丛。

### (三)肌层

食管的肌层分为内、外两层,内层为环行肌,外层为纵行肌。咽壁与食管上段 2~6cm 的肌层均为横纹肌, 由一层纵行横纹肌围绕着一层环形横纹肌组成;

食管中段的肌层为横纹肌和平滑肌混合排列,而且自上而下横纹肌纤维成分逐渐减少而平滑肌成分逐渐增加。在食管上段与食管下段 2/3 结合处,平滑肌成分占该段食管肌层的 50%;自此以下,食管肌层的横纹肌全部被平滑肌所替代。

食管下 1/3 的两层肌肉均为平滑肌,外层略呈纵行但不规则;内层略呈环行,并含有许多螺旋形、椭圆形或斜行的肌束。一般情况下,食管中 1/3 的部分是上部的横纹肌与下部的平滑肌之间的移行区,而且内层的移行区的位置较外层高。

在食管胃结合部,虽无由肌肉构成的解剖学上的括约肌将食管与胃隔开,但食管下端具有类似生理性括约肌的作用。在安静状态下用内镜观察食管,可见膈肌食管裂孔之上约 2cm 和贲门上 3~4cm 处的食管腔呈闭合状态。有时,此处的食管肌层稍肥厚,是生理性食管下括肌层上界的标志。

食管肌层与食管黏膜层之间的黏膜下层、固有膜(弹性和胶原性组织网)和黏膜肌层共同使食管上皮形成纵行的黏膜皱襞。这些皱襞在静息状态下其表面相互嵌合,使管腔闭合。在吞咽食物时,食团经过处的皱襞随之舒展。

食管外层的纵行肌起自环状软骨,并覆盖于整个食管的周围。在食管的上 1/3 处,其两侧的纵行肌比腹侧或背侧的纵行肌厚;在食管下 1/3 处,其纵行肌逐渐变得比较均匀,越向下端,食管纵行肌的厚度逐渐变薄。食管纵行肌的行程为一长螺旋形,并在其下行过程中围绕食管周径向左旋转 1/4(90°)。

食管的环行肌比外层的纵行肌厚,肌纤维的走行方向呈椭圆形或螺旋形,随食管的不同平面而异。在颈段食管上端,椭圆形环行肌的最高点位于食管的背侧;在胸段食管的上部,椭圆形环行肌的最高点位于食管的右侧,而当食管走行到心脏后方时,其椭圆形环行肌的最高点位于食管的腹侧;在腹段食管,其环行肌的肌纤维走行方向几乎呈水平位。食管纵行肌和环形肌的排列可以保证食管的蠕动,但与节段性的和连续性的挤压运动有所不同。因此,患有严重的食管运动功能障碍的患者,其食管在钡餐造影片上呈不断加重或减轻的螺旋形。

在食管壁的两层平滑肌之间可见神经细胞,属于植物神经系统的神经元。

(四)外膜

由疏松结缔组织构成,又称纤维层,与周围组织相连。此层不像其他消化道器官有浆膜层,因此不具有消化道浆膜层的防御功能。另外,因为食管只有一层疏松的结缔组织外膜而无浆膜层,故恶性肿瘤容易浸润到食管周围的组织和器官,且不利于食管与胃或肠的吻合口的愈合,术后发生吻合口瘘的概率相对较高。

# 第二节　食管的血供、神经支配及淋巴引流

## 一、食管的血液供应

### (一)食管的动脉供应

食管的动脉供应丰富,其特点为多段性、多分支性、多源性。颈、胸、腹段有不同来源的动脉,在食管壁内外互相吻合。

1. **食管颈段**　食管颈段主要来自左右甲状腺下动脉,该动脉来自锁骨下动脉的甲状颈干的一个分支。甲状腺下动脉的食管支通常为一个分支沿食管前侧向下延伸。成对的气管支的分支至气管,沿气管和食管外侧行走,从左右两侧分支供应颈部食管。

2. **食管胸段**　胸段食管动脉主要来自主动脉弓、胸主动脉、支气管动脉,其次为肋间动脉。食管上胸段动脉供应变异大,左侧由主动脉弓的支气管动脉食管支或来自胸主动脉的3~5支分布到食管。右侧源自肋间动脉的右支气管动脉供应胸廓入口至主动脉弓以下5~8cm,弓上食管血供差。

3. **食管胸中下段**　主要为胸主动脉食管固有支,一般3~4支,其次为右肋间动脉(第2~6肋间食管支),此血管向上与甲状腺下动脉食管支吻合,向下经食管裂孔与腹部食管的动脉吻合。

4. **食管腹段**　来自胃左动脉食管支,尚有左膈下动脉分支。

5. **食管壁内动脉**　颈部供应的食管动脉直接穿入食管壁内,而胸部供应的食管动脉在食管壁外走行一段穿入食管壁内。

### (二)食管静脉

食管静脉可分为壁内、壁外及迷走神经并行静脉。

1. **壁内静脉**　又分为上皮下静脉丛、黏膜下静脉丛及穿行静脉。

（1）上皮下静脉丛：食管壁内的毛细小静脉集合成丛，在固有膜内形成上皮下静脉丛，分布食管全长。此丛由短小静脉穿过黏膜肌层，汇入黏膜下静脉丛较大的静脉。在食管上、下两端呈纵向行走，分别与咽上皮静脉丛和胃腺体下静脉丛互相连续，故在贲门形成体循环系统与门静脉系统的微小静脉交通。

（2）黏膜下静脉丛：此丛由无数小静脉从黏膜肌层穿出，纵行于黏膜肌层与环形肌层之间，形成较大静脉。这些静脉连接食管与胃黏膜下层静脉丛，形成门、腔两静脉系统的交通吻合。

（3）穿行静脉：较大的静脉下丛穿过肌层，到达食管表面。

2. 壁外静脉丛

（1）食管颈部的食管周围静脉起自食管外侧，其终末 1~3 支越过气管前注入甲状腺下静脉。

（2）食管胸静脉大部分引流到奇静脉、半奇静脉和副半奇静脉，最后入上腔静脉。

（3）食管腹部及食管胸下部静脉，一部分入奇静脉，另一部分在胃左静脉向右达后腹壁，另 3~4 支入胃左静脉，入门静脉系统。

3. 迷走神经并行静脉

迷走神经并行静脉是两支纵行静脉紧靠迷走神经行走，直接或经由支气管后静脉把胃左静脉与奇静脉沟通，两侧下行彼此吻合。此静脉汇入奇静脉处有静脉瓣，而此静脉在下端则无静脉瓣，迷走神经并行静脉是门、腔两静脉系统在食管壁外的一个吻合交通支。

## 二、食管的神经支配

食管的神经来自迷走神经和交感神经，并形成食管神经丛。由躯体运动神经中的喉返神经支配食管的横纹肌，内脏运动神经（交感与副交感神经）支配食管平滑肌。

1. 交感神经　交感神经经过颈、胸交感神经链分布到食管。食管丛尚有胸主动脉丛来的分支，食管末端还接受来自腹腔神经节的交感纤维，这些纤维由胃左动脉和左膈下动脉的动脉周围神经丛分布到食管。

2. **副交感神经** 副交感神经纤维随迷走神经分布到食管,迷走神经由颈静脉孔出颅,在咽中缩肌处形成咽丛,分支支配咽与咽食管连接部。

在颈部,双侧迷走神经在颈总动脉、颈内静脉之间后方,并为颈血管鞘包围。右侧迷走神经穿出颈血管鞘进入胸部前发出右喉返神经,沿右锁骨下动脉返回右气管食管沟内,并发出食管支,支配食管中、上段横纹肌。此神经干在后纵隔下行,沿肺内后方,发出分支支配食管中段平滑肌及腺体,继续下行形成食管丛,支配胸食管下段平滑肌及腺体。左侧迷走神经穿出血管鞘入上纵隔在主动脉弓前,再向左至主动脉弓下缘发出左喉返神经,此神经绕过主动脉弓后,沿左气管食管沟上行。左迷走神经在胸主动脉和左肺动脉间,至食管壁形成食管丛,其分支分布与右侧相同。食管丛的迷走神经在食管下段合并成前后干,经膈食管裂孔进入腹腔。

3. **壁内神经丛** 食管黏膜下层有黏膜下丛(支配食管腺分泌活动),内环外纵肌之间有肠肌丛(支配食管肌肉活动),迷走神经节前纤维(混以交感神经节后纤维)经喉返神经、食管支、食管丛分支,穿过食管壁到达黏膜下丛及肠肌丛。

食管感觉由迷走神经传导,颈部食管上部感觉神经有喉上神经,向下由喉返神经及迷走神经的食管支进入迷走神经。

## 三、食管的淋巴引流

### (一)食管的淋巴解剖

胸段食管的解剖分段一般根据食管与胸内结构的关系来划分。胸内结构包括主动脉弓、气管分叉及下肺静脉等。Sarrzin 等根据对食管淋巴结的解剖以及 Laszlo 等对食管淋巴系统的实验研究,主张将胸段食管分为上胸段和下胸段:①上胸段:亦称为气管后段,范围为从胸廓入口至气管分叉处(据胸部 X 线片确定);②下胸段:自气管分叉至食管裂孔处。

近 100 年来的临床研究证明,无论将食管采用何种方法分段,食管的淋巴管沿其纵轴分为相互交通、吻合的两种网状结构,即食管黏膜淋巴管网与食管黏膜下淋巴管网,前者延伸到食管黏膜下淋巴管网内并与其伴行,而且与咽部的淋巴管和胃的淋巴管相互交通。

食管黏膜及黏膜下层淋巴管密切交通,其贯穿食管全长,黏膜下淋巴管纵行为主,其数量大大超过横行淋巴管,有研究表明,食管纵轴的纵行淋巴引流量为横轴的横行引流量的6倍以上,并断续穿过肌层,回到淋巴结。食管上2/3主要引流向背侧,下1/3主要引流向腹侧。在引流入淋巴结前,淋巴液可以在整个食管内自由运行,因此一旦发生食管癌,在整个食管走行的区域内都有淋巴结被累及的危险。

食管淋巴结标号及名称与部位见表1-1。

**表1-1　食管引流淋巴结标号、名称及部位**

| 标号 | 部位命名 | 位置 |
|------|---------|------|
| 1 | 锁骨上淋巴结 | 胸骨切迹和锁骨以上 |
| 2R | 右上气管旁淋巴结 | 头臂干动脉起始部与气管交叉线到肺尖之间 |
| 2L | 左上气管旁淋巴结 | 主动脉弓上缘与肺尖之间 |
| 3P | 后纵隔淋巴结 | 上食管淋巴结,气管分叉以上 |
| 4R | 右下气管旁淋巴结 | 头臂干动脉起始部与气管交叉线到奇静脉弓上缘 |
| 4L | 左下气管旁淋巴结 | 主动脉弓上缘到隆突 |
| 5 | 主动脉穿淋巴结(Bottolo淋巴结) | 动脉导管韧带侧面的主动脉弓下淋巴结 |
| 6 | 前纵隔淋巴结 | 升主动脉及无名静脉(头臂干静脉)前 |
| 7 | 隆突下淋巴结 | 气管隆突下 |
| 8M | 中食管旁淋巴结 | 气管分叉至下肺静脉下缘 |
| 8L | 下食管旁淋巴结 | 下肺静脉下缘到食管胃连接处 |
| 9 | 下肺韧带淋巴结 | 下肺韧带内 |
| 10R | 右气管支气管淋巴结 | 奇静脉上缘到右上叶支气管起始部 |
| 10L | 左气管支气管淋巴结 | 隆突到左上叶支气管内 |
| 11 | 叶间淋巴结 | |
| 12 | 肺叶淋巴结 | |
| 13 | 肺段淋巴结 | |
| 14 | 肺亚段淋巴结 | |
| 15 | 膈上淋巴结 | 位于膈穹隆上,可达膈角 |
| 16 | 贲门旁淋巴结 | 食管胃接合部 |
| 17 | 胃左淋巴结 | 沿胃左动脉走行分布 |
| 18 | 肝总动脉淋巴结 | 沿肝总动脉走行分布 |
| 19 | 脾淋巴结 | 沿脾动脉走行分布 |
| 20 | 腹腔淋巴结 | 腹腔动脉起始部 |

食管的初级淋巴结为小的浅表淋巴结，其中包括食管外膜内的淋巴结，这些淋巴结即为食管旁淋巴结，或称为第1站淋巴结。第1站淋巴结的淋巴输出管通过食管外膜至迷走神经的部位，同时一些有关的其他淋巴管亦汇入纵隔内的食管周围淋巴结。

食管的周围淋巴结属于纵隔淋巴结，包括气管旁淋巴结、气管支气管上淋巴结、气管支气管下淋巴结(隆突下淋巴结)以及后纵隔淋巴结。食管的淋巴向上可引流到颈深部的淋巴结，向下可引流到膈下淋巴结、膈肌淋巴结、腹腔动脉淋巴结、胃左动脉旁淋巴结及胃小弯的淋巴结。食管周围淋巴结和膈下腹腔淋巴结称为第2站淋巴结。食管的第2站淋巴结与第1站淋巴结伴行，同属食管的区域淋巴结。

食管的第2站淋巴结也可以向上引流到颈部淋巴结，向食管外引流到肺门淋巴结，或向下引流到距离较远的腹腔淋巴结：胃幽门上区淋巴结、肝总动脉淋巴结、胃大弯淋巴结以及脾门淋巴结。这些淋巴结称为胸段食管的第3站淋巴结，属于远处淋巴结。

胸段食管的淋巴结见图1-2及表1-2。

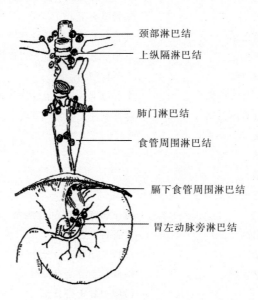

颈部淋巴结
上纵隔淋巴结
肺门淋巴结
食管周围淋巴结
膈下食管周围淋巴结
胃左动脉旁淋巴结

图1-2　胸段食管的主要引流淋巴结(引自参考文献2)

表 1-2 胸段食管的淋巴结

| 部位 | 淋巴结 |
| --- | --- |
| 区域淋巴结 | |
| 　第 1 站淋巴结 | 食管旁淋巴结 |
| | 　食管上淋巴结 |
| | 　贲门旁淋巴结 |
| 　第 2 站淋巴结 | 食管周围淋巴结 |
| | 　气管旁淋巴结 |
| | 　气管支气管淋巴结 |
| | 　后纵隔淋巴结 |
| | 　膈肌淋巴结 |
| | 　胃左动脉旁淋巴结 |
| | 　胃小弯淋巴结 |
| | 　腹腔动脉淋巴结 |
| 远处淋巴结 | |
| 　第 3 站淋巴结 | 食管外淋巴结 |
| | 　颈部淋巴结 |
| | 　肺门淋巴结 |
| | 　胃幽门上区淋巴结 |
| | 　肝总动脉淋巴结 |
| | 　胃大弯淋巴结 |
| | 　脾门淋巴结 |

　　由于食管存在丰富的淋巴管网,故临床上食管癌易发生沿食管上下双向或/和跳跃性转移,在食管大体肿瘤与跳跃性微转移灶之间可以有 8cm 或更多"正常"组织存在。有 71% 的冰冻组织切片报告切缘阴性者,采用常规免疫组化可检测到淋巴微转移的存在。

　　(二)典型的食管淋巴引流途径

　　食管淋巴的一般引流方式或途径如下(见图 1-3)。

　　1.颈段食管　颈段食管的淋巴液引流到颈内静脉淋巴结和锁骨上淋巴结,亦可向下引流到上气管旁淋巴结。上气管旁淋巴结位于无名动脉的上方。颈段食管的恶性肿瘤向上气管旁淋巴结引流(转移)的几率很小。

　　2.胸段食管　胸段食管的上胸段或气管后段的淋巴液引流到食管旁淋巴结和食管周围淋巴结(气管支气管上、下淋巴结和气管旁淋巴结)以及向下引流到膈下区域淋巴结,亦能向上引流到锁骨上淋巴结。

下胸段的淋巴液引流到食管旁淋巴结、食管周围淋巴结和隆突下淋巴结,但向下部食管周围淋巴结及膈下贲门区淋巴结引流的倾向更多,并从贲门区淋巴结可以引流到腹腔区域淋巴结(胃左动脉旁淋巴结、腹腔动脉淋巴结及胃小弯淋巴结),然后还可以向更远的部位引流到胃幽门上区淋巴结(肝总动脉淋巴结),有时沿胰腺上缘的脾动脉的走行引流到脾门淋巴结。腹腔动脉淋巴结、腹主动脉淋巴结及肝总动脉淋巴结不属于区域淋巴结。

3. 腹段食管　腹段食管的淋巴液主要引流到上述贲门区和腹腔区的淋巴结,偶尔可以通过下肺韧带的淋巴道引流到隆突下淋巴结。

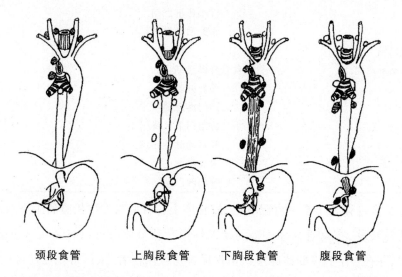

颈段食管　　　上胸段食管　　　下胸段食管　　　腹段食管

(黑色淋巴结表示最常受累的淋巴结;浅黑色淋巴结表示不经常受累的淋巴结;白色淋巴结表示很少累及的淋巴结)

图 1-3　各段食管的主要引流淋巴结(引自参考文献 2)

综上所述,上胸段食管的淋巴液主要引流到气管、支气管和颈深淋巴结;中胸段的淋巴液主要汇入后纵隔淋巴结(食管、主动脉周围淋巴结);下胸段食管的淋巴液可与腹段食管的淋巴液一同汇入胃左动脉旁淋巴结和腹腔动脉淋巴结。后纵隔的淋巴结分布广泛,主要位于气管、支气管周围,两侧肺门、下胸段食管周围与胸主动脉周围以及心包后方等处。其中位于胸段食管和胸主动脉周围的淋巴结接纳胸段食管、胸主动脉周围、心包和膈肌后部的淋巴管,而其淋巴输出管多直接进入胸导管或右淋巴导管,另一部分则向下穿过膈肌汇入胃左动脉周围淋巴结和腹主动脉周围淋巴结。食管的不同部位(段)发生恶性肿瘤时,肿瘤细胞可通过食管的淋巴通道发生淋巴结或淋巴管转移。

# 第三节　食管的生理功能

食管从生理角度划分,可分为食管上括约肌(upper esophageal sphincter,UES)、食管体部(esophageal body)和食管下括约肌(lower esophageal sphincter,LES)3个部分。

食管的主要生理功能是将所摄入的食物从口咽部通过食管输送到胃肠道。由于食管具有上、下括约肌,因此食管的第二个生理功能是通过 UES 的收缩可以预防食物的误吸与呼吸时将空气误吸到胃内,LES 的收缩可以预防胃食管反流(胃内容物反流到食管甚至反流到口咽部)。

## 一、咽的生理功能与吞咽

咽的吞咽动作是由舌将经过咀嚼的食团(食糜)向咽部推送的随意运动诱发的,是一种复杂的反射性动作,使食团经口腔、咽及食管进入胃。吞咽时,UES 松弛,咽部随之收缩并推动食团从咽进入食管。在这一过程中,呼吸暂停。这些动作受延髓吞咽中枢的控制。支配舌、喉、咽部肌肉运动的传出神经纤维发自第Ⅻ、Ⅸ和Ⅶ对脑神经。支配食管的传出神经为迷走神经,支配咽部的传出神经主要为舌咽神经。

按照传统的分期方法,吞咽动作可以分为三期,是根据食团在吞咽时所经过的解剖部位而分期的,即口腔期、咽期和食管期三期。

(1)第一期(口腔期):在意识的支配下,将食团从口腔传递到咽部。先是舌尖和舌体上举,触及硬腭,然后主要由下颌舌骨肌收缩,将食团由舌背推向软腭后方而至咽部。在第一期中,舌的运动对实现吞咽动作发挥着重要的作用。

13

(2)第二期(咽期)：食团由咽部进入食管上端。这是由咽部的快速反射动作完成的。食团刺激软腭的感受器，引起咽喉部肌肉的反射性收缩，结果使软腭上升，咽后壁向前突出并封闭鼻咽通道；声带内收，喉头升高并向前紧贴会厌，封闭咽与气管的通道，呼吸暂时停止；由于喉头前移，食管上口张开，咽肌自上而下依次收缩，将食团从咽部挤压进入食管。此期需时很短，一般约为0.1s。

(3)第三期(食管期)：食团进入食管腔后，由于食管肌肉的顺序收缩，推送食团沿食管腔下行，并通过贲门进入胃腔。这一期占时约为7~10s。食团的移动与其黏稠度及体位有关。

## 二、食管上括约肌(UES)的生理功能

研究发现，咽部气柱(air column)底部与胸腔负压之间有一长度为2.5~4.5cm的高压带(区)，主要由环咽肌构成，位于C5~C7水平，即为UES。近年来有些作者认为UES是由环咽肌、咽下缩肌及食管上端环形肌纤维构成的特殊的肌性管状结构，属于具有解剖结构的括约肌，宽度约为3cm。

人在静息或者安静时，UES关闭并不断释放动作电位而维持其处于收缩状态。环咽肌向后附着在环状软骨两侧的基底部。环咽肌收缩时，其最大压力向前后方传导，使咽食管交界处或结合部关闭，并形成一外形呈半月形的裂隙。人在吞咽食物时，在咽的蠕动性收缩波到达UES之前UES便松弛。

人在进行吞咽动作时，UES的高压带的压力降至安静状态下大气压的水平并保持其处于开放状态，允许食团通过UES区域。UES的这种松弛状态乃是迷走神经的兴奋性暂停、喉垂直向上移位(可使UES上提约2cm)而实现的。整个UES的松弛时间约为0.5~1.2s。其后随着环咽肌的收缩及UES的关闭，UES内产生的压力往往大于静息压力的两倍以上。UES较高的静息压可以避免人体在呼吸时空气充盈食管腔。同时，UES的持续性收缩将咽腔与食管腔隔开之后，使呼吸无效腔减低到最小程度。

## 三、食管体部的生理功能

食管体部的生理功能取决于食管壁的纵行肌与环行肌的运动。在构成食管

壁的各种解剖结构中,这两层肌肉成分的排列在食管各段并不相同。食管上段的肌层主要为横纹肌;食管中段由横纹肌和平滑肌混合排列,而且从上到下横纹肌成分逐渐减少,平滑肌逐渐增多;食管下段的肌层全部为平滑肌,内层略呈环状并含有螺旋形或椭圆形肌束。食管体部肌层的神经支配分为两种:①食管的横纹肌直接受迷走神经背核发出的神经纤维支配,其神经末端位于横纹肌细胞的运动神经元;②食管体部的平滑肌受交感神经和副交感神经的支配。这两种神经纤维的分支分布于食管壁的肌层和黏膜下层内,并沿食管长轴彼此连接。

　　食管肌肉的顺序收缩又叫蠕动,是一种向前推进的环形及波形运动。食团在食管腔内时,食团的上端为一收缩波,下端为一舒张波,因而食团随着食管的蠕动波向下推进,见图1-4。

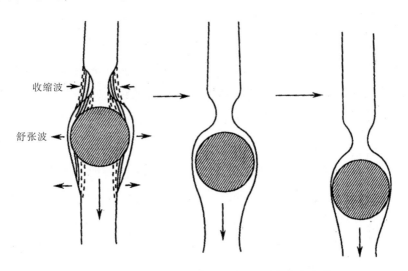

收缩波

舒张波

**图1-4　食团随食管的蠕动推进示意图**(引自参考文献10)

15

　　一般将因吞咽而启动的食管正常蠕动(收缩)波称为一级蠕动波;吞咽的食团进入食管腔后刺激食管壁内的传入神经或感受器而引起一系列的收缩反应:开始是UES收缩而使之严密关闭,然后收缩波沿着食管向下传导。食管的这种蠕动波称为二级蠕动波,其出现并不伴有口腔和咽部的任何运动,人对此亦无主观感觉。多数作者认为食管的二级蠕动波是整个食管的推动波,是食管对膨胀或食管黏膜受到刺激的应答性反应,也是食管对传入神经冲动的应答性反应。二级蠕动波将食管内容物完全排入胃腔内。据文献研究估计,食管的二级蠕动波可能也是人在睡眠期间清除胃酸反流的机制之一。食管的三级蠕动波又称为三级收缩,属于食管的自发性收缩,可以通过随意吞咽动作而启动,并呈非推动性收缩,它可以自发,也可以重复出现。三级蠕动波多见于患有食管功能性疾病的患者,这种收缩可涉及整个食管或食管的某个部分,三级蠕动波也可见于健康人。研究发现精神因素似乎对人的自发性食管收缩有重要影响,患者的情绪与食管的异常收缩有一定关系,但其生理功能一直不明确。

### 四、食管下括约肌的生理功能

在食管与胃的结合部虽然不存在解剖学意义上的括约肌,但据多年来大量作者的有关食管压力的研究,观察到在食管胃结合部以上有一长约 4~6cm 高压区或高压带,其内压力一般比胃内压力高出 5~10mmHg,具有生理性括约肌的作用,故称为食管下括约肌(LES)或食管胃括约肌(gastroesophageal sphincter)。食管邻近的膈食管膜、悬吊纤维和膈肌的活动可能有协同作用,与 LES 共同防止胃食管反流。当食物通过食管时,刺激食管壁上的机械感受器,反射性地引起 LES 松弛(舒张)而使食物进入胃腔;食物进入胃腔内之后,刺激幽门部释放胃泌素(即促胃酸激素,gastrin)而使 LES 收缩,恢复其静息时的张力,可防止胃内容物反流入食管。当食管下 2/3 部的肌间神经丛受损时,LES 不能松弛,导致食团入胃受阻,出现吞咽困难、胸骨下疼痛、食物反流等症状,称为食管失弛缓症。

LES 受迷走神经抑制性和兴奋性纤维的双重支配。食物刺激食管壁可反射性地引起迷走神经的抑制性纤维末梢释放血管活性肠肽 (vasoactine intrestinal peptide,VIP)和 NO,引起 LES 舒张。当食团通过食管进入胃后,迷走神经的兴奋性纤维兴奋,末梢释放 Ach,使 LES 收缩。体液因素也能影响 LES 的活动,如食物入胃后,可引起促胃液素和胃动素等的释放,使 LES 收缩;而促胰液素、缩胆囊素和前列腺素 A2 等则能使其舒张。此外,妊娠、过量饮酒和吸烟等可使 LES 的张力降低。

(许亚萍　毛伟敏)

# 参考文献

[1] 马军,骆降喜. 人体解剖学[M]. 武汉:湖北科学技术出版社,2014.

[2] 张效公. 食管贲门外科学[M]. 北京:中国协和医科大学出版社,2005.

[3] DeNardi FG,Riddll RH. The normal esophagus[J]. Am J Surg Pathol,1991;15(3):296-309.

[4] Li Q,Castell JA,Castell DO. Manometric determination of esophageal length [J]. Am J Gastroenterol,1994;89(5):722-725.

[5] Edge SE,Byrd DR,Carducci MA,et al. AJCC TNM Staging Manual [M]. 7th ed. New York:Springer,2009.

[6] Hitchcock RJ,Pemble MJ,Bishopae AE,et al. Quantitative study of the development and maturation of human esophageal innervations[J]. J Anat,1992;180(Pt1):175-183.

[7] Rosenberg JC,Franklin R,Steiger Z. Squamous cell carcinoma of the thoracic esophagus: an interdisciplinary approach[J]. Curr Probl Cancer,1981;5(11):1-52.

[8] Goodner JT,Miller TP,Pack GT,et al. Torek esophagectomy:the case against segmental resection for esophageal cancer[J]. J Thorac Surg,1956;32(3):347-359.

[9] Hosch SB,Stoecklein NH,Pichlmeier U,et al. Esophageal cancer:the mode of lymphatic tumor cell spread and its prognostic significance [J]. J Clin Oncol,2001;19 (7):1970-1975.

[10] 岳利民,崔慧先. 人体解剖生理学[M]. 6版. 北京:人民卫生出版社,2011.

[11] Yman JB,Dent J,Heddel R,et al. Control of belching by the lower esophageal sphincter [J]. Gut,1990;31(6):639-646.

[12] haker R. Reflex interaction of pharynx,esophagus,and airways [DB/OL]. http://www.nature.com/gimo/index.html,2014-11-20.

[13] Lang IM. Brain stem control of the phases of swallowing[J]. Dysphagia,2009;24(3):333-348.

[14] Hornby PJ,Abrahams TP. Central control of lower esophageal sphincter relaxation [J]. Am J Med,2000;108 (Suppl 4a):90S-98S.

[15] Mittal RK,Padda B,Bhalla V,et al. Synchrony between circular and longitudinal muscle contractions during peristalsis in normal subjects [J]. Am J Physiol Gastrointest Liver Physiol,2006;290(3):G431-G438.

17

[16] Ghosh SK,Pandolfino JE,Zhang Q,et al. Deglutitive upper esophageal sphincter relaxation:a study of 75 volunteer subjects using solid-state high-resolution manometry[J]. Am J Physiol Gastrointest Liver Physiol,2006;291(3):G525-G531.

[17] Duranceau AC,Devroede G,Lafontaine E,et al. Esophageal motility in asymptomatic volunteers[J]. Surg Clin North Am,1983;63(4):777-786.

[18] Kahrilas PJ,Logemann JA,Jin S,et al. Pharygeal clearance swallow:A combined manometric and video fluoroscopic study[J]. Gastroenterology,1992;103(1):128-136.

[19] Richter JE,Wu WC,Johns DN,et al. Esophageal manometry in 95 health adult volunteers. Variability of pressures with age and frequency of "abnormal"contractions[J]. Dig Dis Sci, 1987;32(6):583-592.

[20] Kahrilas PJ,Doods WJ,Dent J,et al. Upper esophageal sphincter function during belching [J]. Gastroenterology,1986;91(1):133-140.

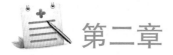

# 第二章
## 食管癌流行病学

近年来,我国恶性肿瘤发病率和死亡率呈明显上升趋势,在未来的20~30年,还将继续上升,并将成为疾病防治中的主要问题。我国最近公布的第三次全国死因回顾调查结果表明,中国城乡居民的恶性肿瘤死亡率在过去30年中增长了80%以上。2004~2005年我国恶性肿瘤死亡率为135.88/10万,比20世纪70年代中期(83.65/10万)增加了83.13%,比20世纪90年代初期(108.26/10万)增加了22.51%;恶性肿瘤从总死因的第4位上升为第1位。

与此同时,我国高发癌谱也呈现明显变化。20世纪70年代主要癌症死亡率顺位为胃癌、食管癌、肝癌、肺癌及宫颈癌;90年代演变为胃癌、肝癌、肺癌、食管癌及结直肠癌;2000年演变成肺癌、肝癌、胃癌、食管癌及结直肠癌。

全球癌症统计报告显示:2002年食管癌发病人数为462 000人,是世界上最常见的八大恶性肿瘤之一;2002年食管癌死亡人数为386 000人,是全球六大致死性肿瘤之一。中国北方(其中河南林州市为世界最高发区)是食管癌高发区之一,以食管鳞癌最常见,全国每年发病人数约250 000人,占全世界每年发病人数的50%以上。食管癌患者就诊时多处于中晚期,大部分患者已不能手术治疗,总的5年生存率低于10%,但是早期食管癌手术10年生存率可达95%。因此提高食管癌早期诊断率和加强流行病学、病因学研究以便进行一级预防,十分必要。

# 第一节　食管癌流行概况

食管癌是我国最为高发的恶性肿瘤之一。半个世纪以来,我国众多从事食管癌防治工作者尽心尽力,锐意创新,在食管癌的流行病学、早期诊断、综合治疗及预防等方面取得了举世瞩目的成绩,但是食管癌的防治工作异常艰难,总体还未达到令人满意的程度。

## 一、食管癌的人群分布

国际癌症研究中心(IARC)统计全球癌症显示:2002 年全球食管癌男女性年龄标化发病率分别为 11.5/10 万和 4.7/10 万。年龄标化发病率以中国最高,男性为 27.4/10 万,女性为 12.0/10 万;其次男性发病率依次为:南非地区(19.7/10万)、东非地区(19.1/10 万)、日本(10.0/10 万)、中南亚地区(8.1/10 万)等,男性发病率最低地区为西非(1.3/10 万);其次女性发病率依次为:东非地区(8.0/10万)、南非地区(7.0/10 万)、中南亚地区(5.9/10 万)等,最低地区为中非地区(0.2/10 万)。见图 2-1。

世界卫生组织公布的最新资料显示,2008 年度全球 67 亿人口新发食管癌病例共 48.2 万例,发病率为 7.0/10 万,居恶性肿瘤发病第 9 位;死亡 40.7 万例,死亡率 5.8/10 万,居恶性肿瘤死亡第 8 位。中国大陆 13.4 亿人口食管癌新发病例共 25.9 万例,发病率为 16.7/10 万,居恶性肿瘤发病第 5 位;死亡 21.1 万例,死亡率为 13.4/10 万,居恶性肿瘤死亡第 4 位。中国食管癌的发病及死亡人数全球发病死亡总数一半以上。全国肿瘤登记中心对全国 30 个市县肿瘤登记处 1998~2002 年的食管癌登记资料进行统计分析显示:发病率最高的为山西阳城(111.5/10 万),其次为扬中市(108.7/10 万)、磁县(107.4/10 万)、淮安市(98.2/10万)、盐亭县(91.3/10 万)等,而世界标化率以磁县最高(132.7/10 万)。具体见表2-1。

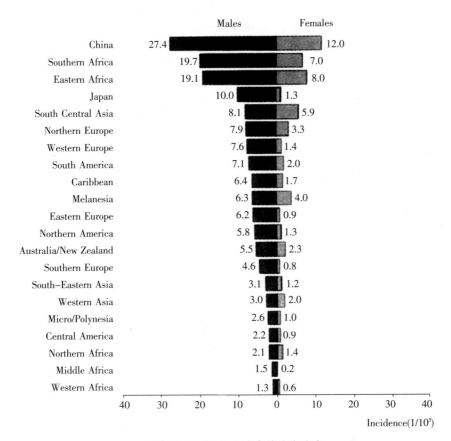

图 2-1　2002 年全球食管癌发病率

　　美国癌症协会整理 IARC 公布的 2002 年全球部分国家(50 个国家)癌症数据显示:男性食管癌死亡率前 5 位国家是:中国(21.6/10 万)、南非共和国(19.2/10 万)、哈萨克斯坦(19.1/10 万)、津巴布韦(17.6/10 万)、乌干达(12.5/10 万),希腊最低(1.3/10 万);女性死亡率前五位国家是:乌干达(11.3/10 万)、哈萨克斯坦(10/10 万)、中国(9.6/10 万)、津巴布韦(8.4/10 万)、南非共和国(6.9/10 万),爱沙尼亚、希腊、马其顿王国最低(0.4/10 万)。

　　我国食管癌最典型的流行病学特征是一定地域内的绝对高发与周边地区的相对低发形成鲜明对比。1998~2002 年我国 30 个肿瘤登记处登记食管癌新发病例 38 339 例,死亡 30 116 例。食管癌粗发病率在 0.3/10 万~115.1/10 万之

表 2-1　登记地区食管癌发病率

| 序号 | 登记处 | 位次 | 发病率<br>（1/10⁵） | 中标率<br>（1/10⁵） | 世标率<br>（1/10⁵） | 构成比<br>（%） | 累积率<br>（0~74 岁） | 截缩率<br>（35~64 岁） |
|---|---|---|---|---|---|---|---|---|
| 1 | 北京市 | 7 | 10.0 | 4.1 | 5.7 | 4.7 | 0.7 | 6.4 |
| 2 | 磁县 | 1 | 107.4 | 98.8 | 132.7 | 48.6 | 17.0 | 239.0 |
| 3 | 涉县 | 2 | 79.9 | 72.7 | 97.6 | 30.3 | 12.5 | 145.3 |
| 4 | 阳城县 | 1 | 115.1 | 93.0 | 124.0 | 35.7 | 16.0 | 227.8 |
| 5 | 大连市 | 9 | 6.7 | 3.9 | 5.3 | 2.8 | 0.6 | 7.8 |
| 6 | 鞍山市 | 7 | 7.3 | 4.2 | 5.6 | 3.8 | 0.8 | 7.2 |
| 7 | 哈尔滨市 | 8 | 6.5 | 4.2 | 5.8 | 3.4 | 0.6 | 8.6 |
| 8 | 上海市 | 8 | 10.4 | 4.2 | 5.8 | 3.3 | 0.7 | 6.2 |
| 9 | 海门市 | 4 | 16.8 | 7.5 | 10.1 | 7.1 | 1.2 | 15.1 |
| 10 | 启东市 | 5 | 9.6 | 4.3 | 5.9 | 4.3 | 0.7 | 7.9 |
| 11 | 淮安市 | 1 | 98.2 | 73.7 | 98.5 | 41.9 | 12.9 | 173.9 |
| 12 | 大丰市 | 2 | 40.2 | 32.5 | 43.7 | 16.1 | 5.0 | 58.4 |
| 13 | 扬中市 | 2 | 108.7 | 65.2 | 87.3 | 29.6 | 11.0 | 161.9 |
| 14 | 杭州市 | 10 | 7.7 | 4.1 | 5.6 | 3.2 | 0.7 | 7.7 |
| 15 | 嘉兴市 | 6 | 10.4 | 6.1 | 8.7 | 5.0 | 0.9 | 8.2 |
| 16 | 嘉善市 | 4 | 17.0 | 8.9 | 12.3 | 7.8 | 1.6 | 16.9 |
| 17 | 海宁市 | 4 | 12.8 | 7.0 | 9.5 | 8.2 | 1.3 | 10.4 |
| 18 | 长乐市 | 4 | 10.3 | 8.4 | 11.3 | 5.1 | 1.4 | 16.1 |
| 19 | 临朐县 | 4 | 12.2 | 9.4 | 13.0 | 8.4 | 1.7 | 12.3 |
| 20 | 肥城市 | 1 | 73.3 | 44.1 | 58.9 | 38.4 | 7.7 | 101.7 |
| 21 | 林州市 | 1 | 74.2 | 62.6 | 93.2 | 39.2 | 10.7 | 157.9 |
| 22 | 武汉市 | 5 | 8.7 | 5.5 | 7.5 | 5.2 | 1.0 | 9.5 |
| 23 | 广州市 | 9 | 5.9 | 4.0 | 5.3 | 2.6 | 0.6 | 9.4 |
| 24 | 深圳市 | 7 | 8.7 | 28.8 | 38.2 | 4.9 | 4.6 | 60.7 |
| 25 | 四会市 | 6 | 5.1 | 3.6 | 4.9 | 4.3 | 0.5 | 7.8 |
| 26 | 中山市 | 4 | 8.9 | 6.9 | 9.1 | 5.9 | 1.1 | 20.1 |
| 27 | 扶绥市 | 6 | 1.8 | 1.9 | 2.5 | 1.9 | 0.4 | 5.2 |
| 28 | 盐亭县 | 1 | 91.3 | 76.5 | 104.3 | 33.6 | 12.2 | 171.9 |
| 29 | 个旧市 | 26 | 0.3 | 0.2 | 0.3 | 0.4 | 0.0 | 0.8 |
| 30 | 武威市 | 2 | 38.3 | 38.0 | 50.1 | 19.5 | 6.7 | 110.6 |

间,世界人口调整发病率在 0.3/10 万~132.7/10 万之间。食管癌粗死亡率在 1.3/
10 万~90.9/10 万之间,世界人口调整死亡率在 2.7/10 万~110.6/10 万之间。表明
各地的食管癌发病率差异较大。在很多地区尤其是农村,食管癌仍是威胁居民
健康最严重的恶性肿瘤。

中国肿瘤登记中心《2013 中国肿瘤登记年报》显示,食管癌发病率在城市地
区居第 6 位, 农村地区居第 3 位。男性患者中食管癌占全部恶性肿瘤发病的
10.62%,占女性发病的 6.15%。男性患者中食管癌死亡占全部恶性肿瘤死亡的
11.08%,占女性死亡的 8.33%(图 2-2)。

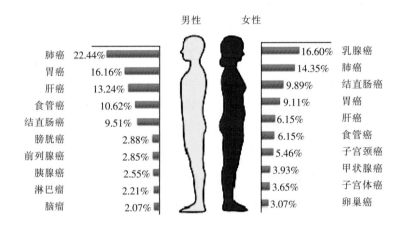

**图 2-2　2010 年中国发病前 10 位恶性肿瘤构成**

## 二、食管癌的时间分布

食管鳞状细胞癌的发病率呈下降趋势。在中国,上海、天津、启东地区食管
癌发病率男性平均下降 21.9%,女性平均下降 17.4%。在高发区林县,自 1970 年
起 60 岁以下人群的食管癌发病率和死亡率均下降。在发病率由中发至高发不
等的拉美和加勒比地区,大多数国家的发病率也呈下降趋势。

据全国肿瘤防治办公室第三次肿瘤普查资料显示,我国食管癌居高不下的
现状仍然持续,仅个别区域有所下降。食管癌的高发省份为河北、河南、福建和
重庆,其次为新疆、江苏、山西、甘肃和安徽。食管癌在太行山脉附近的省份明显

高发,河南林州食管癌与贲门癌发病率最高,占当地全部恶性肿瘤的 81.4%。从 20 世纪 70 年代至 21 世纪初,河北省食管癌死亡率出现明显下降趋势。河北磁县与河南林州食管癌标化发病率男性从 1988 年的 131.89/10 万下降到 1997 年的 100.85/10 万, 年平均下降 2.9%。同期女性从 102.35/10 万下降到 66.70/10 万,年平均下降 4.6%。有学者提出随着社会经济的发展,居民营养状况的改善,食管癌的发病率会自然下降,但事实上由于诸如吸烟、饮酒、环境污染等新的危险因素的增加,食管癌的发病率下降非常缓慢。

### 三、食管癌的地理分布

从世界范围来看,食管癌虽然遍布世界各地,但其地理分布极不平衡,从伊朗北部,经中亚,继而延伸到中国中、北部是食管癌的高发地带,这些地区食管癌的发病率高达 200/10 万。即使在同一国家,不同地区的食管癌发病率也不尽相同,如我国河南林州市和毗邻的辉县等地是世界食管癌发病率和死亡率最高的地区。食管癌地理分布有如下特征。

(一)气候特征

1975 年全国食管癌病因综合考察团提出了"食管癌高发与气候相关,特别是与半干旱半湿润气候有关"的观点。我国食管癌高发区和中发区共同特征是半干旱或有季节性干旱,氧化环境占优势,年干燥度大于 1。徐致祥等对照全世界食管癌病死率与气候类型分布发现,包括中国 7 大食管癌高发区在内的全世界 37 处高发区均分布在中、低纬度的半干旱半湿润气候区,即年干燥度都大于 1 且小于 3。

韩建英等统计 1972~1975 年中国 966 个县的食管癌死亡率资料和当时的降雨量、气温等气象资料,证实了上述判断,食管癌死亡率与气候类型相关,半干旱半湿润气候区食管癌死亡率最高,差异有显著性意义。

(二)不规则同心圆分布

河南省安阳地区 1966~1970 年食管癌死亡情况调查报告发现食管癌的死亡率自安阳地区的最西边林县开始,随离太行山距离的增加逐渐递减,过了卫河几乎减少一半。遂全国肿瘤防办组织了对河南、河北、山西 180 个县反复调查,发现食管癌死亡率以太行山南段大断裂为中心呈不规则同心圆分布。其后发现了陕豫鄂秦岭高发区、鄂豫皖大别山高发区、川北高发区、苏北高发区、闽粤高发区以及新疆西北部高发区。除新疆西北部高发区和闽粤高发区外,其他高发区均有一个名显高发中心,死亡率由中心向四周降低,形成不规则同心圆分布。

### (三)河流、湖泊与食管癌高发区的形成

文革时期大量流行病调查资料显示:食管癌死亡率与河流关系密切,包括与河流流域、河流水系、上游下游、近岸、远岸、左右两岸、河流交汇处死亡率都有显著的不同。所描述这些食管癌与饮用水有关的较为重要流行病学特征,为食管癌病因与饮用水污染的观点奠定了基础。徐致祥、韩建英、谭家驹等研究指出,在食管癌高发区同心圆的形成中,河流有重要作用。

# 第二节 食管癌高危人群

根据食管癌流行病学、病因学和发病学研究结果,认为易患食管癌的高危险人群应当包括以下情况:高危年龄组<30岁食管癌患者比较少见,仅占0.5%~1%;>30岁随着年龄的增长而明显上升;45~65岁的中老年人发病机会最大,占67.3%,是食管癌的高发人群。

## 一、有遗传家族史的易感人群

流行病学研究表明,食管癌高发区存在着明显的家族聚集现象,即食管癌患者中有家族史的比例明显增加,其血缘关系越近,患食管癌的相对风险越高。

## 二、长期接触致癌物的人群

世界上不同国家和地区的食管癌发病率有显著性差异,高、低发区相差可达100~200倍,呈现明显的地理分布特征,提示高发区可能存在某种很强的致癌物。已知我国食管癌的主要致癌因素是致癌性亚硝胺和真菌毒素。这些致癌物广泛暴露于高发区居民的生活环境中,与人们的不良饮食生活习惯密切相

关。长期居住在高发区,暴露于致癌物的人群,以及非高发区长期接触致癌物的人群具有较高的患癌风险性,属于食管癌的高危人群,应该定期接受预防性检查。

### 三、患有食管癌前期病变和癌前疾患的人群

大量的动物实验和人群病理流行病学研究证明,食管上皮不典型增生是食管癌前病变。其中,食管上皮重度不典型增生的癌变率比食管上皮正常者的发生率高100多倍,是食管癌的高危因素。还有一些食管的良性慢性疾患经久不愈亦可发生癌变,如贲门失弛缓症、食管憩室、食管裂孔疝、食管化学烧伤等。

### 四、食管癌手术治疗后的患者

临床病理学研究证明,食管癌常多点发生,其癌灶周围有广泛的上皮细胞增生改变,即癌前期病变。在手术切除的癌旁细胞中常可见不同程度的上皮细胞增生病变。手术后复发的患者,往往不是癌灶残留的复发,而是原癌旁上皮增生病因灶在致癌因素的作用下发生癌变。所以,食管癌手术后的患者也属于高危人群,应当接受定期检查。

26

# 第三节　食管癌的三级预防

世界卫生组织强调,1/3 的癌症是可以预防的,1/3 的患者通过早期诊断并得到合适的治疗是可以治愈的。预防食管癌的发生无疑是控制食管癌的最根本措施,根据食管癌发生发展的多阶段性,即启动、促进、演进阶段,从病因学、发病学和临床医学演进的观点出发,预防食管癌的发生发展,可分为三级预防。

### 一、食管癌的一级预防

绝大多数恶性肿瘤是宿主因素与环境因素长期相互作用的结果。设法消除已知的致癌物质或阻断这些因素与人体接触,将会减少和防止食管癌的发生,高发区多年实践积累的经验证明,这些措施是可行的,也是有效的。

（一）加强饮用水的卫生管理

现已发现食管癌高发区水中的亚硝胺含量明显高于低发区。因此搞好环境卫生,防止水源污染十分重要,逐渐减少饮用沟塘水的地区,推广饮用自来水。对食用的沟塘水也应进行漂白粉消毒,可明显降低水中亚硝胺含量和杀灭其他传染病菌。控制被亚硝胺污染的饮食以及亚硝酸盐和硝酸盐进入体内。现已查明食管癌高发区饮水和人体内硝酸盐和亚硝酸盐含量增加与过量施用氮肥有关。合理使用氮肥,增施钼肥和锌肥,按氮磷钾比例因方施肥,不仅节省农业投资,还可避免过多的氮污染环境。

（二）粮食的防霉祛毒

霉变的粮食含有多种致癌的毒素,因此积极开展粮食的防霉祛毒工作非常重要,特别是应宣传家庭储粮防霉的重要性。一般粮食的含水量<13%可达到防霉的要求,一旦发现粮食已经霉变,应采取勤晒,食用时挑拣,多次清洗并加碱处理,可有效减少霉菌毒素的摄入。改进或废除产生霉菌和毒素的食品加工法。推广抗霉菌的优良粮食品种。

（三）不吃霉变食物

目前,已有充分证据说明食用霉变食物特别是酸菜、霉窝窝头和鱼露是食管癌发病的重要因素之一,因此应大力宣传这类食品对人体健康的危害,使群众少吃或不吃,同时鼓励种植蔬菜和水果,以增加鲜菜和水果的摄入,补充维生素 C。霉变的食物,一方面产生霉菌毒素或代谢产物,一方面促进亚硝胺的内合成,是食管癌的主要病因,多吃新鲜蔬菜或补充维生素 C 可阻断体内亚硝胺的合成,可使胃内亚硝胺含量降低,从而降低了胃内亚硝胺的暴露水平。另外,林县的营养预防试验发现,补充核黄素和烟酸能降低食管癌的发病率15%。同时,也应该积极研究科学的酸菜制作和保存方法,以满足当地居民世代以来的传统饮食习惯。

（四）改善不良生活习惯

调整饮食习惯,不吃过热食物,不食粗糙过硬食物,不偏食,饮食品种要多样化,各种营养物质需得到平衡,多吃新鲜粮食、蔬菜和水果。食用核黄素强化食盐,高发区膳食中,核黄素含量不足,当缺乏时可促进食管癌生长。不吸烟,饮酒要适量。

### (五)遗传致病因素的预防

食管癌具有较普遍的家族聚集现象,表明有食管癌家族史的患癌易感性确实存在,应加强同代人群的监测工作。患者为男性,就加强男性监测,特别是 49 岁前的人群;患者是女性,就加强女性监测,特别是 50~69 岁的人群,并且应将 3 代人中发生过 ≥2 例食管癌死亡的家族,当作危险家族,把这些家族中 40~69 岁的成员当作风险人群,定期体检,提供预防性药物或维生素,劝导改变生活习惯等,对降低食管癌发病具有一定的积极意义。

### (六)发病学预防

应用中西药物和维生素 $B_2$ 治疗食管上皮增生,以阻断癌变过程。食管炎、食管白斑、食管息肉、食管憩室、贲门失弛缓症等食管癌发生相关的疾病,由于组织学改变、功能变异、局部受刺激,容易恶化形成癌症。一定要密切观察、积极治疗和采取有效措施预防。

## 二、食管癌的二级预防

对于食管癌,当前要完全做到一级预防是不可能的。由于食管癌的发生、发展时间较长,如能做到早期发现、早期诊断并予以及时治疗,特别是阻断癌前病变的继续发展,是当前现实可行的肿瘤预防方法。

### (一)普及食管癌防治知识

食管癌是由食管黏膜正常上皮细胞受体内外各种因素刺激,逐渐演变为癌。从正常上皮发展成癌需要多长时间至今还不清楚,一般来说,从食管上皮重度不典型增生发展成癌需数年之久,再由早期癌发展到中晚期癌需 1 年左右。以往认为早期食管癌没有症状和信号是错误的,由于这些信号与症状轻微,时隐时现,不经治疗可以自动消失,因而被患者和医生忽略,未能进一步检查确诊,失去最佳治疗时机。

其实,绝大多数早期食管癌患者都经历过不同类型、不同程度的自觉症状,如果发现有以下症状应引起警觉:①咽食物时有哽噎感。②胸骨后疼痛和下咽时食管有疼痛感。③食管内异物感。④食物下行缓慢并有滞留感。⑤咽喉部有干燥和紧缩感。⑥胸骨后有闷胀感。

### (二)食管癌的普查

将高发区年龄>35岁,有食管癌家族史,或存在食管上皮增生的患者定为高危人群,予以重点监测,并且对食管癌高发区>35岁居民尽量予以普查。普查以食管拉网细胞学检查为主,发现可疑患者,应尽快进行内镜检查,以达到早期诊断的目的。对食管癌的早期表现,如"吞咽不适感",应使高发区广大人群熟知,以提早患者的就诊时间,以便早日诊断和治疗。

### (三)食管癌的筛查

2005年卫生部疾病控制局委托中国癌症研究基金会组织有关专家编写了《中国癌症筛查及早诊早治指南》(试行)。对于食管癌的筛查建议两种方案,具体实施时,可根据不同情况选择:①最佳方案:直接开展内镜筛查,应用内镜检查及碘染色,并进行指示性活检,这种方法敏感度高,特异性强,可以查出不同程度的癌前病变和很早期的食管黏膜内癌,很少漏诊。这是一次性完成筛查和诊断的两步工作。这种方法是技术性比较强的医技操作,需培养一批技术熟练、经验丰富的医技人员,以保证筛查的准确性和可靠性。这种方法成本较高,建议在经济情况较好的食管癌高发地区开展。②初级方案:采用细胞学初筛与内镜检查确诊相结合的方案。首先开展细胞学拉网初筛,对细胞学可疑者,再进行内镜检查做出组织学诊断。该方案虽然所选初筛方法敏感度和特异度相对较低,但操作简单,可大大降低筛查成本,可在一定程度上浓聚高危人群,适用于卫生资源欠缺的食管癌高发地区。

### (四)癌前病变的药物预防

中国科学院自1983年起,在食管癌高发区河南林县河顺乡和安阳县磊口乡,进行食管癌前病变的阻断性治疗研究。通过食管细胞学普查,检出食管上皮重度不典型增患者2531例,随机分为3组,分别服用抗癌乙片、维胺酯和安慰剂。检出轻度不典型增生3393人,随机分为2组,分别服用核黄素和安慰剂。3年和5年内患者的服药率在90%以上,服药3年和5年后,进行了食管细胞学复查,结果证明:抗癌乙片使食管重度不典型增生的癌变率下降了52.2%,达到了预定的目标。维胺酯和核黄素也显示有一定的阻断作用,分别使食管重度不典型增生和轻度不典型增生的癌变率下降37.3%和22.2%，并发现适当提高维胺酯的服用剂量，可明显提高其防癌作用。核黄素服用5年后，使食管轻度不典型增生的癌变率下降34.8%，比服药3年后轻度不典型增生的抑制率（22.2%）增加56.8%，说明核黄素服用愈久，抑制轻度不典型增生癌变的作用愈明显。实验所用抗癌乙片是由六味中药制成，是我国独有、价格低易于推广。维甲类化合物是目前根据最充分和最有希望的一类肿瘤预防药。维胺酯作用强，毒性低，有很好的预防效果。核黄素是人体必需的维生素，如能进一步确证其防癌效果，则具有深远意义。

## 三、食管癌的三级预防

所谓三级预防，是以提高患者的治愈率、生存率和生存质量为目标，注重康复、姑息和止痛治疗，也称临床（期）预防或康复性预防，也可认为是预防癌死的阶段。在这一阶段，癌块已经形成，但其症状并不一定会表现出来，即使患了癌症，也要积极治疗，进行康复性预防，防止病情恶化，防止残疾。这个阶段的任务是采取多学科综合诊断和选择正确合理的诊疗方案。要抓住治疗的最佳时机，尽量延长癌症患者的生命，甚至使其重返社会，尽力提高食管癌患者的治愈率、生存率和生存质量，注重康复，姑息和止痛治疗。对患者提供规范化诊治方案，进行生理、心理、营养和康复方面的指导。做好临终关怀，提高晚期患者的生存质量。

总之，提高肿瘤的综合防治水平关键是"三早"。积极地贯彻"预防为主"的方针十分重要，开展定期预防性检查，采取积极有效的干预，以促进食管癌的早期诊断，为患者选择最佳治疗方案，使患者早期康复。

（孙雅文　崔永春）

## 参考文献

[1]　徐宁志，董志伟.中国肿瘤流行状况与防治对策述评[J].肿瘤防治杂志，2003；10（1）：5-8.

[2]　陈竺主编.全国第三次死因回顾抽样调查报告[M].北京：中国协和医科大学出版社，

2008.49.

[3] 高玉堂. 1990-1992 年中国恶性肿瘤三年抽样调查的意义及评价 [J]. 中华肿瘤杂志, 2000;23(3):263.

[4] 中华人民共和国卫生部疾病预防控制局, 中国疾病预防控制中心. 中国慢性病报告 [R]. 2006,5.

[5] 董志伟,乔友林,李连弟,等. 中国癌症控制策略研究报告[J]. 中国肿瘤,2002;11(5): 250-260.

[6] Parkin DM,Bray F,Ferlay J,et al. Global cancer statistics,2002 [J]. CA Cancer J Clin, 2005;55:74-108.

[7] Yang L,Parkin DM,Li L,et al. Time trend in cancer mortality in China,1987-1999[J]. Int J Cancer,2003;106:771-783.

[8] Stoner GD,Gupta A. Etiology and chemoprevention of esophageal squamous cell carcaino-ma[J]. Carcinogenes,2001;22(11):1737-1746.

[9] 邹小农,陈万青,张思维,等. 中国部分市县 1998~2002 年食管癌发病与死亡[J]. 中国肿瘤,2007;16(3):142-146.

[10] Jemal A,Siegel R,Ward E,et al. Cancer statistics,2006 [J]. CA Cancer J Clin,2006;56 (2):106-130.

[11] Ogimoto I,Shibata A,Fukuda K. World Cancer Research Fund/American Institute of Cancer Research 1997 recommendations:applcability to digestive tract cancer in Japan[J]. Cancer Causes Control,2000;11(1):9-23.

[12] 张思维,陈万青,孔灵芝,等. 中国部分市县 1998-2002 年恶性肿瘤的发病与死亡[J]. 中国肿瘤,2006;15(7):430-448.

[13] 贺宇彤,杨玲,侯浚,等. 河北磁县、河南林县食管癌流行趋势[J]. 肿瘤防治研究,2001; 28(6):485-486.

[14] 周脉耕,王小风,胡建平. 2004-2005 年中国主要恶性肿瘤死亡的地理分布特点[J]. 中华预防医学杂志,2010;44(4):303-308.

[15] 李健,代丽萍,王立东,等. 1987-1997 年间林州市人民医院 6502 例恶性肿瘤分析[J]. 肿瘤防治杂志,2000;7(2):113-115.

[16] 贺宇彤. 河北省食管癌死亡趋势分析[J]. 中国公共卫生,2009;25(2):104-105.

[17] 周天枢,郑弘,陈崇帼. 平均减寿年数及其标准化方法探讨[J]. 中国卫生统计,1998;15

(2):42.

[18]  徐致祥. 农肥、污水与食管癌[M]. 北京:科学出版社,2003.

[19]  徐致祥,谭家驹,韩建英,等. 食管癌、胃癌、肝氮循环病因假说的检验进展[J]. 前沿科学,2008;2(7):61–74.

[20]  韩建英,徐致祥,邢海平,等. 我国966个食管癌高发县产生的原因及预防措施探讨[J]. 河南预防医学杂志,2009;20(1):1–4.

[21]  河南医学院. 食管癌[M]. 北京:人民卫生出版社,1983.36–41.

[22]  许红玲,陶可胜. 食管癌的预防策略[J]. 中国社区医师,2012;(20):3.

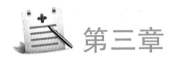

# 第三章
## 食管癌病因学

　　随着流行病学的发展,发现食管癌的发病涉及多种因素,各因素可因地理、风俗、生活行为习惯等差异所致其暴露机会、剂量摄入的差异而发挥不同的作用,各地区的主要流行因素可能不同。现有资料表明,食管癌的发生可能是多种因素综合作用的结果。

## 第一节　食管癌的危险因素

**(一)吸烟与饮酒**

　　国外学者认为吸烟与饮酒是引起食管癌的主要危险因素,但国内对此看法不一,多数研究认为吸烟是食管癌危险因素之一。香烟的烟雾和焦油中含有多种致癌物,如苯并芘、多环芳烃、亚硝基化合物、环氧化物等,这些物质能直接作用于细胞蛋白质、核酸等成分,造成细胞损伤,引发癌变。患食管癌的危险性随着吸烟量的增加、烟龄增长而增高。韩书婧等通过对太行山地区食管癌高发现场的危险因素进行调查分析发现,吸烟可增加食管癌的发生风险,经常吸烟者发生食管癌的风险是不吸烟者的1.7倍。刘伯齐等在中国103个地区(涉及1.5亿人口)开展的吸烟与食管癌风险的病例对照研究显示,吸烟为食管癌的重要危险因素。Bosetti等综合2005年前发表的数十项队列研究及病例对照研究结果,认为戒烟对减少食管癌(鳞癌)的发生具有显著作用。但也有研究认为吸烟与食管癌无关,或仅发现被动吸烟的致癌作用。

饮酒与食管癌的关系结论目前尚不一致。有研究结果表明,长期或大量饮酒会增加患食管癌的危险性,且存在明显的剂量-效应关系,张桃桃等的研究表明,无论是白酒、啤酒还是葡萄酒都是食管癌的危险因素,并且与饮酒量相关,即饮酒量越大,患食管癌的危险性越大。李东辉的研究表明饮用白酒是食管癌的危险因素,然而,关于饮用啤酒、葡萄酒与食管癌关系的研究报道较少,且有研究表明两者是食管癌的保护因素。张桃桃等的研究结果基于病例对照研究,要进一步确定和解释啤酒、葡萄酒与食管癌的关系,需要进行队列实验研究。此外,烟酒之间具有协同作用,尤其是在大量饮酒者和重度吸烟者中,增加更为明显,显示两者间具有相乘交互作用。也有研究表明饮酒与食管癌发病无关联性。2001~2002年在福建安溪县进行的一项病例对照研究中,未发现饮酒与食管癌的发生有关。饮酒可能是通过影响致癌物的吸收、代谢转化及影响机体的营养平衡而参与致癌过程,这可能是因为酒本身无致癌性,但可作为致癌物的溶剂,特别对于既吸烟又饮酒的人来说,更容易促进致癌物进入食管黏膜。

(二)饮茶

有研究发现,饮茶能够降低患食管癌的风险,报道有效的大多是绿茶,这可能与茶叶中富含茶多酚有关,茶多酚能减少致癌物与靶细胞DNA加合物的生成,具有抗氧化功能,能恢复免疫功能及杀伤多种瘤细胞株。有资料显示喜喝热茶、冲后即饮会降低绿茶的抗癌效果。但也有研究发现,饮茶可增加食管癌的危险性,这可能是由于茶水的热刺激作用而非茶叶本身造成。

(三)饮食习惯

许多研究证实热烫饮食、快食、进餐不规律等不良饮食习惯是食管癌发病的重要危险因素之一。实验证实,70℃以上的烫食会对食管黏膜上皮细胞的增殖周期产生严重影响,并为细胞在有害代谢产物作用下产生癌变创造有利条件。长期反复的热刺激及物理刺激,有可能促使食管发生癌变。进餐不规律导致生理、心理平衡失调,从而影响机体免疫系统,干扰自控细胞群而导致疾病发生。

杨磊等的研究发现喜食肥肉也是食管癌的危险因素之一。喜食肥肉促进食管癌发生可能与总脂肪和饱和脂肪酸的摄入增加有关。Mayne 等报道,摄入总脂肪和饱和脂肪,均可使食管腺癌的发病风险加倍;饱和脂肪还可增加胃贲门癌和食管鳞状细胞癌的发病风险。

喜食油炸食品也可增加罹患食管癌的风险。油炸食品经过高温油炸、煎烤,油脂中绝大部分的维生素 E 被破坏,食品中的维生素 $B_1$ 几乎全部损失。油脂反复加热使用还易产生一种有毒成分——丙烯醛,动物实验已发现该物质会增加多种癌症发病的风险。Gao 等在上海人群中的调查研究也发现过度食用油炸食品与食管癌发病有关。

长期食用辛辣食品同样是有害的。辛辣食物对食管黏膜的慢性理化刺激,可以损伤食管黏摸上皮,引起局部上皮细胞增生,促使癌症发生。动物实验已经证明,弥漫性或局灶性上皮增生可能是食管癌的癌前期病变。对全国食管癌高发区河南林州的食管癌发病因素的病例对照研究也表明食用辛辣食品可增加发病的危险性。

(四)亚硝胺

从国外文献得知,亚硝胺由其前体物硝酸盐、亚硝酸盐和二级胺可在体内体外形成。数十种亚硝胺可诱发动物食管癌。有研究者验证性地做了亚硝胺的动物诱癌实验,进而探讨林县自然环境中的亚硝胺及其前体物的存在情况,及其对人类食管上皮的作用,以及抑制亚硝胺致癌作用的研究。

1. 甲基苄基亚硝胺动物诱癌及抑癌试验　以甲基苄基亚硝胺加在大鼠饲料中,大鼠自由摄食,诱发了大鼠食管癌;给怀孕大鼠该种亚硝胺,未发现对子鼠有致癌作用;胱氨酸、维生素 C、中药补骨脂均能降低该种亚硝胺对大鼠的致食管癌作用;标准饲料能降低动物食管癌的发生率,延长潜伏期。

2. 食管癌高发区饮用水及尿中硝酸盐和亚硝酸盐的测定　林县的各种类型饮用水,全年都有不同程度的污染。其中氨氮、硝酸盐、亚硝酸盐、腐殖酸及有机酸等均明显高于低发区自然村。饮水中的亚硝酸盐含量还随季节和储存地点不同而不同,夏秋季高于春季,井水、缸水、温缸水及稀粥中的亚硝酸盐含量依次递增,但仅测饮用水中的硝酸盐、亚硝酸盐含量并不能完全反映机体的摄入量。因而又测定了高发区居民尿中排出的硝酸盐及亚硝酸盐含量,结果都高于低发区对照人群。研究结果表明,只要水中含有氮污染物,无论慢性加热或急性加热,都能导致亚硝酸盐含量升高。改善居民饮用水的水质是关键。

3. 饮用水的诱癌实验 "旱井水"的检测结果表明,水中硝酸盐和亚硝酸盐的含量较高。为探讨"旱井水"与食管癌的关系,进行了动物诱癌试验,把"旱井水"浓缩10倍作为大鼠饮用水,诱发了大鼠前胃乳头状瘤。未浓缩的"旱井水"加入甲基苄胺或肌氨酸乙酯与玉米面混合作饲料。前者诱发了大鼠食管癌和前胃癌,后者诱发了前胃癌。结果提示,饮用含亚硝酸、硝酸盐的饮水,同时又摄入含有二级胺的食物即可能致癌。饮用水的污染可能是食管癌的重要病因之一。中国医学科学院肿瘤研究所陆士新院士等发现,林县居民胃液中含有致癌性亚硝胺,并用甲基苄基亚硝胺成功地诱发了人胎儿食管鳞状上皮癌,对食管癌的病因研究作出了突出贡献。

为预防亚硝酸盐中毒带来的危害。建议加强以下几方面的工作:①保持蔬菜的新鲜,不吃腐烂变质的蔬菜,不吃放置过久的蔬菜或新腌制的菜。②肉制品在亚硝酸盐的添加量应严格遵守国家卫生标准的规定。③应避免水长时间保温后又用来煮饭菜。④不得在厨房和食堂库房存放亚硝酸盐。必要使用时应当专人管理,避免误用。⑤加强食品卫生知识宣传和食品从业卫生知识、法律知识培训工作,提高人们对有害物质的防范意识。⑥学习鉴别食盐和亚硝酸盐的知识。如亚硝酸盐发潮粘塑料袋,往外倒时没有食盐的沙粒感,含亚硝酸盐的食品、菜汤味道稍苦。

### (五)膳食营养

许多研究发现膳食营养与食管癌呈密切相关性,不合理的膳食模式损害健康,特别是导致癌症等慢性疾病的危险因素。食管癌低发区的膳食营养状况明显好于高发区。肉、蛋、奶、新鲜蔬菜、水果等摄入量低,体内胡萝卜素、硫胺素、视黄醇、膳食纤维、维生素 E、维生素 B、维生素 C 等多种维生素及钙、磷、硒等微量元素缺乏,使患食管癌的危险性增加。一项由中国医学科学院肿瘤研究所与美国国立癌症研究所(NCI)合作在我国食管癌高发区河南林县开展的营养干预试验证实,补充某些微营养素/矿物质能降低普通人群总死亡率、癌死亡率,逆转食管癌细胞增生。大量研究表明,食管癌与多种微量元素关系密切,但各报道所得结论不尽一致。有研究结果显示,食管癌患者血清中微量元素 Cu、Zn、Ca 的水平与疾病的发生、发展关系密切;也有认为,食管癌组织中 Zn、Mn 含量与癌组织的分化程度和进展密切相关;对食管癌高发区正常人群食管组织与头发微量元素的对比分析显示,随年龄增长,食管组织内 Zn、Se、Mo 逐渐减少,而 Ca、Ni、Cu 及 Cu/Zn 比值呈增高的趋势,提示由于缺锌或铜增高使上皮细胞清除自由基能力下降,导致食管黏膜上皮慢性炎症、增生甚至癌变,可能是导致该地区老年患者多、发病率高的因素之一。在河南林州进行的一项关于 Se 的随机、安慰剂对照试验表明,在 10 个月干预后,对于轻度食管鳞状发育异常的受试者,硒蛋氨酸确有一定的保护作用。研究发现 Zn、Se、Mo、Cu、Ni 含量变化可能是高发区食管上皮 *p53* 突变与 PCNA 过表达的始动因素。在河南济源进行的一项前瞻性研究结果显示,病例组头发中 Ca、Mg、Fe 和 Zn 水平较未患癌的正常对照组低。另一项对林州居民膳食营养素摄入水平分析时发现,该地居民膳食蛋白质摄入量偏低,且来源不合理,绝大部分来自粮谷类,动物及豆类蛋白占比例较小,维生素 A、B_2、PP 摄入不足。近 50 年来林州居民的膳食结构发生了很大变化,其食管癌的发病率和死亡率也随之下降,提示食物和营养在食管癌发病中起重要作用。

微量元素与肿瘤的关系已愈来愈受到人们的关注。很多研究证实了某些微量元素(硒、锌、铜、铁和钙)在体内及土壤中的含量的变化与食管癌的发生、发展密切相关。黄成敏等在分析食管癌高、低发区土壤中微量元素含量时发现,食管癌高发区的微量元素(Fe、Mn、Cu、Zn)有效态含量均显著低于低发区。这提示了微量元素与食管癌的发病密切相关。

(六)生物学病因

1. 真菌毒素 许多研究表明,真菌毒素是食管癌的危险因素之一。目前已经从食管癌患者的尿液中检测出了镰刀菌的产物脱氧雪腐镰刀菌烯醇(DON)的代谢物,这是食管癌患者接触大量的真菌毒素最直接的证据。在食管癌高发区和低发区的对比研究中发现,食管癌高发区谷物霉菌污染率明显高于低发区,对粮食中的霉菌进行分离和鉴定时,发现高发区粮食中的互隔交链孢霉、串珠镰刀菌、烟曲霉的污染较为普遍。这可能与真菌不仅能将硝酸盐还原成亚硝酸盐,还能分解蛋白质,增加食物中胺含量,促进亚硝胺的合成有关。河南林县等 5 个高发县粮食中污染的圆弧青霉、互隔交链孢霉、串珠镰刀菌、构巢曲霉、烟曲霉的污染率均高于 3 个低发县。发霉食物与小量的甲基苄基亚硝胺有协同致癌作用。玉米面馍发霉后,其中亚硝酸盐和二级胺含量均升高,为形成亚硝胺提供了前体物。动物吃发霉食物后,在胃内容物中测出亚硝胺。串珠镰刀菌、黑曲霉、根霉使食物发霉后,也能形成亚硝胺。

2. 人类乳头瘤病毒　人类乳头瘤病毒(HPV)是一种嗜上皮细胞的 DNA 肿瘤病毒,与食管癌发病关系较为密切的是 6 型、16 型和 18 型。随着分子生物学技术的应用,有关食管癌及癌前病变组织中检出 HPV 的报道逐渐增多,主要是 HPV16 和 HPV18 型两个高危型。美国西部食管癌低发区发现有一食管癌患者检出 HPV5 及 HPV16 双重感染。分子流行病学证实 HPV 具有放大癌基因 $C$-$myc$ 和 $H$-$ras$ 作用,并能使抑癌基因 $p53$ 突变失活,提示 HPV 感染可能在食管癌的发生、发展中有重要意义。

### (七)社会经济状况

有研究证实,文化程度低、经济状况差可增加患食管癌的危险性。Linda 等在分析社会经济状况与食管癌关系时发现,食管癌发病的危险随着居民收入水平的增加而下降。一般说来,低阶层者人均收入低,其家庭生活水平、营养状况、医疗卫生条件均较差,是多种因素综合作用的结果。

### (八)心理因素

大量研究结果表明,精神刺激史、经常忧郁、长期精神压抑等不良心理因素与食管癌的发生有着密切关系。应用 C 型行为问卷和生活事件量表,调查病例和对照共 100 对,结果发现,食管癌病人 C 型行为(癌症行为模式)的 OR 值为 3.09,高出正常人 3 倍以上,提示食管癌与不良心理社会因素有关。也有研究资料显示,家庭内刺激性事件在食管癌组有极显著的聚集性,尤其是重大财产损失、重病和家庭矛盾的危险性更大。实验表明,不良精神因素可通过植物神经系统、内分泌系统、神经递质与免疫系统等中介机制的综合作用而引起一系列的不良生理变化,破坏机体免疫系统的"自稳态",引起免疫系统紊乱,从而引发癌症的发生。

### (九)环境污染

许多研究结果显示,居住地周围环境污染、水源污染、室内油烟污染等可增加食管癌危险性。饮用水污染可使水中三氮含量增加,致使体内摄入亚硝胺类化合物增加,而亚硝胺是明确的强致癌物。赵德利等在山东肥城的一项调查证实,水源污染是当地食管癌高发非常重要的危险因素,水源轻度污染的 OR 值为 5.33,水源高度污染的 OR 值可高达 23.32。

### (十)遗传易感性

许多调查结果显示,食管癌具有明显的家族聚集性,周福有等通过对食管鳞状细胞癌高/低发区的家族史阳性与家族史阴性者大样本量的对比研究发现,病例组肿瘤家族史阳性比例明显高于对照组,高发区和低发区病例组肿瘤家族史阳性比例也均明显高于对照组,且低发区比例相差更多,提示遗传因素在食管鳞状细胞癌发生中起重要作用,病例组比对照组可能存在更高的肿瘤遗传易感性,在食管鳞状细胞癌发生中低发区比高发区遗传因素可能占有更高的比例。高发区食管鳞状细胞癌患者肿瘤家族史阳性率明显高于低发区,也提示环境因素在食管鳞状细胞癌发生中同样起重要作用。

### (十一)遗传和环境因素交互作用对食管癌发生的影响

王立东等所在的项目组利用全基因组关联分析(GWAS)方法对 2.5 万余例中国不同民族(汉、哈萨克和维吾尔族)和地区的食管癌患者和对照组进行对比分析,发现 2 个食管癌重要易感基因(磷脂酶 C 基因亚运型 PLCE1 和 C20orf54),其中,PLCE1 对调节上皮细胞的增长、分化、凋亡和再生具有重要作用。这一重大发现在一定程度上揭示了食管癌遗传的重要分子基础和关键候选基因,有助于深入解析食管癌的发病机制,并为食管癌高危人群预警、早期诊断、个体化预防和治疗以及新型高效药物的筛选提供了理论依据和分子靶标。这一发现的另一个重要意义是在一定程度上揭示了环境和遗传因素交互作用对食管癌发生的影响。以往对河南食管癌高发区的研究已证实核黄素缺乏是食管癌发生的重要危险因素之一。膳食补充核黄素(核黄素盐)能明显降低食管癌的患病风险。但是膳食补充核黄素所引起的干预效果存在明显的个体差异。C20orf54 的变化可能在一定程度上解释了这种个体差异的分子基础。C20orf54

39

的作用是将核黄素从细胞外转入细胞内,很显然,如果 *C20orf54* 基因变异,失去这种转运功能,即使补充核黄素也因为不能有效进入细胞内而失去干预的效果。进一步检测这些基因变化,不仅有助于发现和确定高危人群,更对个体化预防具有重要指导意义。

另外一个遗传和环境因素交互作用影响食管癌发生的例子是亚硝胺和 06 烷基鸟嘌呤转移酶(*AGT*)基因。体外动物实验证明亚硝胺是强致癌剂,且有明显的器官特异性,灌胃或注射等不同给药途径均导致动物发生食管癌。亚硝胺致癌的作用机制之一是导致 DNA 烷基化。而 *AGT* 的作用之一是去掉这种烷基化。对食管癌高发区居民 *AGT* 基因变异的研究提示,食管癌患者发生 *AGT* 变异的频率远高于正常人。这进一步说明外因通过内因而起作用,环境和遗传因素交互作用对食管癌发生产生重要影响。

饮酒与乙醛脱氢酶 2(*ALDH2*)基因变异对食管癌发生也会产生影响。饮酒对西方人食管癌发生的影响程度较东方人明显。最近来自日本的研究发现,*ALDH2* 基因变异与食管癌发生的高风险密切相关。饮酒后,进入体内的乙醇在乙醇脱氢酶和乙醛脱氢酶的作用下被代谢成乙醛和乙酸。一旦 *ALDH2* 基因变异,将导致乙醛在体内蓄积,而乙醛不仅能够刺激血管扩张导致红脸,同时具有提高致癌风险的作用。作者对河南、河北和山西 4000 例食管癌患者和4000 例正常对照人群的 *ALDH2* 基因变异进行分析,发现这些人群 *ALDH2* 基因变异频率明显低于日本人。饮酒对中国太行山周围食管癌高发区食管癌发生的影响程度较轻,原因就是将乙醛进一步代谢分解成乙酸的 *ALDH2* 基因变异频率较低。这一现象进一步提示个体化食管癌预防的重要性和科学性。

# 第二节　食管癌的保护因素

陆云霞等进行病例对照研究发现,食用调和油、奶及奶制品、杂粮、菜籽油、适中的饭菜温度等是武汉地区食管癌发病的保护性因素。食用调和油和菜籽油都属于植物类油脂,前者则是多种植物油按一定比例混合调制而成,均含有丰富的多不饱和脂肪酸和天然维生素 E,动物试验和流行病学研究已经表明这类物质可以抑制亚硝基化合物在体内的的合成,从而阻止肿瘤的发生。奶及奶制品是天然钙质和优质蛋白质的重要来源,其防癌效果可能是通过提高人体免疫力来实现的。经常食用杂粮的防癌作用也多有报道,美国癌症研究所的一项大规模调查发现,喜欢吃各类杂粮,尤其是粗粮有助于降低患癌的几率。科学研究证明,吃粗粮可以减少30%心脏病和癌症的危险,粗粮中含有未经加工损失的多种维生素和矿物质。这些营养素是帮助人们抵抗各种疾病的关键。

韩书婧等的研究结果发现,经常食用新鲜水果、肉蛋奶类及豆类食品是食管癌的保护因素。新鲜水果含有丰富的维生素 C、维生素 E、类胡萝卜素、类黄酮等抗氧化成分,能阻断亚硝酸胺在体内的合成并防止其对 DNA 的内源性损伤;维生素 E 还可抑制体内自由基的形成,保护细胞的正常分化并增强机体免疫功能。豆类食品含有多种蛋白酶抑制剂、不饱和脂肪酸和酚类化合物,对致癌过程和亚硝胺形成有一定的抑制作用。而肉蛋奶类中丰富的蛋白质具有构成与修补组织、增强机体抵抗力,形成抗体等作用,同时也是人体三大供能物质之一。此外,经常食用葱蒜也是食管癌保护因素,这一点在胃癌相关研究中已有报道:大蒜提取物能抑制肿瘤的发生发展,降低胃液中致癌物亚硝酸盐水平,进而降低胃癌患病率和死亡率,常吃大蒜者罹患胃癌的风险可降低 60%。葱富含一种有机硫化物硫化丙烯,可增加体内具有排除致癌物质作用的酶活性,抑制胃肠道细菌将硝酸盐转变为亚硝酸盐,进而阻断后续的致癌过程。另外,葱叶中含有多醣体及纤维素,可与癌细胞凝集而达到抑制癌细胞生长的目的,在一定程度上减少了罹患癌症的风险。

(邢力刚　王家林)

## 参考文献

[1]　全国肿瘤防治研究办公室. 中国恶性肿瘤危险因素研究[M].北京:中国协和医科大学出版社,2003.244-248.

[2]　李克,于萍,朱远锋,等.中国南方沿海食管癌高发区危险因素研究:吸烟作用用[J].肿瘤,2002;22(2):96-98.

[3]　韩书婧,魏文强,张澍田,等. 食管癌高发地区人群危险因素的调查研究[J].中国全科

医学,2012;11(15):3345-3348.

[4] 刘伯齐,姜晶梅,陈铮鸣,等.中国103个地区吸烟与食管癌风险研究:死因调查中的病例对照方法学研究[J].中华医学杂志,2006;86(6):380-384.

[5] Bosetti C,Gallus S,Garavello W,et al. Smoking cessation and the risk of oesophageal cancer:An overview of published studies[J].Oral Oncol,2006;42(10):957-964.

[6] 张桃桃,雷君,许凤莲. 吸烟、饮酒、饮茶与食管癌关系的病例对照研究[J].中国肿瘤,2010;19(3):165-167.

[7] 李东辉.食管癌险因素的病例对照研究[J].河南科技大学学报,2008;26(4):267-268.

[8] 彭仙娥,周紫荆,史习舜,等. 安溪县食管癌发病影响因素病例对照调查[J].中国公共卫生,2005;21(1):10-12.

[9] 赵金扣,武鸣,刘爱民,等. 江苏省恶性肿瘤高发地区食管癌1:1配对病例-对照研究[J].中国慢性病预防与控制,2005;13(1):17-19.

[10] 张稳定,安丰山,林汉生,等. 广东省揭阳市居民食管癌发病危险因素的病例对照研究[J]. 中华流行病学杂志,2001;22(6):442-445.

[11] Ogimoto I,Shibata A,Fukuda K. World Cancer Research Fund /Ameri can Institute of Cancer Research 1997 recomm endations:applcability to digestive tract cancer in Japan [J]. Cancer Causes Control,2000;11(1):9-23.

[12] Sewram V,D Stefanie,Bitennan P,et al. Mate consumption and the risk of squamous cell esophageal cancer in Uruguay[J]. Cancer Epidemiol Biomarkers Prev,2003;12(6):508-513.

[13] Ghadirian P. Thermal irritation and esophageal cancer in northern Iran[J].Cancer,1987;60(8):1909.

[14] 杨磊,王少康,孙桂菊,等. 食管癌危险因素的病例对照研究[J].肿瘤,2009;29(3):249-252.

[15] Mayne ST,Risch HA,Dvbrow R,et al.Nutrient intake and risk of subtypes of esophageal and gastric cancer[J].Cancer Epidemiol Biomarkers Prev,2001;10(10):1055-1062.

[16] Gao YT.Risk factors for esophageal cancer in Shanghai,China. Ⅱ.Role of diet and nutrients [J].Int J Cancer,1994;58(2):197-202.

[17] 陆建邦,连士勇,孙喜斌,等.林州食管癌发病因素病例对照研究[J].中华流行病学杂志,2000;21(6):434-436.

[18]　全国中西医结合防治食管癌经验交流学习班秘书组.全国中西医结合防治食管癌经验
　　　交流学习班资料选编[C].林县,1972.77-182.

[19]　河南医学院.食管癌[M].北京:人民卫生出版社,1983.29-86.

[20]　杜百廉.食管癌[M].北京:中国科学技术出版社,1994.30-108,549-552.

[21]　肖萍,陶德明,黄承钰,等.食管癌高发区居民膳食结构分析[J].现代预防医学,2006;
　　　33(3):393-402.

[22]　王少康,孙桂菊,谢莹,等.居民膳食营养状况与食管癌和肝癌死亡率关系[J].中国公
　　　共卫生,2005;21(11):1337-1339.

[23]　Limburg PJ,Wei W,Ahnen DJ,et al. Randomized,placebo-controlled,esophageal squa-
　　　mous cell cancer chemoprevention trial of selenomethionine and celecoxib [J]. Gastroen-
　　　terology,2005;129(3):863-873.

[24]　赵卫星,高新平,张合喜,等.食管黏膜内微量元素含量与癌基因突变关系的研究[J].
　　　肿瘤防治杂志,2002;9(1):32-34.

[25]　李文杰,陈俊玲,陆维权,等.食管癌高发区居民膳食营养素摄入水平分析[J].中国肿
　　　瘤,1996;5(10):16-17.

[26]　陆建邦,连士勇,孙喜斌,等.林州食管癌流行动态与居民膳食结构变化调查报告[J].
　　　中国公共卫生,2001;17(1):60-61.

[27]　黄成敏,冯子道,何毓蓉.三峡库区食管癌高低发区土壤中微量元素含量研究[J].微量
　　　元素与健康研究,1998;15(2):30-31.

[28]　Marasas WF. Discovery and occurrence of the fumonisins:ahistorical perspective[J]. Envi-
　　　ron Health Perspect,2001;109(2):239-243.

[29]　Castillo A,Aguayo F,Koriyama C,et al. Human papillomavirus in esophageal squamous
　　　cell carcinoma in Colombia and Chile [J]. World J Gastroenterol,2006;12 (38):6188-
　　　6192.

[30]　Saravanan R,Youshya S,Campbell F,et al. Unique expression of human papillom a virus
　　　type 5 and type 16 in esophageal squamous cell carcinom a-a case report [J]. Am J Gas-
　　　troenterol,2006;101(10):2423-2426.

[31]　Brown LM,Hoover R,Silverman D,et al. Excess incidence of squamous cell esophageal
　　　cancer among USB lackmen:role of social class and other risk factors[J]. Am J Epidemi-
　　　ol,2001;153(2):114-121.

43

[32]  李跃川,陈正言,彭德发,等.食管癌患者的心理社会因素探讨[J].中国心理卫生杂志, 2001;15(3):168-169.

[33]  赵德利,杨友德,陈明会,等.肥城市食管癌的危险因素研究[J].肿瘤防治杂志,2003; 10(1):27-30.

[34]  周福有,赵学科,张连群,等.食管鳞状细胞癌高/低发区肿瘤家族史流行病学病例对照 分析[J].河南大学学报(医学版),2012;31(3):176-179.

[35]  王立东,宋昕.环境和遗传因素交互作用对食管癌发生的影响[J].郑州大学学报(医学 版),2011;46(1):1-3.

[36]  Siassi F,Ghadirian P. Riboflav in deficiency and esophageal cancer:a case control house- hold study in the Caspian Littoral of Iran[J]. Cancer Detect Prev,2005;29(5):464.

[37]  Yang CS,Sun Y,Yang QU,et al. Vitamin A and other deficiencies in Linxian,a high esophageal cancer incidence area in northern China [J]. J Natl Cancer Inst,1984;73(6): 1449.

[38]  黄梅,林英,王旗,等.复合核黄素对食管癌前增生转化的影响[J].河南医科大学学报, 1991;26(4):334.

[39]  沈琼,王东煜,蔡祥生,等.复合核黄素阻断治疗食管癌前增生的效果评价[J].中国肿 瘤临床,1997;24(5):331.

[40]  吕全军,王华丽,胡同宇,等.林州市食管癌高发区人群维生素营养状况的动态变化研 究[J].卫生研究,2007;36(6):719.

[41]  He Y,Ye L,Shan B,et al. Effect of riboflavin fortified salt nutrition intervention on esophageal squamous cell carcinoma in a high incidence area,China[J]. Asian Pac J Can- cer Prev,2009;10(4):619.

[42]  Deng C,Xie D,Capasso H,et al. Genetic polymorphism of human $O^6$-alkylguanin-DNA alkyltransfe rase:identification of a missense variation in the active site region [J].Pharm Acogenetics,1999;9(1):81.

[43]  Cui R,Kamatani Y,Takahashi A,et al. Functional variants in ADH1B and ALDH 2 coup led with l cohol and smoking synergistically enhance esophageal cancer risk [J]. Gas- troenterology,2009;137(5):1768.

[44]  Wang LD,Zhou FY,Li XM,et al. Genome-wide association study of esophageal squamous cell carcinoma in Chinese subjects identifies susceptibility loci at PLCE1 and C20orf54[J].

Nat Genet,2010;42(9):759.

[45] 陆云霞,施侣元,余红平,等.武汉市居民饮食模式与食管癌发病关系的条件 logistic 回归分析[J].中国卫生统计,2005;22(3):146-148.

[46] Chainani-Wu. Eliet and oral,Pharyngeal,and esophageal cancer [J].Nutr Cancer,2002;44(2):104-126.

[47] Barone J,Taioli E,Hebert JR,et al. Vitamin supplement use and risk for oral and esophageal cancer[J]. Nutr Cancer,1992;18(1):31-41.

[48] Tzonou A,Lipworth L,Garidou A,et al. A Diet and risk of esophageal cancer by histologic type in a low-risk population[J]. Int J Cancer,1996;68(3):300-304.

[49] Sohr M,Bosetti C,Franceschi S,et al. Fiber intake and the risk of oral,pharyngeal and esophageal cancer[J]. Int J Cancer,2001;91(3):283-287.

# 第四章
# 食管癌发病机制

世界上 50% 的食管癌发生在中国,而在中国每年平均病死约 15 万人,位居所有肿瘤致死率的第 4 位,其中 90%~95% 为食管鳞癌。而一旦临床诊断,患者往往已经处于中晚期,5 年生存率低于 20%。目前其临床治疗仍以手术、放疗及化疗等为主,然而即使在发病早期进行手术,其 5 年生存率也低于 5%。因此,研究食管癌的发病机制对食管癌预防及治疗具有重要的意义。

食管癌癌变的发生发展机制是一个涉及多因素、多阶段、多基因变异累积相互作用的复杂过程,这个过程可能发生在基因组 DNA 水平上,也可能在 mRNA 或蛋白质水平上。细胞周期调控、信号传导、细胞分化、损伤修复及凋亡等方面的分子生物学机制是导致肿瘤发生和发展不可或缺的因素。对于食管癌发生的分子生物学机制的探讨将有助于阐明其癌变机制,确立癌变过程的重要分子靶点,从而为肿瘤的基因诊断和治疗提供思路。

## 一、癌基因

在食管癌中最常被激活的癌基因包括细胞周期蛋白(*cyclin*)、*c-erbB-2*、*c-myc*、*c-ras*、*Int-2/hst-1* 和 *EGFR*。它们常见的激活机制包括点突变、扩增、重排和过表达,其中又以扩增和过表达最多见。

### (一)*Cyclin* 及 *CDK*

近年的分子学实验提示,食管癌可能是由于含有细胞周期调节紊乱的突变细胞克隆性过度生长引起。在正常细胞,通过原癌基因和抑癌基因的促进和抑制效应,细胞增生受到严格控制。参与细胞周期调控的因子主要有:细胞周期蛋白(cyclin)、细胞周期蛋白依赖性激酶(cyclin dependent kinase,CDK)和 CDK 抑制因子(cyclin dependent kinase inhibitor,CKI),其中 CDK 是调控细胞周期的核心成分。当细胞受到生长信号刺激时,cyclin 表达上调,结合并激活相应的 CDK,导致视网膜母细胞瘤(Rb)基因蛋白磷酸化,释放出重要的核转录因子 E2F,从而引起一系列与 DNA 合成期(S 期)有关靶分子的表达,促使细胞完成 DNA 复制。细胞周期不同时相有不同的调控因子。$G_1/S$ 期,cyclin D 与 CDK4 或 CDK6 结合并将其激活,cyclin E 结合并激活 CDK2。$G_2/M$ 期,发挥主要作用的细胞周期蛋白是 cyclin A 和 cyclin B。

1. Cyclin D  cyclin D 包括 3 个亚型(D1、D2、D3)。其中 cyclin D1 是目前研究最多的细胞周期蛋白。其基因定位于 11q13,全长约 15kb,含有 5 个外显子。Cyclin D1 和 *Rb* 基因表达的改变在人类食管癌发生中起了一定的作用。研究发现 cyclin D1 在食管鳞癌中过表达, 且从正常鳞状上皮→癌旁不典型增生→鳞癌组织,cyclin D1 和 CDK4 的阳性表达率逐渐上升,故认为 cyclin D1 的过表达可能是食管癌发生过程中的早期事件。Jiang 等对 50 例原发性食管癌组织分析发现,16 例(32%) *cyclinD1* 基因扩增,其中 12 例 cyclin D1 蛋白过表达。有研究认为 cyclin D1 高表达者对放疗、化疗的敏感性较差,并可作为食管癌不典型增生发生癌变及食管癌发生淋巴转移的分子标志物。

2. Cyclin E  cyclin E 是 $G_1$ 期的另一个细胞周期蛋白, 其表达时间稍晚于 cyclin $D_1$,mRNA 及蛋白水平在 $G_1/S$ 交界处急剧升高并达峰值。cyclin E 与 CDK2 结合在 $G_1$ 末期发挥作用,促进细胞进入 S 期,在 DNA 合成启动中起重要作用。Cyclin E 在多种肿瘤(如喉癌、乳腺癌、胃癌等)中有基因扩增及过表达,然而目前 cyclin E 在食管癌中的研究较少,Matsumoto 等用免疫组化法检测 90 例食管癌,cyclin E 于细胞核中着色阳性率为 30%, 与 CDK2 无显著相关性,且 cyclin E 和 CDK2 与肿瘤预后亦无明显关系。某些食管癌细胞系显示 cyclin E 的高表达,但其表达水平与 CDK2 激酶活性之间无显著相关性。Cyclin E 在食管癌中亦高表达,但是目前研究尚未确定 cyclin E 与食管癌临床病理之间是否存

47

在有意义的联系,以及对患者生存期估计和预后的价值。

3. Cyclin A 和 cyclin B　有丝分裂期(M 期)细胞周期蛋白包括 cyclin A 和 cyclin B,在 $G_2/M$ 交界处发挥作用,诱导细胞有丝分裂。Cyclin A 的合成早于 cyclin B,与 CDK2 结合,主要在 S 期诱导细胞 DNA 复制,推动细胞通过 S 期进入 $G_2$ 期。Cyclin B 与 CDK1 结合,诱导细胞从 $G_2$ 期进入 M 期并完成 M 期过程。在早期食管鳞癌的研究中发现 cyclin A 过表达,而且大多伴有淋巴滤泡生发中心 cyclin A 的阳性表达,故考虑 cyclin A 可能是对细胞异型增殖和肿瘤进展行为的一个免疫反应信号。但 cyclin A 过表达与食管癌的临床病理参数无显著相关性。cyclin B 包括 B1、B2、B3 三个亚型,在食管癌中呈高表达,且与肿瘤分期、分级、淋巴结转移及生存率等参数显著相关,表明 cyclin B1 的过表达在食管癌的发生发展中发挥作用,或可以作为食管鳞癌患者独立的诊断指标。

(二)*Ras/Raf*

人的 ras 基因家族包括同源的 *H-ras*、*K-ras* 和 *N-ras*,它们分别定位于不同的染色体上,但均编码分子量约 21kD 的 p21ras 蛋白。该蛋白位于细胞膜内侧,可结合 GDP 为非活性形式或 GTP 为活性形式,通过两种形式的转换来调节细胞的生理功能,是调节细胞生长和增殖的信号通路的重要元件。国内食管癌中活化的 ras 基因主要是 *H-ras* 和 *K-ras*。在诱导鼠食管癌发生模型中发现,*H-ras* 基因 12 位密码子突变在癌前病变中发生较少(4.3%),在乳头状瘤中发生率较高(57.1%),50.0%的乳头状瘤表达突变型 *H-ras* mRNA,且 *H-ras* 突变的发生率与肿瘤分期呈线性相关性,表明 *H-ras* 癌基因激活发生在肿瘤发展的晚期阶段。研究发现,在正常和轻度不典型增生中未见 *K-ras* 12 位密码子的突变,而在重度非典型增生(40.0%)和 Barret 增生食管(30.4%)中发生较频繁,表明 *K-ras* 突变在 Barrett 增生食管从化生→不典型增生→腺癌的发展过程中是一个晚期事件。并且,当 ras 异常时常伴有 MAPK 通路的异常。在这条通路中,由于 ras 的异常活化,从而激活其下游靶标 Raf。

在食管腺癌中有 11%具有活化的变异型 B-Raf,在高级别上皮瘤变的 Barrett 食管中只有 4%具有活化的变异型 B-Raf,说明 B-Raf 的表达可能与食管癌的发生及恶性程度相关。食管腺癌和鳞癌中 Raf 激酶抑制蛋白 (Raf kinase inhibitor protein,RKIP)的表达均明显下降,有研究通过检测食管癌组织标本发现 RKIP 的表达与组织学级别、病理分期、淋巴侵袭、区域淋巴结转移呈负相关,并且 RKIP 表达下降的食管癌患者,其术后生存期也明显缩短。

### (三) Myc

Myc 基因家族属核内蛋白类,其编码产物与核内 DNA 特异性结合。目前,已知其家族成员有:c-myc,N-myc,L-myc 及 S-myc。人类 c-myc 基因定位于 8 号染色体,由 3 个外显子和 2 个内含子组成。C-myc 可调节细胞的生长、分化、凋亡等生理过程,在某些有恶变倾向的病变中有 c-myc 的过度表达。有研究表明,c-myc 在食管正常黏膜组织、癌旁组织、食管鳞癌组织中的表达水平依次升高,且 c-myc 的阳性表达率在 TNM Ⅰ~Ⅱ期的阳性表达率低于Ⅲ~Ⅳ期,黏膜+肌层组的阳性表达率明显低于外膜层组。C-myc 阳性表达者的平均生存时间明显低于阴性表达者。随着 c-myc 基因扩增,肿瘤细胞增殖能力强,肿瘤生长快,易发生侵袭及转移,且与组织浸润深度和有无淋巴结转移有关。另有研究表明,c-myc 有启动最早阶段的 Barret 食管细胞转化为食管癌细胞的能力。C-myc 的活化在食管鳞状细胞癌的发病机制中有重要作用。

近年有关 L-myc 基因型分布的相关研究较多。L-myc 基因型对食管癌高危因素的易感性,在病人和对照组间基因型分布无明显差异,但是吸烟和过量饮酒者 SS 和 LS 比 LL 基因型显著增高。吸烟者这 3 种基因型 OR 值分别为 7.57、6.40、1.77,过量饮酒者分别为 19.78、18.20、7.40,既吸烟又饮酒者分别为 12.77、18.45、1.44,表明 L-myc 基因多态性可能改变生活方式中的某些因素对食管癌的作用。也有研究认为 L-myc 基因多态性是个体对食管癌易感性的一个重要的遗传学特征。

### (四) EGFR/C-erbB-1

EGFR 基因属于生长因子类癌基因。EGFR 为分子量 170kD 的跨膜酪氨酸激酶糖蛋白,是原癌基因 C-erbB-1 的表达产物,在人类多种实体肿瘤如结直肠癌、头颈部肿瘤、食管癌、非小细胞肺癌、神经胶质瘤等均有过度表达,与肿瘤细胞增殖、侵袭、转移、血管生长及细胞凋亡抑制等有关。食管鳞癌 EGFR 过表达率达 40%~80%。付建华等发现正常食管黏膜上皮(距肿瘤边缘至少 5cm)EGFR

的表达均为阴性;在食管上皮轻、中、重度不典型增生 EGFR 的阳性率分别为
18.8%、57.9%和60.0%;Ⅰ、Ⅱ、Ⅲ级分化食管鳞癌的 EGFR 阳性率分别为
63.6%、75.0%和81.3%, 可见,EGFR 阳性表达率随食管黏膜恶变的发生发展进
程而明显增加。Miyawaki 等报道39例患者中有28例(71.8%)EGFR 过表达,并
有随肿瘤病理分期及组织学分级升高而增加的倾向。食管鳞癌组织具有较为稳
定的 EGFR 过表达率,与食管上皮组织恶变程度呈正相关,也与基因扩增比例
相一致。

EGFR 高表达引起细胞分化异常,导致细胞间粘附力下降,表现为 E-cad-
herin 表达缺失,肿瘤易发生淋巴道转移及远处转移,因而考虑 EGFR 家族过表
达与食管癌转移有关。Gibault 等认为 EGFR 过表达与食管癌血管侵袭呈正相关
($P$=0.023),与高局部复发率($P$=0.006)相一致,且血管侵袭患者大都显示 EGFR
阳性。

### (五)MMPs

基质金属蛋白酶(matrix metallo proteinase,MMPs)是一类高度保守的依赖
于锌离子的内切蛋白水解酶家族, 可降解基底膜和细胞外基质的大多数蛋白
质。MMPs 主要以3种机制促进肿瘤细胞的侵袭生长:蛋白酶作用使得肿瘤细胞
周围的物理屏障被破坏;MMPs 可以重塑细胞间粘附力;MMPs 作用于基质成分
后, 激发其他一些潜在的生物活动。现已发现, 与食管癌密切相关的主要有
MMP-1,2,3,7,9,10 和 MT-MMPs。

1. MMP-2　MMP-2 可以降解胰岛素样生长因子结合蛋白,释放胰岛素样生
长因子,后者可以刺激细胞增殖和抑制凋亡。大量研究表明,MMP-2 与恶性肿瘤
的浸润转移有关,在胃癌、大肠癌、膀胱癌中表达均增加。有文献报道,MMP-2 在
多数食管癌组织中的表达显著增加, 并与淋巴结转移密切相关,MMP-2 过度表
达可能是食管癌发生过程中肿瘤细胞获得侵袭能力的原因之一。

2. MMP-7　MMP-7 是 MMPs 家族中重要的成员,是 MMPs 家族中结构最小
的成员,只表达于肿瘤细胞;它还能激活 MMPs 家族中其它成员;对细胞外基质
有广谱降解作用。已发现 MMP-7 在食管癌、胃癌及结直肠癌中过度表达,揭示
在癌的恶性潜力中它是一个决定因素。MMP-7 除作为蛋白酶在肿瘤细胞的发展

及转移中降解细胞外基质的作用外,还通过自分泌或旁分泌基质参与肿瘤生长本身或者向恶性转化的过程。MMP-7 在肿瘤发生早期起作用,尤其是胃肠道肿瘤,它在所有的食管鳞状细胞癌中均有表达,而 MMP-7 和 MMP-9 的联合表达与鳞状上皮的恶性程度及淋巴结转移相关,此外,MMP-7-181A/G 多态现象增加了食管鳞状上皮细胞癌、胃肠癌、非小细胞肺癌的易感性。

3. MMP-9　MMP-9 是 MMPs 家族中分子量最大的酶,它一方面降解破坏靠近肿瘤细胞表面的细胞外基质和基底膜,另一方面则通过促进毛细血管再生,使肿瘤发生局部浸润和血行转移。大量研究表明,MMP-9 在多种恶性肿瘤中呈现过度表达。EL Kenawy 通过免疫组化等方法测定 MMP-9 在食管癌和正常组织中的表达,得出结论:不同分期、分级的食管癌组织中 MMP-9 及微血管计数的表达有显著性差异,高度表达 MMP-9 的患者微血管计数也很高。因此,MMP-9 的表达及瘤内微血管的计数可能影响食管癌的转移。

4.其他 MMPs　Mathew 等通过免疫组化方法将 MMP-10 在食管磷状细胞癌中的定位与表达模式和临床病理相结合,发现 MMP-10 的表达水平与肿瘤大小、专一性和侵袭性以及较差的预后呈正相关。Shima 等实验发现 MMP-3 在食管癌中高表达,Murray 等报道 MMP-1 与食管癌患者不良预后相关。

### (六)MTA1

MTA1 基因是一个肿瘤转移相关基因,氨基酸序列分析表明它可能参与信号传导和基因表达调节。Toh 等检查 47 例食管鳞癌标本,有 16 例 MTA1 基因高表达,过表达 MTA1 的食管癌发生高频率的血管浸润和淋巴结转移,表明 MTA1 在食管癌侵袭和转移过程中发挥重要作用。

### (七)Frat1

人 T 淋巴细胞中的原癌基因 (frequently rearranged in advanced T-cell lymphomas,Frat1)通过激活 WNT-β-catenin-TCF 信号传导路径起致癌作用。Frat1 过表达使 GSK-3β 从 Axin 解离,从而抑制 B-catenin 磷酸化。未磷酸化的 β-catenin 不能被包括 hTRCP2 在内的泛素连接酶复合物辨认出,并移动到细胞核。WNT-β-catenin-TCF 复合物激活 WNT 靶基因的转录,如 c-myc、WISP1、WISPf2 和 cyclin D1。在人类食管癌细胞系中,Frat1 表达相对较高。因此,在食管癌及其他一些恶性肿瘤中,Frat1 mRNA 的上调可能是通过激活 WNT-β-catenin-TCF 信号传导路径起到致癌作用。

### (八)hRFI

hRFI 是一种新型基因, 编码一个 46kD 的蛋白。Northern blot 分析表明 70.0%的食管鳞癌患者癌组织中 hRFI 的表达高于相应正常组织的 2 倍以上,表明 hRFI 可能是一种促癌基因。用 hRFI 转染的 Hela 细胞有抑制 TNF-α 诱导凋亡的倾向,说明 hRFI 产物可能具有抗凋亡功能。

### (九)p57kip2

Matsumoto 等在 2000 年第一次采用免疫组化技术对非肿瘤性食管上皮和食管鳞状细胞癌中 p57kip2 的表达进行了研究, 结果显示 92 例食管鳞状细胞癌中 p57kip2 阳性表达率为 3.2%~43.3%,后来国内外许多研究已显示,p57kip2 在多数肿瘤中(如胰腺癌、肝细胞癌、大肠癌等)存在表达缺失或低表达,而且与肿瘤的分化程度密切相关,表达缺失或低表达者恶性程度高、分化较低、临床分期较晚。这些变化有助于肿瘤良恶性及预后的判定。研究者还认为 p57kip2 与细胞周期蛋白及 PCNA 在肿瘤的发生发展中有协同作用,p57kip2 低表达和细胞周期素、PCNA 的高表达促进了肿瘤的发生发展。但国内未见其与食管癌发生发展关系的报道。

### (十)其他在食管癌表达上调的基因

1. COX-2　环氧合酶(cyclo-oxygenase,COX)是催化前列腺素(PG)生物合成的限速酶,有 2 种形式:COX-1 和 COX-2。COX-1 基因有 11 个外显子,10 个内含子,全长 22.5kb,位于 9 号染色体的 q32~q33.3 上,在大多数哺乳动物中组成性表达。而 COX-2 基因全长 8.3kb,含 10 个外显子,位于第 1 号染色体q25.2~q25.3,在正常组织中多检测不到。COX-1,COX-2 大多外显子是保守的,仅外显子 2 在 COX-2 上缺如,因此它们表达的蛋白质结构约 60%相同,并催化同一个反应,但由于结构的差异和细胞内分布及表达的部位不同,使它们在体内发挥着不同的生理功能。Zimmermann 等通过免疫组化发现 172 例食管鳞癌中有 91%、27 例食管腺癌中有 78%表达 COX-2。COX-2 高表达可能导致肿瘤组织中 PGE2 升高,参与肿瘤的发生和转移。

2. BMP-6　BMP(bone morphogenetic protein)是与 TGF-β 超家族有关的生长因子。Raida 等在 172 例食管癌石蜡包埋标本均检测到 BMP-6 存在,BMP-6 表达与肿瘤分化和表皮细胞角化程度呈负相关,可作为预后不良的指标。

## 二、抑癌基因

抑癌基因由于遗传基因或遗传表型的改变而失活,如基因点突变、缺失、启动子甲基化、反常的拼接、表达下调和单倍剂量不足。

### (一)p53 家族

1. *p53*　*p53* 基因是迄今为止发现的与人类食管癌相关性最高的抑癌基因。此蛋白参与细胞周期及细胞生长和分化的调节,其正常功能的丧失与肿瘤形成及体外细胞的恶性转化有关。当机体受到周围环境刺激因素如 DNA 损伤,缺氧,氧化还原紊乱和原癌基因激活等可通过磷酸化和已酰化作用而被激活。激活的 p53 诱导增生抑制, 保证损伤的 DNA 在再次进入细胞周期前进行修复或当修复不能进行时诱导细胞凋亡以清除变异的细胞。*p53* 基因主要引起细胞周期阻滞、促进细胞分化、诱导细胞凋亡,其过表达可使受损细胞停滞在 $G_1/S$ 期进行修复或发生凋亡,还可激活 *BAX* 基因,进而可解除 *BCL-2* 基因对细胞凋亡的抑制作用;*p53* 的 175、248 和 273 密码子突变最常见, 考虑有生长促进作用,与侵袭性食管鳞癌的形成有关。突变型 *p53* 对细胞异常增殖没有抑制作用,某些甚至具有癌基因的功能,可刺激细胞异常增殖的能力,最终使细胞恶性化。

许多研究表明 *p53* 突变和高表达在食管癌的发生发展中起重要作用。有研究报道,食管鳞癌的浸润进展与 *p53* 基因的调节有关,应用免疫组化方法检测 p53 和 p21 蛋白的表达水平,同时用 TUNEL 法监测细胞凋亡水平。结果显示,p21 蛋白的表达与 p53 蛋白的表达呈几乎完全相反的分布趋势, 食管癌的*p53* 突变是产生化疗抵抗的常见原因。p53 和 p21 蛋白同时表达的区域,细胞凋亡指数很低。在一些低分化的肿瘤,p53 蛋白高表达,而 p21 蛋白在分化较好的肿瘤高表达, 这揭示了食管鳞癌的浸润进展受到 p53 依赖的信号传导途径的调控。Zuo 等研究发现,DNA 降解片段增多、异倍体的增加、p53 蛋白的富积、p21 的过度表达、端粒酶及 cyclin D1 等因素在食管癌的发生发展过程中有重要作用。可

53

见,$p53$基因突变或蛋白的过度表达是食管癌发生发展的重要因素,并与其它抑癌基因共同发挥调节作用。

2. $p63$ 和 $p73$　最近,已经识别和认可了另外两种p53家族成员,p73和p51/p63。由于它们的结构与p53相似,p73和p51/p63能够与p53同源序列结合,激活p53靶基因的转录,在细胞内过度表达时诱导凋亡。和p53不同,p73和p51/p63都有多态变异体并且在C-末端含有SAM-样区,参与蛋白-蛋白的相互作用。

研究表明,p63的异常表达参与了食管癌的发生、发展,在食管鳞癌的发生中起重要作用。Hu等应用免疫组化和RT-PCR方法对食管癌p63的表达进行了研究,结果在正常组织和癌组织中均有$\Delta$Np63的表达,TAp63的表达极少或没有,p63蛋白在肿瘤组织中高表达,且与肿瘤分期、分级和年龄等无关。因而认为在食管癌和上皮细胞中表达的亚型主要是$\Delta$Np63,p63高表达是食管癌的早期事件,在食管癌的发展中起作用。Glickman等研究结果表明,在食管鳞癌中p63蛋白呈高表达,但在食管腺癌及结直肠癌中表达呈阴性,结果说明,在食管鳞癌中,$p63$基因表达上调,因此在食管鳞癌发展中起作用。Geddert等研究结果表明,$p63$基因的高表达在食管鳞癌及癌前病变中是常见事件,但在Barrett食管的癌变中则不然。

p73在食管癌中一般表达增高,Cai等检测15例食管鳞癌标本及邻近正常组织标本的p73突变和表达,结果显示食管鳞癌有64%杂合性丢失(loss of heterozysosity,LOH),p73的密码子173具有多型性,肿瘤样本中没有测到p73的突变,15例癌标本中p73水平均高于邻近正常组织,有LOH的标本检测都有遗传印迹丢失 (loss of imprinting,LOI),1例有$p73$甲基化,而在肿瘤标本中$p53$缺失达80%,并有错义突变及少量移码突变、插入突变。

(二)$p21$

p21$^{waf1/cip1}$是周期素依赖激酶(CDK)抑制剂,由野生型$p53$激活。p21$^{waf1/cip1}$定位于染色体6p21.2,编码一个21kD的蛋白,p21$^{waf1/cip1}$蛋白可与Cycline、CDK以及PCNA组成四联体,影响Rb的磷酸化、E2F的激活以及DNA聚合酶的形成,从而使细胞周期阻滞,抑制细胞的生长。$p21$$^{waf1/cip1}$基因在细胞周期调控中具有重

要的生物学作用，理论上 $p21^{waf1/cip1}$ 基因的异常可以导致肿瘤及肿瘤的生长失控。Seta 报道 p21$^{waf1/cip1}$ 蛋白在非癌食管黏膜与食管鳞癌的表达阳性率有明显差异，认为 p21$^{waf1/cip1}$ 蛋白与食管鳞癌的发生有关。有研究报道 $p21^{waf1/cip1}$ 第 31 密码子与第 149 密码子的多态性与食管癌易感性有关，与 Arg/Arg 型个体相比，携带 Ser/Ser 或 Ser/Arg 型的个体患食管癌的风险要高 2.17 倍(95%CI：1.03~4.56)。

### (三)Rb

视网膜母细胞瘤易感基因(retinoblastoma susceptibility gene,Rb)是一个核内的磷蛋白，具有调节细胞周期的功能。低磷酸化 Rb 蛋白阻止细胞周期的进行，高磷酸化 Rb 蛋白释放 E2F 转录因子，促使重要的细胞周期调控基因表达。$Rb$ 基因定位于 13q14，全长 150kb，有 27 个外显子和 26 个内含子。Rb 蛋白是 $G_1/S$ 调控点的中心，它调控的上游组分包括一系列 Cyclin-CDK 复合物、CDK 活化激酶和 CKI。这些调节成分组成多条调节途径，以 Rb 蛋白为中心构成一个复杂网络。在食管癌中，Rb 的失活与 Cyclin D1 的过度表达是共存的，并被认为是食管癌发生中的一个早期事件。在人类食管癌中，$Rb$ 基因的 LOH 与 Rb 蛋白表达的缺失相关，而且与 $p53$ 突变有关。人们考虑相互关联的 Rb 和 p53 失活可能是食管癌发展和演进的主要事件。有研究显示，Rb 低表达的患者比 Rb 表达高的病人有更高的淋巴转移和疾病进展的发生率。此外，Rb 内含子 20 及 17 的多态现象与食管癌的易感性相关，并可作为一个有价值的标记。

### (四)p16INK4a 和 p15INK4a

p16 和 p15 属于 INK4I(cyclin-dependent kinase 4 inhibitors)家族，在细胞周期 $G_1$ 期调控细胞增生，他们的失活可能与肿瘤细胞恶性增生有关。$p16INK4a$ 和 $p15INK4a$ 基因同时失活引起 pRb 调控的 R 点(restriction point,$G_1/S$ 检验点)的丧失，在食管癌发生中起重要作用。在食管鳞癌细胞系中 55%细胞系显示 $p16$,$p15$ 和 (或)9p21 相邻位点有纯合性缺失。在食管鳞癌标本的研究中发现 p16 失活占优势作用的是启动子区 CpG 岛异常甲基化，突变和纯合缺失相对很低，而 $p15$ 常发生纯合缺失。p16 对患者预后的影响还不明确，但 p16 表达的缺失伴随 Cyclin D1 的过表达可能导致预后不良。

## (五)DLC1

肝癌缺失（deleted in liver cancer-1, *DLC-1*）基因位于人染色体8p21,3~22区,全长3800bp,编码1091个氨基酸。目前研究发现在食管癌、肺癌及肾癌中会发生 *DLC1* 的异常剪接。在多种肿瘤细胞系中过表达DCL1 cDNA能够明显抑制这些肿瘤细胞的生长,表明其在肿瘤发生发展过程中发挥了重要作用。尽管 *DLC1* 基因的功能仍需澄清,RT-PCR实验显示33%的肺癌和食管癌完全缺乏 *DLC1* 转录或无功能性DLC1 mRNA水平增多。

## (六)APC、MCC 和 DCC

目前结肠腺瘤性息肉病(adenomatous polyposis coli, APC)基因被当作一个抑癌基因,和结直肠癌突变基因(mutated in colorectal cancer, MCC)一样,它位于染色体5q21区域。Wang等对46例食管癌样本分析发现,*APC*、*MCC* 和结直肠癌缺失基因（deleted in colorectal cancer, DCC）杂合性丢失的发生率分别为29%(9/31)、33.3%(8/24)和32.4%(12/37);然而,*APC*、*MCC* 和 *DCC* 基因的LOH与病理类型、肿瘤大小和侵袭性淋巴结转移无显著相关性。提示食管癌中 *APC*、*MCC* 和 *DCC* 基因的LOH是普通的遗传学改变,在某一程度上,可能在食管的致癌中起作用。

## (七)WWOX

*WWOX*（WW domain containing oxidoreductase）基因位于染色体16q23.3~24.1区域,并跨越了整个常见染色体脆性位点FRA16D。*WWOX*编码一个含414个氨基酸的蛋白,在它的氨基末端含有两个限制性蛋白域,其氨基末端的88个氨基酸与WW域蛋白家族高度保守的序列同源。WW域是指两个糖基化的色氨酸区域,大概含有40个氨基酸,参与蛋白-蛋白相互作用,其本质是传递信号转导信息,能与特殊的富含脯氨酸的序列相结合。

食管癌中 *WWOX* 基因显示高频率的杂合子丢失,低频率的点突变及异常转录。Kuroki等应用PCR法检测36例食管癌患者,其中14例(约39%)发生杂合子丢失（11例呈 *WWOX* 相关位点的全丢失,3例呈 *WWOX* 相关位点的部分丢失);2例形成伴有外显子6~8缺失的异常转录本,1例则转录本完全缺失;1例发生肿瘤特异性错义突变,位点在外显子8,DNA密码子291的第2个核苷酸胸腺嘧啶转变为胞嘧啶,导致亮氨酸转变为脯氨酸,且在此例中*WWOX*的两个等位基因通过肿瘤特异性的点突变和杂合性缺失均失活。此研究表明*WWOX*基因可能是食管癌中的抑癌基因,其基因主要通过遗传学机制或表遗传学机制失活,在部分病例中还通过两次打击(点突变和等位基因缺失)机制失活。

### (八)*ECRG*

食管癌相关基因(esophageal cancer related gene 1-4,ECRG1-4)是中科院肿瘤研究所病因室应用高效、灵敏的差异显示技术,对正常及河南林县高癌家族的食管癌组织进行基因表达的比较,从人正常食管上皮与高癌家族的食管癌组织中分离与克隆出的基因片段,序列同源比较为未知新基因。目前,研究较多的是ECRG1和ECRG4。

1. *ECRG1*  食管癌相关基因1(ECRG1)是从人类食管癌中鉴定的一个新抑癌基因的候选基因,能抑制肿瘤细胞生长。ECRG1异位过表达能诱导$G_1$细胞周期停滞,显著提高$G_1$期细胞的比例,减少S期细胞的比例;ECRG1可能上调p21的表达导致细胞衰老。最近研究发现其在数个正常组织中均有表达,而在一些肿瘤组织中尤其在的95%的食管癌组织中呈低表达或阴性表达。体内及体外实验亦显示ECRG1的过表达能够抑制肿瘤细胞生长,这些结果均提示其是一个新的候选抑癌基因。近来,Zhao等发现EGFR1蛋白与Miz-1(Myz-interacting zinc finger protein)相互作用,不仅在食管癌细胞株中能够上调表达,使细胞发生期阻滞。

2. *ECRG4*  食管癌相关基因4(ECRG4)位于染色体2q14.1~14.3,是一段约12 500个碱基组成的序列。cDNA全长为772bp,开放阅读框由444个碱基组成,编码148个氨基酸残基的多肽。Yue等通过RT-PCR与变性高效液相色谱分析技术首次发现食管鳞癌中ECRG4的表达下调与该基因核心启动子区域的CpG岛甲基化有关,并且提出*ECRG4*的甲基化可能是食管鳞癌发展过程中的早期事件,提示*ECRG4*甲基化的测定可能是潜在的诊断靶点。Li等通过向食管鳞癌细胞中转入重组的*ECRG4*表达载体并诱导其表达,发现癌细胞在体内、外的转移能力、侵袭力及增殖能力均明显下降,而细胞粘附能力不受影响,并且癌细胞多数被阻断在了$G_1$期,进一步研究发现食管鳞癌中ECRG4的低表达与局部淋巴结转移、初始肿瘤大小及肿瘤分期都有直接关系。Mori 等在分析了 63 个进行了食管切除术的食管鳞癌患者样本之后发现 ECRG4 与食管鳞癌的预后有关,局部侵袭 $T_{2-4}$ 肿瘤的 ECRG4 表达量明显低于侵袭 $T_1$ 肿瘤,4 期肿瘤细胞要明显少于 0~3 期的肿瘤细胞,而且术后 ECRG4 低表达的患者生存时间要明显短于术后高表达患者。

(九)*p16*

*p16* 基因是迄今所发现的第一个最直接抑制肿瘤发生的细胞固有成分,位于人类染色体 9p21,全长 8.5kb,由编码序列和两个内含子组成,编码序列从 5′~3′被 2 个内含子分成 3 部分:5′区的 126 个碱基的外显子,1307 个碱基的外显子 2′和 3′区的 11 个碱基的外显子。Abbaszadegan 等研究发现,64.3%的食管鳞状细胞癌家族系成员中存在异常 *p16* 启动子甲基化,而在健康人受试者中未发现。提示异常 *p16* 甲基化可能是早期发现高危食管鳞状细胞癌家族系中食管癌患者的一个有价值的诊断工具。研究发现在食管鳞癌患者中与 *p16* 基因的纯和性和杂和性缺失相比,*p16* 甲基化更常见。研究也认为 *p16* 基因启动子区异常甲基化是食管癌发生发展过程中的重要事件。甚至有研究报道食管癌 *p16* 基因甲基化率超过 70%。*p16* 基因的甲基化是指在 DNA 甲基转移酶的催化下,将启动子区 CpG 岛胞嘧啶的第 5 位碳原子甲基化,而成为 5-甲基胞嘧啶的化学修饰过程。常用的检测 *p16* 基因甲基化的方法有高效液相色谱法、甲基化特异性的 PCR 和甲基化敏感性限制性内切酶法等。所检测的 DNA 来源多为术后切除组织和内镜活检组织,大量研究证实,外周血也是检测 *p16* 基因甲基化的较理想样本。外周血中可能含有肿瘤细胞释放的 DNA,这些高水平的循环 DNA 往往与原发肿瘤有着相同的基因改变。食管癌 *p16* 基因部分甲基化位点已在外周血中得到证实。目前,已有多项研究证实 *p16* 基因甲基化水平与食管癌分化、分期、转移等病理参数有关,这进一步提示检测 *p16* 基因甲基化具有重要临床应用价值,可应用于食管癌的早期诊断、治疗和预后分析。

(十)*PTEN*

*PTEN* 基因定位于人类染色体 10q23.3,总长 200kb,有 9 个外显子和 8 个内含子。*PTEN* 基因与多种肿瘤密切相关,在非小细胞肺癌、胃癌和乳腺癌等多

种肿瘤组织中均有 *PTEN* 异常表达的报道。*PTEN* 被认为是继 *p53* 基因后发现的又一重要抑癌基因,已成为国内外学者关注的焦点。其基因突变在多种原发恶性肿瘤发生中具重要作用,在食管癌组织中,*PTEN* 基因突变发生频率较低,但 PTEN 蛋白表达下调却很普遍,PTEN 蛋白表达下调可能是独立于基因突变或缺失之外的其他原因,如启动子甲基化、翻译后修饰、氧化应激等,此外,PTEN 还可以通过另一个抑癌基因 *p53* 的稳定作用来自动调节其蛋白的表达,一定程度上解释了在恶性肿瘤中 *PTEN* 基因突变率低但其蛋白表达普遍下降的情况,但并不排除还有其他的原因。

(十一)其他在食管癌表达下调/突变的基因

最近相继发现了一些新的食管癌相关基因,这些基因与食管癌的关系虽然仅有少数文献报道,但在食管癌中变化的频率较高,值得进一步深入研究。

1. *FEZ1/LZTS1* 亮氨酸拉链肿瘤抑制基因 1(leucine zipper tumor suppressor 1,FEZ1/LZTS1)编码蛋白含 1 个 Leu 拉链区,在几乎所有正常细胞都表达,在上皮来源的肿瘤细胞大多不表达。FEZ1 在食管原位癌中存在基因突变,是候选的抑癌基因,它的突变和失活与多种肿瘤发生相关。

2. *FHIT* FHIT 位于 FRA3B 的断裂位点上,是重要的肿瘤候选抑癌基因,其 5′端有 CpG 岛分布,编码的蛋白质参与 DNA 复制和细胞周期调控,在包括食管癌在内的多种恶性肿瘤中都表现出了失活的现象。已有研究发现 *THIT* 基因在食管鳞癌组织和细胞中有高频率的杂合性缺失和启动子缺失的异常转录本存在,同时也伴有一定频率的 mRNA 表达水平的缺失。Kuroki 等也在 50%食管磷癌细胞系、45%的原发癌组织、癌旁组织中证明了 *FHIT* 启动子 CpG 岛的甲基化存在模式,并结合临床分期 Ⅰ 期和 Ⅱ 期患者中发现甲基化频率占 78%,因此认为 *FHIT* 异常发生于食管癌形成早期,启动子的甲基化和单基因位点缺失是其表达失活的主要机制。

3. *CHFR* CHFR 是一个有丝分裂早前期检查点基因,其编码产物为含有 664 个氨基酸的蛋白质,具有 3 个结构域。当 DNA 及纺锤体发生损伤,DNA 损伤检查点及纺锤体组装检查点延迟细胞周期,维护染色体的稳定性,协调有丝分裂。研究显示,*CHFR* 基因在正常人体组织中广泛表达,而在食管癌中,*CHFR*

启动子区甲基化事件频发,常导致基因转录沉寂,其编码蛋白表达下调,进而导致 DNA 损伤不能被及时修复,这可能与食管癌的发生密切相关。故 *CHFR* 基因除了有丝分裂检查点功能外,可能还是一个抑癌基因。殷玉峰等研究发现,*CHFR* 基因在胃癌的发生中起到抑制作用,且与 CHFR/PIK1 途径有关。研究 *CHFR* 基因可能为食管癌早期诊断、治疗提供新思路。

4. *p15*　*p15* 基因定位于人 9 号染色体短臂(9p21),所编码的 *p15* 基因蛋白为细胞周期蛋白 CDK4 激酶的抑制因子,作为一种新型抑癌基因直接抑制细胞周期中的 $G_1$ 期进入 S 期,*p15* 基因的失活导致细胞增殖失控而发生肿瘤。杨国涛等的研究结果显示食管癌组织 *p15* 基因纯合性缺失率为 63%,而食管癌旁正常组织中未见 *p15* 基因纯合性缺失。

5. *NRF2*　癌基因红细胞核相关核转录因子 2(nuclear factor erythroid related factor 2,NRF2)编码一种转录因子,在氧化应激下该因子可以使细胞保护性蛋白表达。Kim 等研究了 70 例食管鳞癌组织中 *NRF2* 的突变,发现在 7 例标本中有21 种突变发生,在突变的标本中可以在核内检测到 NRF2 表达增强。

## 三、凋亡相关基因

### (一)BCL-2 家族

BCL-2 家族包括抗凋亡蛋白(BCL-2、BCL-W、BFEL、BCL-xl、AL、MCL-L、CED-9 等)和促凋亡蛋白(BAK、BCL-rambo、BAX、BID、BCL-xs、BAD、BIK),其中 *BCL-2* 被认为是最有代表性的具有抑制细胞凋亡作用的基因。细胞凋亡家族至少包含 15 种蛋白质,具有抗凋亡或促凋亡的功能。在食管癌组织中,BCL-2 蛋白产物含量较正常食管组织显著增高,且阳性率随肿瘤分化程度降低而下降,因此认为在食管癌发生中 BCL-2 可能具有原发的重要性。Sarbia 认为程序性细胞死亡基因(Ⅲ类)的扩增或过量表达可能是肿瘤最早出现染色体畸变,它延长了细胞存活时间,增加了生长和增殖基因(Ⅰ类)或生长抑制基因(Ⅱ类)获得突变或扩增的机会。三种不同性质的基因相互作用,决定了肿瘤的发生与转归,如果 *myc* 基因与 *BCL-2* 基因同时表达,在致癌中呈现出有效的协同作用。研究发现,*BCL-2* 基因在 58% 的食管癌中出现表达,且与缺少角化和疾病早期呈正相关,但在 BCL-2 阳性的早期癌中淋巴结转移并不常见。单因素分析显示 BCL-2 阳性者比阴性者自然生存期显著延长;多因素分析显示 *BCL-2* 基因与淋巴结转移无相关性,可能预示较好的预后。

### (二)Fas 和 FasL

Fas/FasL 系统是机体重要的细胞凋亡系统,它包括 Fas、FasL。Fas(APO21,CD95)是细胞表面的膜蛋白受体分子,为Ⅰ型跨膜蛋白,属于 TNFR/NGFR 超家族。Fas 主要以膜受体形式存在,可通过转录水平的不同剪接产生多种可溶性 Fas 分子(sFas),它与 Fas 较相似,但缺少跨膜结构域,与 FasL 结合后可对 Fas 介导的细胞凋亡起重要的负调节作用。目前发现 Fas 有 4 个重要区域与死亡信号转导有关:胞外有 2 个:(1)死亡信号激发域是特异性 FasL 与 Fas 结合并诱导程序性细胞死亡的部位;(2)抗 Fas 单克隆抗体作用域;胞内 2 个,即死亡抑制区和死亡域(death domain,DD)。FasL 为 Fas 的天然配体(ligand),是Ⅱ型膜蛋白,属于 TNF 家族成员。1993 年鼠 FasL cDNA 克隆由 Suda 等首次建立,1994年人 FasL 的染色体基因和 cDNA 由 Takahashi 等克隆。肿瘤细胞表面 FasL 可被肿瘤细胞及其周围间质细胞分泌的金属蛋白酶(MMP)切割胞外部分,可使其成为以三聚体形式存在的功能性可溶分子 sFasL,从而可持续破坏局部间质,为肿瘤细胞的浸润扩散创造有利条件。因为 Fas 已被证实可发生失活性突变,如死亡结构域上的突变,可使 Fas 不再具有结合 Fas 下游蛋白 FaDD 能力而失去凋亡启动功能。人们认为非功能性 Fas 死亡受体途径参与了食管癌的进展。一项研究显示,在 Barrett 食管癌进展为腺癌的过程中,Fas 蛋白的表达增加了,这表明 Fas 受体可能是无功能的,因此 Fas 配体增加了。在组织异型增生过程中也发现了异常的 Rb 蛋白。一种意见认为是由于 Rb 蛋白对于细胞周期调控的控制作用和 Fas 抑制细胞凋亡的作用,另一种意见则认为可能是肿瘤细胞尝试平衡由无功能 Rb 导致的细胞增殖失控。Kase 等研究发现,FasL 表达可能在进行性肿瘤中起重要的作用,Fas 表达的癌细胞常伴随凋亡,Fas 和 FasL 两者的表达与食管鳞状细胞癌的预后相关。Nemoto 等研究结果表明,Fas 几乎在所有的食管癌中表达,提示 Fas 在食管癌形成过程中可能被连续地上调。

### (三)Survivin

Survivin 蛋白是凋亡蛋白抑制因子(inhibitor of apoptosis proteins,IAP)家族的新成员，基因定位于染色体 17q25，有 3 个内含子和 4 个外显子构成，编码 142 个氨基酸组成的分子量为 16.5kD 的蛋白质,是迄今为止最小的 hIAP 蛋白。Survivin 通过特异性地与 caspase-3 和 caspase-7 结合抑制其转化为有活性的半胱天冬蛋白酶，从而发挥强大的抗凋亡作用。也可与细胞周期调控因子 CDK4 形成复合体，使 p21 从 CDK4 复合体释放出来,p21 进一步与线粒体 caspase-3 结合抑制其活性,间接对抗细胞的凋亡。在人类胚胎发育组织和绝大多数恶性肿瘤组织中均有 survivin 表达,且与肿瘤的恶性生物学行为有关,但不表达于终末分化的成人组织中。Tanaka 等研究表明 survivin 基因可能是 DNA 去甲基化酶作用的靶点之一，其蛋白通过基因去甲基化表观遗传学模式来上调表达。Mega 等检测食管癌组织的 survivin 阳性表达率为 56%(68/122),阳性表达患者明显预后不良,可认为是一个独立的预后判断指标。Grabowski 等研究发现,核内 survivin 表达预示食管鳞癌的预后差，提出将来食管鳞癌核内 survivin 表达测定将被用于治疗策略个体化。Wang 等研究发现,survivin 表达下调导致肿瘤在体内和体外生长显著受抑,这个机制是增加的凋亡诱导。

### (四)GRP

葡萄糖调节蛋白(glucose regulated proteins,GRP)是细胞为了适应未折叠蛋白反应(unfolded protein response,UPR)所产生的一类应激蛋白,属于 HSP70 基因家族,其生理功能是协助蛋白质的正确折叠和装配。UPR 是由一个内质网分子伴侣 GRP78/BIP(glucose-regulated protein 78/binding immuneglobulin protein)和 3 个 ER 应激感受蛋白所介导，分别是 PERK(PKR-like ER kinase),ATF6(activating transcription factor 6)和 IRE-1(inositol-requiring enzyme 1)。无内质网应激(endoplasmic reticulum stress,ERS)时,分子伴侣 GRP78/BIP 就与 PERK、ATF6、IRE-1 结合,处于无活性状态,ERS 存在时,未折叠蛋白在内质网内堆积使 GRP78/BIP 从 3 种跨膜蛋白上解离,转而去结合未折叠蛋白。解离后的感受蛋白被活化并启动 UPR，降低未折叠或错误折叠蛋白在内质网内的积累,恢复内质网的正常功能,细胞得以生存。近来的研究发现,GRP78 在某些肿瘤细胞中呈高表达趋势,并随肿瘤恶性程度的增高而增高,可能是由于肿瘤的微环境变化如葡萄糖耗尽、缺氧等情况下激活了 UPR 通路,导致的 GRP 高表达,在人类食管癌细胞分化过程就伴随着 *HSP70* 基因 mRNA 或者蛋白表达量的升高。GRP 的生理意义是在 UPR 表达以维持细胞的稳定。而在肿瘤细胞的微环境下,GRP 的产生可以减少肿瘤细胞的凋亡,并且通过影响凋亡效应的作用来阻断化学药物引起的细胞凋亡。GRP 在肿瘤细胞中的高表达有助于肿瘤细胞的发展和耐药性的产生,甚至诱导肿瘤细胞的免疫耐受。

## 四、小 结

食管癌是国内外发病率较高的恶性肿瘤之一,它的发生发展是多因素综合变化、多步骤长时间发展的过程,涉及多个基因的改变,最终导致细胞周期正常运转被破坏,使细胞增殖过多、凋亡过少的生长失控而发生恶变。研究食管癌变的分子生物学机制有助于彻底阐明其发生、发展的具体过程,但这些变化的具体机制和生物学意义仍不明确,有待进一步研究。

(谢 丽 邢力刚)

63

## 参考文献

[1] Wang LD,Zheng S,Zheng ZY,et al. Primary adenocarcinomas of lower esophagus, esophagogastric junction and gastric cardia: in special reference to China [J]. World J Gastroenterol,2003;9(6):1156 –1164.

[2] Jiang W,Zhang YJ,Kahn SM,et al. Altered expression of the cyclin D1 and ret in oblastoma genes in human esophageal cancer [J]. Proc Natl Acad Sci USA,1993;90 (19): 9026–9030.

[3] Matsumoto M,Furihata M,Ohtsuki Y,et al. Immunohistochemical characterization of p57KIP2 expression in human esophageal squamous cell carcinoma [J].Anticancer Res, 2000;20(3B):1947–1952.

[4] Furihata M,Ishikawa T,Inoue A,et al. Determination of the prognostic significance of unscheduled cyclin A overexpression in patients with esophageal squamous cell carcinoma

[J].Clin Cancer Res,1996;2(10):1781-1785.

[5] Lord RV,O'Grady R,Sheehan C,et a1.K-ras eodon 12 mutations in Barrett's oesophagus and adenoeareinomas of the oesophagus and oesophagogastrie junction [J].J Gastrcenterol Hepatol,2000;15(7): 730-706.

[6] Liang YY. Expression of c-myc and HER-1 genes in the development of human esophageal cancer [J]. Zhonghua Zhong Liu Za Zhi,1991;13(3): 168-170.

[7] Miyawaki M,Hijiya N,Tsukamoto Y,et al. Enhanced phosphorylation of the epidermal growth factor receptor at the site of tyrosine 992 in esophageal carcinomas[J].APMIS,2008;116(12):1097-106.

[8] Gibault L,Metges JP,Conan-Charlet V,et al. Diffuse EGFR staining is associated with reduced overall survival in locally advanced oesophageal squamous cell cancer [J]. Br J Cancer,2005;93(1):107-115.

[9] Kataoka M,Yamagata S,Takagi H,et al. Matrix metalloproteinase 2 and 9 in esophageal cancer[J]. Int J Oncol,1996;8(4):773-779.

[10] Yamashita K,Mori M,Shiraishi T,et al.Clinical significance of matrix metalloproteinase-7 expression in esophageal carcinoma [J]. Clin Cancer Res,2000;6(3):1169-1174.

[11] Toh Y,Kuwano H,Mori M,et al. Overexpression of metastasis-associated MTA1 mRNA in invasive esophageal carcinomas[J].Br J Cancer,1999;79(11-12):1723-1726.

[12] Sait oh T,Mine T,Katoh M. Molecular cloning and expression of proto-oncogene FRAT 1 in human cancer [J]. Int J Onco,2002;20(4): 785-789.

[13] Matsumoto M,Furihata M,Ohtsuki Y,et al.Immunohistochemical characterization of p57KIP2 expression in human esophageal squamous cell carcinoma [J].Anticancer Res,2000;20(3B):1947-1952.

[14] Zimmermann KC,Sarbia M,Weber AA,et al.Cyclooxygenase-2 expression in human esophageal carcinoma [J]. Cancer Res,1999;59(1):198-204.

[15] Hamada M,Naomoto Y,Shirakawa Y,et al. p53 expression and p21 expression and p21 expression are mutually exclusivein esophageal squamous cell carcinoma [J].Oncol Rep,2004;11(1):57-63.

[16] Glickman JN,Yang A,Shahsafaei A,et al. Expression of p53-related protein p63 in the gastrointestinal tract and in esophageal metaplastic and neoplastic disorders[J]. Hum Pathol,

64

2001;32(11):1157-1165.

[17] Seta T,Imazeki F,Yokosuka O,et al.Expression of p53 and p21WAF1/CIP1 proteins in gastric and esophageal cancers: comparison with mutations of the p53 gene [J]. Dig Dis Sci,1998;43(2):279-289.

[18] Morales C P,Souza R F,Spechler S J. Hallmarks of cancer progression in Barrett´s esophagus[J]. Lancet,2002;360(9345):1587-1589.

[19] Wang M,Lu R,Fang D. The possible role of loss of heterozygosity at APC,MCC and DCC genetic loci in esophageal carcinoma[J]. Zhonghua Zhong Liu Za Zhi,1999;21(1):16-18.

[20] Kuroki T,Trapasso F,Shiraishi T,et al. Genetic alterations of the tumor suppressor gene WWOX in esophageal squamous cell carcinoma[J].Cancer Res,2002;62(8):2258-2260.

[21] Zhao N,Huang G,Guo L,et al. ECRG1,a novel candidate of tumor suppressor gene in the esophageal carcinoma,triggers a senescent program in NIH3T3 cells [J]. Exp Biol Med (Maywood),2006;231(1):84-90.

[22] Abbaszadegan MR,Raziee HR,Ghafarzadegan K,et al. Aberrant p16 methylation,a possible epigenetic risk factor in familial esophageal squamous cell carcinoma [J]. Int J Gastrointest Cancer,2005;36(1):47-54.

[23] Kuroki T,Trapasso F,Yendamuri S,et al. Allele loss and promoter hypermethylation of VHL,RAR-beta,RASSF1A,and FHIT tumor suppressor genes on chromosome 3p in esophageal squamous cell carcinoma[J]. Cancer Res,2003;63(13):3724-3728.

[24] Sarbia M,Loberg C,Wolter M,et al. Expression of Bcl-2 and amplification of c-myc are frequent in basaloid squamous cell carcinomas of the esophagus [J].Am J Pathol,1999; 155(4):1027-1032.

[25] Kase S,Osaki M,Adachi H,et al. Expression of Fas and Fas ligand in esophageal tissue mucosa and carcinomas[J]. Int J Oncol,2002;20(2):291-297.

[26] Grabowski P,Kühnel T,Mühr-Wilkenshoff F,et al. Prognostic value of nuclear survivin expression in oesophageal squamous cell carcinoma [J]. Br J Cancer,2003;88 (1):115-119.

[27] Wang Y,Zhu H,Quan L,et al. Downregulation of survivin by RNAi inhibits the growth of esophageal carcinoma cells [J]. Cancer Biol Ther,2005;4(9):974-978.

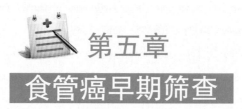

# 第五章
## 食管癌早期筛查

## 一、食管癌早期筛查的重要性

### (一)食管癌现状

随着人们生活水平的提高,不健康的饮食习惯,吸烟饮酒,环境污染等因素危及人们的健康,食管癌也已逐渐成为全球公共健康问题。据 2013 年全球肿瘤发病人数和死亡人数统计,全球男性食管癌的发病率和死亡率分别居恶性肿瘤第 6 位和第 5 位,女性食管癌的发病率未排入前 10 位但死亡率居第 8 位。数据显示发展中国家的食管癌发病率和死亡率均排入前 10 位,且显著高于发达国家。我国作为最大的发展中国家,据《2013 中国肿瘤登记年报》数据显示,食管癌的发病率居第 5 位,死亡率居第 4 位。我国在食管癌领域开展外科治疗、放疗已有半个多世纪,但治疗后的 5 年生存率仍然很低,手术后的 5 年生存率约为 20%~25%,而放疗后的 5 年生存率仅为 10%左右。究其原因,由于食管肌层具有良好的扩张性,容易掩盖食管癌患者食管狭窄或肿瘤外生压迫致使食管阻碍的症状。这一特性使得早期食管癌患者症状并不典型或无特异性,往往要等到肿瘤侵袭到肌层或淋巴结转移甚至其他晚期症状出现时才意识到就诊,而此时早已错过食管癌的最佳治疗期。

按组织类型分,食管癌分为鳞癌、腺癌、未分化癌,其中以食管鳞状上皮细胞癌(esophageal quamous cell carcinoma,ESCC)和食管腺癌(esophageal adeno-carcinoma,EAC)为多见,未分化癌恶性程度高但发病率较低。前两种组织类型的食管癌在地理分布上有显著性差异。食管鳞状上皮细胞癌在世界范围内发病率较高,尤其在亚洲中南部,从高加索山脉横跨伊朗北部、阿富汗、哈萨克斯坦、乌兹别克斯坦、土库曼斯坦至中国北部,称为食管癌带。另在非洲东南部,食管鳞癌也有较高的发病率。在我国,食管鳞癌发病率最高,占食管癌的90%以上,发生于食管鳞状上皮,可分布于食管任何部位,但以食管中段为最多,其次为下段。近年来食管腺癌的发病率也逐步上升且表现出明显的地域性。食管腺癌在白种人中尤其白种男性发病率较高,而在亚洲发病率较鳞癌低,据统计50%以上的食管腺癌发生在英国。这两种不同组织类型的食管癌,因其发病的地理位置差异,我们推测可能与不同地域的环境、饮食习惯和种族遗传背景密切相关,而其各自的危险因素也有所不同。食管鳞癌的主要风险因素为营养状况差、新鲜蔬菜和水果摄入低、摄入高温度的食物、过量吸烟或饮酒以及长期食用腌制食品等,而食管腺癌的主要风险因素为胃食管反流、肥胖、吸烟等。研究表明食管癌的发病率甚至与社会经济学地位也密切相关(表5-1)。此外上述两种组织类型食管癌的发病部位也截然不同,食管鳞癌好发于食管的中上 1/3 部,而食管腺癌好发于食管远端及胃食管连接处。然而无论这两种组织类型的食管癌在流行病学上的差异何其显著,其共同的特征是都有着极差的预后。在英国,食管癌的 5 年生存率小于 19%,而在发展中国家其 5 年生存率小于 10%。因此预防、筛查食管癌将是发现早期食管癌,控制食管癌发病率的最有效手段。

**(二)食管癌三级预防**

不同组织类型的食管癌形成的过程有所不同。食管鳞癌是由鳞状上皮不典型增生逐级发展的,经轻度不典型增生,中度不典型增生,高度不典型增生,最终进展为食管鳞癌。而食管腺癌多由反流性食管炎,Barrett 食管,肠化生,轻度不典型增生、高度不典型增生,进而演变为食管腺癌。食管癌的发生发展病程大约为 20~30 年,因此预防食管癌将是降低食管癌发病率的有效手段。根据食管癌发生的多阶段性,食管癌的预防主要分为三级。

一级预防即为病因学预防,主要为识别危险因素并避免与其接触。包括改变不良饮食习惯,不食用霉变食物,减少腌制品、酒精、高温食物的摄入,加强饮用水的卫生管理,遗传致病因素的预防。

67

**表 5-1 食管癌的风险因子**

| 风险因子 | 食管鳞癌 | 食管腺癌 |
|---|---|---|
| 饮酒 | 中 | 中 |
| 肥胖 | NS | 中 |
| 低社会经济地位 | 高 | NS |
| 摄入过多脂肪 | NS | 中 |
| 亚硝胺 | 高 | NS |
| 胃食管反流症 | NS | 高 |
| 食入碱液 | 中 | NS |
| 多环芳烃 | 高 | NS |
| 幽门螺杆菌 | 高 | NS |
| 吸烟 | 高 | 中 |
| Barrett 食管 | NS | 高 |
| 癌症家族史 | 中 | NS |
| 低学历 | 低 | NS |
| 饮热食 | 低 | NS |
| 饮食习惯(能量摄入过多) | 低 | NS |
| 较差的口腔卫生 | 低 | NS |
| 病毒 | 低 | NS |

NS:不显著(not significant)

二级预防主要手段为筛查。由于一级预防往往难以完全实现,而食管癌的发病时间较长,如能实施早期筛查,及时发现和诊断早期食管癌并给予相应有效的干预与治疗,能有效控制食管癌的发病率和死亡率,是当前可行高效的肿瘤预防方法。

三级预防称为临床预防或康复性预防。采取多学科综合诊断和选择正确合理的诊疗方案,防止病情恶化,尽可能地提高治愈率、生存率及生存质量,同时注重康复、姑息和疼痛治疗,提高患者生存质量。

在全球食管癌高发的现状下,二级预防即早期筛查显得至关重要。早期筛查不仅能排除危险因素筛出高危人群,从而进一步达到早期诊断早期治疗的目的,同时配合及时干预治疗可显著改善食管癌的预后。

(三)筛查人群

筛查工作适宜在农村食管癌高发区和城市的高危人群中进行,例如我国六大食管癌高发区:华北太行山高发区,陕西、河南、湖北三省交界的秦岭东部山区高发区,鄂豫皖大别山高发区,川北高发区,以及苏北高发区。在高发地区,食管鳞癌的发生具有明显的家族聚集性,提示这些地区的人群可能存在与食管癌高度相关的易感基因。因此,有消化道肿瘤家族史者应列入食管癌筛查的高危人群。散发性食管鳞癌则与不良的生活方式密切相关,例如吸烟和饮酒。在日本,酗酒者已被列入食管癌筛查对象。筛查主要选择 40~60 岁年龄段的人群,据统计 40 岁以下人群患食管癌的比例为 2%~3%,60 岁以上者为 20%~25%,而 40~60 岁年龄段占 75%~80%,是食管癌发病率与死亡率最高的年龄段。此外,患头颈部肿瘤或口腔肿瘤的患者,其食管鳞癌的发病率会显著增加,需进行早期食管癌筛查。反流引起的胃灼热症状是 Barrett 食管初筛的指标,同时反流症状发生的频率也是食管腺癌的风险预测因子。虽然早期食管癌的临床表现往往比较隐匿,不易察觉,但有上消化道症状例如吞咽时有哽咽感、异物感、胸骨后疼痛、胃灼热症状等也是重要的筛查依据。

**(四)筛查频度**

由于不同癌前病变进展为癌所需时间不同, 筛查间隔时间也应有所不同。应用内镜染色方法筛查时的正常群体,随诊 5 年其发病率为 2.1%,可以间隔 5 年复查一次。基底细胞增生和轻度不典型增生演变速度较慢,癌变率较低,可间隔 5 年复查一次。中度不典型增生 5 年癌变率可达 25%,应间隔 3 年复查一次。重度不典型增生和原位癌在筛查并确诊后,应进行积极治疗。

69

## 二、食管癌早期筛查的技术手段

早期筛查应该具有易于管理,灵敏度与特异性较高,结果准确,创伤与疼痛感较小,受检者接受度高,成本较低,价格合理等特征。从筛查技术上分类,食管癌的筛查手段主要分为:内镜筛查和非内镜筛查。

**(一)内镜筛查**

1. 普通内镜(standard endoscopy) 至今,内镜技术结合组织活检仍是诊断食管癌和癌前病变的金标准。内镜技术主要是通过内窥镜的光学系统与摄影显像技术直接观察食管从而对食管癌组织或癌前病变组织和正常组织进行鉴别,并可对可疑组织活检以及治疗。然而普通内镜在对食管癌的诊断上仍有一定的局限性,其对中晚期食管癌的诊断相对容易,而对早期癌和微小癌的诊断较难,容易出现漏诊或误诊。食管鳞状上皮不典型增生与正常食管黏膜组织在普通白光内镜下难以区分以致食管鳞癌的阳性检出率较低。随着一系列色素内镜技术的不断开创发展,内镜技术对食管鳞癌的漏诊率逐年下降,其中最简单有效的色素内镜技术当属 Lugol's 碘染技术。与食管鳞状上皮不典型增生相反,Barrett 食管在白光内镜下能与正常鳞状上皮组织鉴别,橙红色的柱状上皮从胃食管交界处延伸,与浅红色的正常鳞状上皮形成深浅不一的交界线。然而伴不典型增生的 Barrett 食管表面较平坦,不仅很难检测,且难以与周围的化生组织区分,因此亚甲蓝染色和靛胭脂染色常用来检测伴肠上皮化生的 Barrett 食管。

2. 色素内镜 (chrom endoscopy)　色素内镜是应用特殊的染料对消化道黏膜进行染色,通过颜色的差异对病变组织和正常组织进行区分,或是借助色素的作用,使病变组织和周围组织对比加强和界线鲜明,在内镜下用肉眼能直接观察和诊断,从而提高食管癌和癌前病变检出率。色素内镜能识别普通内镜难以区分的病理组织。目前临床上常用的染色剂主要有碘液、亚甲蓝、靛胭脂、甲苯胺蓝等。其不同染色剂在内镜应用中显示出不同的特点(表 5-2,表 5-3)。

表 5-2　不同色素的基本性质

| 方法 | 色素名 | 结构式 | 颜色 | 毒性 | 使用浓度(%) |
|---|---|---|---|---|---|
| 散布法 | 靛胭脂 | $C_{16}H_8N_2Na_2O_8S_2(466.36)$ | 青色<br>暗青色 | LD50:93mg/kg(rats) | 0.1~0.5 |
| 染色法 | 亚甲蓝 | $C_{16}H_{18}N_3ClS(319.85)$ | 青色 | (−) | 0.2~1.0 |
| | 甲苯胺蓝 | $C_{15}H_{16}ClN_3S(305.85)$ | 青紫色 | LD50:28.93mg/kg(rats) | 0.2~1.0 |
| 反应法 | 刚果红 | $C_{32}H_{22}N_6Na_2O_6S_2(696.67)$ | pH3.0:青紫色<br>pH5.0:赤 | LD50:190mg/kg(rats) | 0.3~0.5 |
| | 卢戈氏液 | 5%I、10%KI 混合液 | 棕褐色 | 可能过敏 | 1~3 |

表 5-3　不同色素内镜的特点

| 方法 | 特点 | 适用 |
|---|---|---|
| 靛胭脂(散布法) | 强调凹凸立体感及颜色,明确形态 | 强调轻微异常<br>精密度高 |
| 亚甲蓝(染色法) | 观察黏膜吸收色素机能 | 肠化诊断<br>十二指肠胃上皮化生诊断<br>PU 治愈判定 |
| 甲苯胺蓝(染色法) | 与上皮内糖原结合,坏死物与渗出物也染色 | 食管癌浸润范围<br>浸润深度的诊断 |
| 刚果红(反应法) | 观察酸分泌区域 | 诊断胃底腺黏膜范围 |

　　碘染技术由日本学者 Yamakawa 最早提出并应用于早期食管鳞癌的诊断。其基本原理主要是通过癌细胞、不典型增生细胞内的糖原显著减少而不被碘液染色或浅染，正常食管鳞状上皮细胞内含丰富的糖原遇碘可被染成棕黄色，从而区分两者形成鲜明的界线并对不着色的组织进行精确的定位活检。正常食管黏膜染色后可见棕黄色均匀一致的横行、规则的草席纹样表现，癌细胞内糖原含量明显减少或消失而不着色，有时可为浅着色，不典型增生细胞内糖原含量减少，表现为不同程度的淡染，而食管上皮细胞增生性病变，如食管白斑则深染为棕褐色或棕黑色。在我国，碘染技术筛查主要应用于食管癌高发地区，如河南省。由于碘液可能会引起过敏反应，在食管癌发病率较低的地区碘染技术的应用仍存在争议。但对于食管鳞癌的早期筛查，碘染法具有灵敏度高，特异性强，漏诊率和误诊率低，并能提高取样准确率等优点，仍是目前食管癌筛查的最佳方案。

　　与食管鳞癌不同，食管腺癌可通过亚甲蓝染色内镜来实现早期诊断。亚甲蓝是一种吸收性染料，不能被正常黏膜组织吸收，可被肠上皮化生细胞吸收而染成蓝紫色。同时当黏膜上皮组织缺损暴露出癌灶、渗出物、坏死物也可被染成蓝紫色。且着色的深浅与坏死物的多少呈正比，分化程度越低，着色越深。Kara 等证实内镜下亚甲蓝染色结合组织活检诊断肠上皮化生的 Barrett 食管敏感度可达 91%。亚甲蓝安全无毒且价格低廉适用于大样本筛查，但由于其结果不稳定性，且对伴不典型增生的 Barrett 食管和早期食管腺癌的诊断敏感度较低，因此亚甲蓝染色内镜筛查并未被广泛采用。

　　靛胭脂是一种非吸收性染料，可沉积于凹陷区，显现出立体感从而清晰地显示病灶轮廓，善于发现内镜下难以发现的微小凹陷病变，适用于诊断伴肠上皮化生的 Barrett 食管，是一种精密度较高的内镜筛查。

　　甲苯胺蓝染色是一种细胞核染色。肿瘤细胞内的染色体常为多倍体，其 DNA 含量显著高于正常细胞核，使得肿瘤细胞和正常鳞状上皮细胞染色差异形成清晰的界线。同时，甲苯胺蓝也能使糜烂，溃疡的坏死物质、不典型增生、再生上皮着色。而对于被正常上皮覆盖的病变部位，常不能被甲苯胺蓝染色，容易漏诊。甲苯胺蓝常与碘液结合称为卢戈碘双重染色，正常鳞状上皮和良性病变被

71

染为棕褐色,而不典型增生、癌组织被染为蓝色,两者对比鲜明,增加立体感,更易对病变作出诊断。

染色技术的应用提高了早期食管癌的检出率,但由于不同医师染色内镜操作技术的差异和各个医院选择的材料不同,其结果准确性报道不一。同时染色会增加内镜操作的时间,可能会加重受检者的不适。色素注入方式也会影响染色的效果。对染色图像的辨认也缺乏统一的标准,诊断结果依赖于操作者的经验和技巧,建议在大量实践的基础上制定操作规程及统一诊断标准。

3. 染色放大内镜(magnification chrom endoscopy)  放大内镜是在物镜与导光束或物镜与微型摄像机间装有不同倍数的放大镜头,可将常规内镜下图像放大 60~170 倍,得到高分辨率图像,从而判断病变性质。因有时甚至可避免组织活检,又称"光学活检技术"。染色放大内镜是将放大内镜与色素内镜结合起来的一种方法,可重点观察隐窝、腺管开口形态或黏膜下血管形态,对食管早期黏膜病变的诊断效果明显优于普通内镜。Endo 等将放大内镜下黏膜凹窝形态分为 5 种类型:圆形(Ⅰ型)、直线形(Ⅱ型)、长椭圆形(Ⅲ型)、管状形(Ⅳ型)、绒毛状(Ⅴ型)。其中Ⅳ型和Ⅴ型中查出癌前病变的准确率和特异性分别为 82.7% 和 100%。此外,一项前瞻性研究显示染色放大内镜对高度不典型增生的 Barrett 食管的黏膜形态分析,可以达到与内镜活检相似的准确度,是识别伴肠化生的 Barrett 食管和高度不典型增生的有效工具。

4. 荧光内镜 (laser-induced fluorescence endoscopy)  荧光内镜是利用激光激发组织产生自体荧光或应用外源性荧光基团在病变部位聚集而发出特异广谱来对组织性质进行判断的内镜技术。可根据是否使用外源性光敏剂分为自体荧光内镜和诱发荧光内镜。内源性荧光基团是指存在于人体组织内的物质,其被激光激发后能产生自体荧光。目前常用的激发光源为氮-镉激光和氪激光,内源性荧光基团有胶原、$NAD^+/NADH$、黄素、色氨酸、弹性蛋白、卟啉、脂褐素等。因正常组织和病变组织的生化特性不同,则被激发出的自体荧光光谱也存在差异性,利用病变组织荧光光谱的改变可与正常组织作出鉴别。不同的内源性荧光基团被激发光激发后产生不同波长的发射光。组织中的自体荧光主要来源是胶原,在恶性肿瘤组织中,由于黏膜层增厚或黏膜下层被肿瘤细胞所代替而使肿瘤组织对光的吸收和散射,使得胶原的自体荧光减弱,但炎性病变也会有相似的表现。卟啉存在于胃肠道肿瘤, 与肿瘤的组织学分级密切相关。色氨酸与NADH 荧光强度比值在转移与非转移组织中具有差异。诱发荧光内镜需要外源性光敏剂对肿瘤色带加强,由于该法需要使用大量光敏剂,且光敏剂在组织分布的特异性尚不理想,用药后患者需要避光等问题,因此较少使用。荧光技术对癌前病变、原位癌、黏膜下癌及多发病变中的诊断均具有很高的价值,但其敏感度不如色素内镜,在溃疡和炎症性病变容易出现假阳性,且其分辨率较低,限制了其在临床的应用。随着技术不断完善和特异性光敏剂的研制,荧光内镜仍然有可能成为食管癌早期诊断的手段。

5. 超声内镜(endoscopic ultrasonography,EUS) 1980 年,美国的 Dimogno 首先报道了超声内镜用于动物消化道试验。1988 年,日本 Olympus 公司研发出首个 360 度环形扫描并能在 7.5MHz 和 12MHz 间切换频率的 GF2UM3 超声内镜。随后超声内镜技术不断发展与改良,并逐渐应用于消化道疾病的筛查。超声内镜是一种将微型高频超声探头安置于内镜顶部,既可以通过内镜观察腔内形态,又通过探头直接接触病变区进行实时超声扫描,以获得管道层次的组织学特征及周围邻近脏器的超声图像的内镜技术,对判断肿瘤的浸润深度及分期有较高的准确度。其检查方法分为环扫式超声内镜检查、电子线阵式超声内镜检查、超声探头检查、三维超声探头检查。正常食管壁在超声内镜下表现为高、低、高、低和高 5 个回声区,分别相对应于黏膜层、黏膜肌层、黏膜下层、固有肌层和外膜层。早期食管癌在超声内镜下的典型表现为局限于黏膜层不超过黏膜下层的低回声结节,边界不清,内部回声不均匀。小探头超声(miniprobe sonography, MPS)对食管黏膜层、黏膜肌层和黏膜下层具有高分辨率,能清楚地显示病灶浸润深度,准确区分黏膜内癌和黏膜下癌,对于早期食管癌和微小癌的发现有很大意义。同时,超声内镜还可清晰显示大部分纵隔淋巴结、胃周淋巴结,腹腔干淋巴结及肝左叶,因此它可对食管癌进行精确的 T、N 分期,其准确的术前分期可为治疗方法的选择提供可靠依据。超声内镜已被认为是目前诊断早期食管癌最准确的方法之一,但该技术也存在一些不足之处,如超声检查时探头与组织间必须无气体存在,否则会影响超声波的传导,因此超声介质的选择是超声内镜的难题。目前,超声介质以水囊常用,但水囊对食管壁的压迫程度会影响其回声的精密度。Kawano 报道食管壁在高频小探头超声内镜下最多可以显示 13 层结构,但有时由于探头不能准确聚焦于食管管壁,水囊又使食管壁受压变薄,只能显示 3 层回声。此外,图像清晰程度与超声频率也有关,对早期食管癌适合应用高频率的超声探头,使其分辨率高,图像清晰,但高频率的超声探头穿透力较差,对管腔外观察能力有限。

6. 视频胶囊内镜(video capsule endoscopy) 胶囊内镜(capsule endoscopy, CE)由摄像头、无线电发射机、图像传感器、天线、精密电池等装置组成。被受检者吞服后,借助消化道的蠕动,能生理性地、无痛苦地、无交叉感染地、操作简单实现对消化道情况拍摄,从而对病情做出诊断。2000 年 5 月以色列 Given 公司发明了胶囊内镜,为小肠疾病的诊断带来了历史性的进步。随后,针对小肠以外器官的胶囊内镜也逐一问世,例如食管胶囊内镜(esophageal capsule endoscopy, ECE)、系线式胶囊内镜(string capsule endoscopy,SCE)、磁控胶囊内镜(magnetically guided capsule endoscopy,MGCE)、结肠胶囊内镜(colon capsule endoscopy, CCE)等。食管胶囊内镜通过无线摄像头对食管下段的管壁进行较好的观察和记录,尤其对于系线式胶囊内镜,能减慢内镜的食管通过时间,更好地观察食管与贲门交界处的黏膜组织。虽然胶囊内镜具有操作简单,无创,耐受性好,无交叉污染等优点,但仍有许多不足,包括不能对 CE 进行干预与控制而可能存在胶囊滞留、排出延迟或障碍等并发症,无法进行活检和治疗。而对于已知或怀疑消化道梗阻、狭窄及瘘管的患者,CE 更是检查禁忌。因此,胶囊内镜还不能作为食管癌筛查的主要技术手段。

7. 超细内镜(ultrathin endoscopy) 随着内镜技术的不断发展,内镜筛查除了要满足技术上的要求即诊断所需的准确度和敏感度,还需体现出人性化的品质即患者的耐受程度和可接受度。超细内镜直径细且柔软,经鼻插入可减少咽喉反射而引起的恶心、呕吐等,降低患者的不适感,在非镇静下提高患者的耐受程度。由于超细内镜在镜身外径、钳道内镜等参数上都与普通内镜存在差异,其吸引、充气、冲洗镜头的能力要弱于普通内镜,且对内镜医师的技术水平和熟练程度要求更高。有研究表示超细内镜对食管癌早期筛查的诊断准确性弱于普通内镜。虽然超细内镜的可行性和准确性仍未有明确统一的意见,但其能解决一些常规内镜无法处理的问题,例如老年人、危重病人的诊治。

8. 窄带成像技术联合放大内镜(narrow band imaging,NBI) NBI 内镜是在放大内镜的基础上通过过滤光源形成窄带光谱达到类似染色的效果。传统内镜发出的白光主要由波长为 600、540、415nm 的红、绿、蓝三种光谱组成的。NBI 系统通过窄带滤光器,将红、绿、蓝光谱中的宽带光波滤去,让 500、445、415nm 中心波长的红 、绿、蓝窄带光波通过,限定了红光与绿光的透过深度,加强蓝光,减少不必要的中间色。不同波长的光具有不同的穿透能力,其穿透能力与波长呈正比,红、绿、蓝三色窄带光波的相应穿透深度为 240、200、170μm。红色光波穿透能力较强,能深达黏膜下层,可用于显示黏膜下的血管网,绿色光波能较好的显示中间层的血管,而蓝色光波穿透能力较弱,用于显示黏膜表面的毛细血管,呈棕色。早期食管癌主要表现为黏膜表层结构与血管的变化,常伴上皮内毛细血管扩张及增生。因此,NBI 技术通过对食管黏膜及其表面微血管的观察,能将病变部位的棕褐色毛细血管与正常黏膜部位区分,从而发现早期病变和微小病灶,精确靶向活检,并对食管远端肠化生也有较好的辨析能力。目前国内 NBI 技术在食管上的应用主要为 Barrett 食管、肠上皮化生、早期食管癌等病变的观察与诊断。NBI 技术能清晰地显示上皮内乳头状毛细血管 (intrapapillary capillary loops,IPCL)的走形,通过 NBI 观察,其表面小凹的形态可分为 5 型,1 型:小圆形或类圆形,2 型:木栅状排列,3 型:指状的绒毛样形态,4 型:复杂的分支、脑回状,5 型:粗糙大小不一的不规则排列,突起绒毛型。其中 4 型最易发生肠化生,其次为 3 型,而 5 型则为腺癌型。NBI 技术观察血管像可分为 5 型,Ⅰ型:蜂窝状,Ⅱ型:蛇行分支状,Ⅲ型:线圈状或细小蛇行曲线状,Ⅳ型:螺旋状或复杂分支状,Ⅴ型:不规则且形状不一的异常血管。其中Ⅳ型肠化生发生率最高且大多发展为分化型 Barrett 腺癌,而Ⅴ型被认为是肿瘤的表现型,且Ⅴ型又分为 4 种亚型:Ⅴ-1 型为 IPCL 扩张,蛇行,直径不同,形状不均一;Ⅴ-2 型为Ⅴ-1 型延长;Ⅴ-3 型为 IPCL 正常结构高度破坏;Ⅴ-4 型为新生肿瘤血管形成。NBI 结合放大内镜对浅表毛细血管的观察具有绝对的优势,根据Endo 分型,其Ⅳ型、Ⅴ型腺管开口特征对特殊肠化生的检出率相当高。同时 NBI 结合放大内镜能通过观察肿瘤表面的微血管结构进而判断肿瘤浸润深度。张月明等认为 NBI 诊断高级别黏膜内瘤变和低级别黏膜内瘤变的符合率均低于碘染色,但 NBI 结合放大内镜对高级别黏膜内瘤变的诊断符合率与碘染色相同,与白光模式相比,明显提高了内镜医师对早期食管癌和癌前病变的检出率。NBI 安全无毒,操作简便,指示性强,不存在色素内镜引起的潜在风险如色素过敏、致癌等,结合放大内镜能提高早期食管癌的检出率,未来可能有取代碘染色的趋势。

9. 共聚焦激光显微内镜(confocal laser endomicroscopy,CLE)　共聚焦内镜是将激光共聚焦显微镜与普通内镜结合起来的一种新型内镜技术。其光纤既是照明光源也是检测针孔,通过激光扫描,检测器收集连续光波并将其数字化,形成扫描图像。共聚焦内镜工作时,其发射波长为 488nm 氩离子激光,扫描速度为 0.8 帧/s 或 1.6 帧/s,扫描光学层面厚度为 $7\mu m$,侧面分辨率为 $0.7\mu m$,Z 轴范围为 $0\sim250\mu m$。为加强画面对比度,共聚焦内镜常配合使用荧光对比剂,目前应用较广泛的为荧光素钠和盐酸吖啶黄。荧光素钠能渗入黏膜全层,标记于上皮细胞外基质和基底膜,能显示出上皮细胞、固有膜结缔组织基质、血管,并使固有膜结缔组织基质与微血管形成显著对比。而盐酸吖啶黄能穿透细胞膜,并与细胞核内酸性物质结合,适用于标记表层上皮细胞和细胞核。两者联合使用能清晰的显示出食管黏膜结构。共聚焦内镜在食管研究中应用最早最多的为 Barrett 食管及相关腺癌,杯状细胞在共聚焦内镜下有显著的特点。Kiesslich 等发现与活检组织病理学结果相比较,共聚焦内镜对 Barrett 食管及相关腺癌的诊断敏感度、特异性、准确性均较高。在食管鳞癌方面,共聚焦内镜的应用则相对较少。但有不少学者认为共聚焦内镜可以清晰地观察食管鳞状上皮内乳头状毛细血管的形态与分布,并能精确测量血管直径,是发现癌前病变和早期食管鳞癌的有效手段。

### (二)非内镜筛查

1. 脱落细胞学筛查　1960 年,河南医科大学沈琼教授发明了"食管拉网"细胞学检查,该技术发现食管 X 线造影阴性及食管黏膜无明显异常的人群经食管拉网检查后能检测出癌细胞,从此改变了人们对早期食管癌概念的认识,该技术的创立在食管癌诊治的发展中有着里程碑式的意义。20 世纪 60 年代至 80

年代末期，食管拉网细胞学检查一直作为我国农村食管癌高发现场的筛查方法。拉网器的种类较多,如橡胶双腔管拉网器、单腔塑料管带网拉网器、单腔塑料无网拉网器、71型食管细胞采集器、带胶囊海绵拉网器、单腔塑料线管拉网器。受检者取端坐位,检查者立于其右侧,将网囊用温水湿润,轻轻放置受检者舌根部，通过受检者吞咽动作顺势将网囊缓缓松下，待网囊进入距门齿45~50cm时,气囊已过贲门入胃,则向气囊内充气15~20ml,然后慢慢向上牵拉,当气囊管被拉直15cm时,将网囊内空气抽尽,迅速取出,涂片进行后续染色细胞学检查(图5-1)。拉网法能获取食管全长的细胞,对食管癌和癌前病变的诊断特异度相当高,但敏感度不尽人意。液基技术在宫颈细胞学中已有较广发的应用,能充分保留取材器上的脱落细胞，将液基技术与食管拉网细胞学技术结合,不仅能将取材器上的细胞全部洗脱,有效提高食管癌和癌前病变的检出率,还能长期保存这些细胞。液基薄片背景干净利于观察,制片效率显著高于传统涂片,但由于拉网法给受检者带来太多痛苦,该技术接受率逐年下降。随着内镜技术的开展普及,拉网细胞学筛查逐渐被内镜筛查所替代。

2. 标志物筛查　美国国立卫生研究院(NIH)对生物标志物的定义为:是一种能够客观地测量,指示和评估正常生理过程、病理过程或对治疗干预的药物反应的特异性物质。目前临床应用的肿瘤生物标志物主要有肿瘤相关抗原如甲

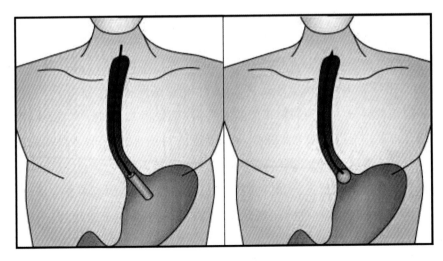

**图 5-1　食管拉网器**

胎蛋白,癌胚抗原,糖类抗原如 CA15-3、CA19-9、CA125、PSA 等,急性时相反应蛋白、铁蛋白、肿瘤坏死因子等等。其中应用于诊断食管癌的肿瘤标志物主要有鳞状上皮细胞癌抗原 SCC、角蛋白 CYFRA21-1、糖蛋白 CA242 等。然而这些肿瘤标志物属于广谱肿瘤标志物,并不具备组织器官特异性,在发生肺癌、膀胱癌、鼻咽癌等肿瘤时也会显著升高。广谱肿瘤标志物有较高的灵敏度,在肿瘤发生时表现出量的改变,但在炎症状态下亦会出现假阳性。目前尚未发现食管癌特异性的肿瘤标志物,因此,当前食管癌的筛查手段仍以内镜筛查为主要技术手段,但内镜筛查为侵入性检查,部分受检者无法耐受内镜侵入,大多数受检者对内镜检查具有畏惧心理,导致许多高危人群因这种畏惧心理而错过早期诊治的机会。同时内镜检查的镜下操作与诊断需要有经验的内镜医师与先进的仪器支持,意味着内镜筛查的人力与物力成本非常高,导致筛查无法全面普及。因此,当今食管癌现状迫切需要一种通过简单的检测就能判断患病风险的肿瘤标志物,能显著提高受检者的接受度与配合度,大大简化筛查的程序与成本。

随着近年来肿瘤研究的深入发展,人们逐渐认识到肿瘤发生是由多因素、多阶段、多基因共同参与作用的过程。在肿瘤早期或癌前病变阶段,有大量的基因包括癌基因、抑癌基因、增殖分化相关基因、侵袭转移相关基因等发生异常改变,而这些分子水平上的变化往往先于临床表现的出现以及影像学上的改变。这些具有前瞻性的分子遗传改变,可能成为有效的肿瘤标志物,指示肿瘤发生、进展、转移与预后。根据核苷酸序列的改变情况,可将食管癌的分子遗传改变分为遗传学异常和表观遗传学异常,包括基因突变、基因重排、微卫星不稳定、DNA 甲基化异常、RNA 干扰、组蛋白修饰等。根据基因功能上分类,可将食管癌的分子遗传变异分为细胞周期相关基因异常、炎症相关基因异常、侵袭转移相关基因异常等。根据获取方法分类,可分为组织肿瘤标志物、体液肿瘤标志物。不同性质的肿瘤标志物有各自的优缺点,良好的标志物应具有较高灵敏度,能及时反映机体的病理信息,同时也应具有高特异性,较高的组织器官特异性能明确指示病灶来源,较高的时间特异性能清晰地反映出肿瘤进展程度,为肿瘤的诊断与治疗做出准确的判断。

与大多数肿瘤一样,食管癌的发生过程从正常鳞状上皮、低度不典型增生到高度不典型增生到食管癌,细胞逐渐获得各种利于无限生长的能力,例如凋亡抑制、增殖不受控制、促进血管生成、侵袭黏膜下层、转移等。这些变化也都伴随着组织结构上的改变、基因组不稳定性、肿瘤微环境的形成、免疫应答的调节。这些变化通过基因水平、蛋白水平等代谢水平发生质或量的改变,并从人体体液中(血清/血浆/黏液/尿液)和组织中表现出来,并能灵敏、特异地反映出机体潜在的失衡和病理变化。

(1)遗传学分子变异 许多学者研究发现基因组不稳定性与人类疾病密切相关,如异倍体、四倍体、等位基因缺失等。研究表明基因组不稳定性对疾病具有预测意义。抑癌基因 *p53* 突变是食管鳞状细胞癌最常发生的遗传变异,大约有 45% 食管鳞癌发生 *p53* 突变。*p53* 基因突变常发生在食管癌的早期,且在癌旁组织中常能检测到 *p53* 基因突变。在人类各种肿瘤中,约半数的肿瘤都会发生 *p53* 基因突变,且有将近 15 000 种突变型能导致 *p53* 基因失活。这些不同的突变型对肿瘤中突变起源的研究十分有意义。因此研究 *p53* 基因突变将有助于发掘食管癌发病的病因。有研究报道 *p53* 基因在食管鳞癌中的突变率为 35%~89%,且与地理位置显著相关。在中等发病率的巴西东南部和法国东南部,大约有 34% 的食管癌患者发生 *p53* 基因突变,且多为发生在 A:T 碱基对的突变。这些发生在 A:T 碱基的突变能影响乙醛代谢,而酒精代谢产物乙醛是引起食管癌发生的高风险因子,因此这些突变可能是该地域发生食管癌的重要风险因子,这些突变型的检测可能对食管鳞癌的一级预防有指导意义。在高发病率的地域中,*p53* 基因的突变率则呈现出升高趋势,例如法国高发区的突变率为 80%,中国高发区的突变率为 40%~70%,伊朗高发区的突变率为 50%~65%,伊朗东北部的突变率高达 90%。*p53* 突变类型复杂多样,在不同的地域环境下,其 *p53* 基因突变类型不同,由此可见引起食管鳞癌发生和进展的分子遗传异常也是由不同环境下的多种因素共同发挥作用的。在食管腺癌中,*p53* 基因突变也高频率地发生。野生型 *p53* 主要功能为诱导细胞周期阻滞、促使细胞凋亡以及 DNA 修复,而突变型 *p53* 则失去正常生理功能。研究发现,突变型 *p53* 蛋白在反流性食管炎、Barrett 食管、食管腺癌中,其阳性表达率随着病变恶性程度的增高而逐渐升高。同时突变型 *p53* 与细胞凋亡呈负相关,推测 *p53* 通过抑制细胞凋亡,参与食管腺癌的发生发展。在部分病例中,突变型 *p53* 和 survivin 共同升高,survivin 为凋亡蛋白抑制剂家族成员之一,参与细胞凋亡的抑制作用。研究发现在食管腺癌早期 survivin 主要发挥抑制凋亡作用,且其胞浆异位和过度表达在食管腺癌的恶性转化中起着十分重要的作用。因此,*p53* 和 survivin 可能共同参与细胞凋亡抑制的调节,促进肿瘤发生。

*p53* 基因突变是广谱肿瘤中常见的基因异常,因其特异性不高,突变或缺失等会引起的检测灵敏度降低,其诊断效能较低。除了 *p53* 基因,多种基因在食管癌的发生发展中表达异常。*SPRR3* 是一种与分化相关基因,编码富含脯氨酸的小蛋白,参与角化细胞被的构成。*SPRR3* 基因在鳞状上皮角化细胞的分化过程中呈高表达,而在食管癌中,或癌旁组织中表达水平降低,因此 *SPRR3* 被认为是与鳞状上皮分化相关的标志物。Shamma 等对肿瘤相关基因的表达情况进行对比,发现细胞周期蛋白 D1(cyclin D1)在不典型增生组织和癌组织中均为高表达,p16、p27 的表达缺失在癌组织中的比例大于不典型增生,而 Rb 表达缺失,只在少数癌组织中检测到,在不典型增生中未检测到。此外,cyclin D1 表达程度与增殖细胞核抗原指数显著相关。Cyclin D1 过表达发生在不典型增生早期,有望成为有效的肿瘤标志物。Zhang 等发现核干细胞因子(nucleostemin,NS)、表皮生长因子(epidermal growth factor,EGF)、表皮生长因子受体(epidermal growth factor receptor,EGFR)在食管鳞癌组织中的表达水平显著高于正常食管组织,且表达程度与肿瘤分级、侵袭性、淋巴结转移密切相关。此外在食管鳞癌组织中,NS 的表达与 EGF 和 EGFR 的表达呈协同共表达关系。体外实验细胞株敲除 NS 基因,继而 EGF 和 EGFR 的表达程度降低,验证了上述结果。NS、EGF、EGFR 在食管鳞癌组织中高频率的表达上调且与食管癌恶性程度相关,推测 NS、EGF、EGFR 可能成为食管鳞癌诊断标志物。

食管腺癌的发生常与反流密切相关,胃酸和胆汁酸对食管上皮的刺激会导致食管慢性炎症,其炎症的发展主要由促炎症细胞因子调控。慢性炎症反应诱导细胞生存,并促进细胞增殖,在食管腺癌进展中发挥重要作用。各种炎症因子的表达例如 COX-2、NF-κB、IL-6、IL-8 和基质金属蛋白酶(MMP)被评估为食管癌预后的生物标志物。COX-2 是一种能调节花生四烯酸向前列腺素转化的限速酶,其表达水平在食管反流引起的慢性炎症中显著升高,COX-2 能直接促进细胞增殖,并通过升高前列腺素促进肿瘤生长和血管生成。研究发现 COX-2 表达升高与食管癌进展和预后密切相关,高水平的 COX-2 与较差的生存相关且增加复发的机会。与 COX-2 相似,炎症标志物 NF-κB 也在胃酸和胆汁酸的反流侵蚀过程中被激活升高,且与食管腺癌的逐级进展密切相关。活化的 NF-κB 从胞浆异位到核内,上调炎症相关基因的转录水平,促进炎症反应。此外,有研究报道核内 NF-κB 表达水平与患者的化疗疗效密切相关,化疗前 NF-κB 水平升高的患者经化疗完全缓解后,其 NF-κB 水平显著降低。MMPs 是能降解细胞外基质的蛋白水解酶家族,其在炎症反应和肿瘤转移中发挥重要作用。研究表明 MMP-1、MMP-2、MMP-7 和 MMP-9 在食管腺癌中的表达水平显著高于正常对照,而 MMP-1 的表达水平还与淋巴结转移密切相关。与 MMPs 家族作用相反的基质金属蛋白酶抑制剂(TIMP),在食管腺癌进展中常发生高甲基化,其下调与肿瘤分期和生存密切相关。这些与炎症相关的异常分子在食管腺癌发生发展中起着重要作用,可能成为辅助诊断食管腺癌的标志物。食管在经胃酸和胆汁酸反流后,除了引起食管慢性炎症,机体会自动修复所损伤的组织,而一些上皮细胞开始快速增殖进而演变为不受控的肿瘤细胞。正常细胞增殖受细胞周期检控点的调控,而肿瘤细胞能克服细胞周期检控点的约束,而获得无限增殖的能力。研究发现 cyclin D1 高表达的 Barrett 食管有较高风险发展为食管腺癌,cyclin D1 在食管鳞癌和腺癌的癌前病变中均异常表达,且与增殖细胞核抗原指数相关,有望成为诊断食管癌的肿瘤标志物。

(2)表观遗传学分子变异 除了遗传学上的改变,表观遗传学改变也是食管癌发生发展中不可忽视的因素。表观遗传学是指在不涉及 DNA 序列变化的前提下,引起可遗传的基因表达或细胞表现型变化的学科。越来越多的研究表明由基因结构变异导致的基因功能的异常只占很小部分原因,大多基因在未发生结构改变的情况下仍然表现出表达异常,因此基因调控的机制并非直线性的因果关系,而是成网络结构的相互制约相互促进的调控关系。表观遗传在机体正常生理状态下是至关重要的,精密调控着细胞生长、分化、凋亡,而表观遗传的紊乱会引起机体疾病的发生,促使肿瘤的形成。表观遗传学的改变往往出现在肿瘤发生早期,因此是诊断肿瘤发生的良好标志物。DNA 甲基化修饰是指在甲基转移酶(DNA methyltransferase,DNMT)的催化作用下,以 S-腺苷-L-甲硫氨酸(SAM)为甲基共体,将甲基基团转移到 DNA 分子上,形成 5-甲基胞嘧啶(5-methylcytosine,5-mC)的过程。DNA 高甲基化会导致基因沉默,低甲基化易促使基因活化,同时 5-mC 易自发脱氨基,使 C-G 变为 T-A,形成突变位点,导致基因失活。DNA 甲基化修饰异常是肿瘤细胞中最常发生的表观遗传学变异,包括抑癌基因的高甲基化、癌基因的低甲基化等。正常细胞中,启动子区 CpG 岛呈非甲基化状态,而散在分布的 CpG 二核苷酸多呈甲基化状态。在肿瘤细胞中,常表现为全基因组低甲基化和部分基因 CpG 岛高甲基化。基因组甲基化水平的降低可促使一些基因的活化,如原癌基因、细胞周期相关基因、转移侵袭相关基因、血管生成基因等,而某些基因启动子高甲基化可导致基因转录沉默,如抑癌基因、凋亡相关基因、细胞周期抑制基因等。

已有不少研究证实一些抑癌基因和肿瘤相关基因启动子 CpG 岛在食管鳞癌组织中常呈高甲基化 (表 5-4),例如 p16、FHIT、MGMT、RAR-β、RASSF1A、hMLH1、CHFR、CDX2 等。因此,Lima 等系统地对食管鳞癌组织进行全基因组甲基化检测分析。通过 10 对食管鳞癌组织及配对癌旁组织、4 例正常对照组织分析 807 个肿瘤相关基因中的 1505 个 CpG 的甲基化情况。将癌组织与癌旁组织相比较,发现 34 个基因的 37 个 CpG 位点的甲基化水平有显著差异,其中有些基因存在一个以上的 CpG 位点异常。在这些甲基化异常的 CpG 位点中,有 14 个位点表现为低甲基化,23 个位点表现为高甲基化。芯片结果表明在癌组织和癌旁组织中有多条通路甲基化异常, 例如 IL-10 抗炎症信号通路(IL10,IL1α,IL6,STAT5),红细胞分化通路(IGF1,TGFβ3,IL1α,CSF,CCL3),细胞通讯相关通路(DES,KRT13,DSG1)等。将癌组织与正常对照组织相比较,发现 65 个基因的 78 个 CpG 位点的甲基化水平有差异。将癌旁组织与正常对照组织相比较,发现 7 个基因的 7 个 CpG 位点的甲基化水平有差异。结果发现 BCL3、TFF1 异常甲基化可能是食管鳞癌发生的早期事件, 在癌组织和癌旁组织中有显著差异,有望成为食管鳞癌早期诊断的标志物。DNA 甲基化异常与肿瘤进展密切相关,随着肠化生、不典型增生、癌恶性程度的增高,DNA 甲基化异常加重。在多数

表 5-4 食管癌中的高甲基化基因

| 功能 | 高甲基化基因 | |
| --- | --- | --- |
| | 食管鳞癌 | 食管腺癌 |
| 细胞周期调控基因 | CHFR | $p16^{INK4a}$/CDKN2A |
| | $p14^{ARF}$/CDKN2A | CHFR |
| | $p15^{INK4b}$/CDKN2B | Reprimo |
| | $p16^{INK4a}$/CDKN2A | |
| | RASSF1A | |
| 凋亡相关基因 | DAPK | DAPK |
| | RUNX3 | Eyes Absent 4 |
| | UCHL1 | RUNX3 |
| | ZNF382 | |
| 肿瘤转移相关基因 | CDH1 | CDH13 |
| | CDH11 | TIMP3 |
| | CDH13 | E-Cadherin |
| | CLDN3 | PKP1 |
| | CLDN4 | AKAP12 |
| | DCC | |
| | LRP1B | |
| | PCDH10 | |
| | PCDH17 | |
| | TSLC1 | |
| | UPK1A | |
| | TIMP3 | |
| | E-Cadherin | |
| DNA 修复基因 | FHIT | MGMT |
| | MGMT | GSTM2 |
| | MLH1 | GSTM3 |
| | MSH2 | GPX7 |
| | GPX3 | GPX3 |
| | MT3 | MT3 |
| 生长因子反应相关基因 | CRBP1 | SOCS1 |
| | CRABP1 | SOCS3 |
| | DAB2 | |
| | RARB | |
| | RARRES1 | |
| | SOCS1 | |

表 5-4(续)　食管癌中的高甲基化基因

| 功能 | 高甲基化基因 | |
| --- | --- | --- |
| | 食管鳞癌 | 食管腺癌 |
| WNT 信号相关基因 | APC | APC |
| | SFRP1 | SFRP1 |
| | SFRP2 | SFRP2 |
| | SOX17 | SFRP4 |
| | WIF1 | SFRP5 |
| | WNT5A | WIF1 |
| 平滑肌收缩,上皮细胞离子转运,血管通透性及免疫功能 | TAC1 | TAC1 |
| 转录因子和调节细胞分化 | GATA4 | GATA-4 |
| | GATA5 | GATA-5 |
| 肿瘤抑制 | NELL1 | NELL1 |
| | | HPP1 |
| 细胞骨架蛋白 | – | Vimentin |
| 磺基转移 | – | 3-OST-2 |
| 其他肿瘤抑制基因 | ADAMTS9,ADAMTS18 | |
| | BLU/ZMYND10,CACNA1G | |
| | CDX2,CMTM3,CMTM5 | |
| | DLC1,DLEC1,ECRG4 | |
| | EDNRB,EMP3,ENG,GSTP1 | |
| | HIN1/SCGB3A1,HLA-I,HLTF | |
| | HOPX,HSPB2,ITGA4,IRF8 | |
| | MT1G,NMDAR2B,NEFH | |
| | p300/EP300,PCAF/KAT2B | |
| | PLCD1,SST,THSD1 | |
| | TPEF/TMEFF2 | |
| | Trypsinogen 4,VHL | |

病例中,DNA 甲基化的失衡发生在食管腺癌的早期。因此,DNA 甲基化异常将可能成为食管腺癌早期诊断的潜在生物标志物。DNA 甲基化除了能指示食管腺癌不同的进展阶段,也能预测 Barrett 食管进展为食管腺癌、化疗药物的应答和生存预后。已有大量研究发现众多基因在 Barrett 食管和腺癌中高甲基化(表 5-4),且与食管腺癌的发生发展密切相关。Xu 等对 Barrett 食管和食管腺癌进行全

基因甲基化分析,寻找新的抑癌基因和潜在肿瘤标志物,在 27 578 个 CpG 位点中,Barrett 食管和腺癌组织的 CpG 岛甲基化程度与正常食管组织存在显著差异,而 Barrett 食管与腺癌组织间的差异较小,再次说明甲基化异常发生在食管腺癌的早期。其中去整合蛋白和金属蛋白水解酶基因 (adisintegrin and metalloproteinase,ADAM)、钙黏蛋白基因(cadherin)、原钙黏蛋白基因(protocadherin)和电压门控钾通道(potassium voltage-gated channel)表现为异常甲基化。这些基因可能成为食管腺癌早期诊断和预测的潜在标志物。

(3)Micro RNA MicroRNA 是一类长度为 21~25 个核苷酸具有调控功能的非编码 RNA。miRNA 在物种进化中十分保守,其主要是通过干扰 RNA 翻译,抑制基因表达进而调控细胞的增殖、分化、凋亡与代谢等基本生理功能,其表达具有组织特异性和时序特异性。研究发现将近一半的 miRNA 基因定位于癌基因和抑癌基因的脆性部位或相关遗传区域,这些脆性位点是染色体重排或缺失的好发位点。miRNA 通过对这些基因进行转录后调控,在肿瘤的发生发展中发挥着癌基因或抑癌基因功能。研究报道 miRNA 表达谱可用于肿瘤诊断、分期、判断预后和疗效(表 5-5)。

Ogawa 等评估了 30 例早期食管鳞癌和正常对照组织的 miRNA 表达情况,发现有 22 个 miRNA 在食管鳞癌中上调,4 个 miRNA 在食管鳞癌中下调。其中 miR-34b 在食管鳞癌中的表达水平显著高于正常对照,且在恶性程度高的组织中表达升高。Guo 等通过 miRNA 芯片分析找出 7 个能区分恶性病变和相邻正常组织的 miRNA,分别为上调的 hsa-miR-25、hsa-miR-424 和下调的 hsa-miR-151、hsa-miR-100、hsa-miR-99a、hsa-miR-29c、mmu-miR-140。同时发现 hsa-miR-103/107 低表达与高总生存期和高无病生存期有显著相关性。Inoue 等通过对内镜活检组织和食管癌细胞株进行 miRNA 检测,发现 miR-10a 在高级别上皮内瘤变(HGIN)和非侵袭性食管鳞癌中表达下调,而在侵袭性食管鳞癌中表达上调。Mathe 等发现 miR-21 在食管鳞癌组织和非癌组织中均上调,而具有抑制增殖和侵袭能力的 miR-203 则在癌组织中下调。此外,有研究通过芯片发现13个 miRNA 在食管腺癌、食管鳞癌、正常组织中表达有显著差异,能区分临床组织类型。其中 miR-194、miR-192 和 miR-200c 只在食管腺癌中上调,而 miR-342 仅在

**表 5-5　诊断及预后相关 miRNA 标志物**

| Micro RNA | 表达状态 | 病变类型 |
|---|---|---|
| 早期诊断 | | |
| Let-7c | 上调 | BE-EAC |
| MiR-192, miR-215 | 上调 | BE-EAC |
| MiR-196a | 上调 | BE-EAC |
| MiR-203, miR-205 | 下调 | BE-EAC |
| MiR-203, miR-205 | 下调 | ESCC |
| 预后 | | |
| MiR-16-2 | 上调 | EAC |
| MiR-21 | 上调 | ESCC |
| MiR21, miR205 | 上调 | ESCC |
| MiR-30e, miR-200a | 上调 | EAC |
| MiR-92a | 上调 | ESCC |
| MiR-99b,miR-199a-3p,miR-5p | 上调 | EAC |
| MiR-103/107 | 上调 | ESCC |
| MiR-106a, miR-148a | 上调 | ESCC |
| MiR-126 | 上调 | EAC |
| MiR-129 | 上调 | ESCC |
| MiR143, miR145 | 上调 | ESCC |
| MiR-148a | 上调 | EAC |
| MiR-195p | 上调 | EAC |
| MiR-296 | 下调 | ESCC |
| MiR328 | 下调 | ESCC |
| MiR-375 | 下调 | EAC 合并 BE |

注:BE:Barrett 食管;EAC:食管腺癌;ESCC:食管鳞癌

食管鳞癌中表达异常。miR-21、miR-205、miR-203 和 miR-93 能区分肿瘤组织和正常组织,但不能区分组织类型。let-7 和 miR-1274 可能在 p75NTR 的表达和维持肿瘤集落形成能力中发挥重要作用。Matsushima 等发现 miR-205 和 miR-10 与食管鳞癌发生相关并具有组织特异性。Kimura 也认为 miR-205 是鳞状上皮的特异性标志物,而 miR-21 可能是具有癌基因功能的 miRNA。Wu 等在一系列下调的 miRNA 中,发现 miR-143 和 miR-145 在食管鳞癌中下调最为显著,并与肿瘤浸润深度显著相关。

Barrett 食管是食管腺癌最主要的癌前病变,可通过进一步进展为低度不典型增生、高度不典型增生,最终形成食管腺癌。Fassan 等通过芯片分析发现了一系列与 Barrett 食管恶性转化相关的 miRNA,6 个上调的 miRNA, 分别为 hsa-miR-215,hsa-miR-560,hsa-miR-615-3p,hsa-miR-192,hsa-miR-326 和 hsa-miR-147,7 个下调的 miRNA, 分别为 hsa-miR-100,hsa-miR-23a,hsa-miR-605,hsa-miR-99a,hsa-miR-205,hsa-let-7c 和 hsa-miR-203。Bansal 等验证了用 miRNA 区分伴或不伴不典型增生的 Barrett 食管的可行性和准确性。另一研究通过芯片发现 7 个 miRNA (miR-21、miR-143、miR-145、miR-194、miR-203、miR-205、miR-215)能区分正常上皮、Barrett 食管、食管腺癌,并经 RT–PCR 验证。与正常上皮相比,miR-21、miR-143、miR-145、miR-194、miR-215 在柱状上皮中明显表达失调,miR-143、miR-145、miR-215 在食管腺癌中的表达水平低于 Barrett 食管,miR-203 和 miR-205 在正常上皮高表达而在柱状上皮中低表达。以上结果表明,miRNA 表达水平可判断食管上皮的病理状态, 某些特异性miRNA 的失调可能促进食管黏膜化生及肿瘤发生。Mathe 等发现 miR-21、miR-223、miR-192 和 miR-194 的表达水平在食管腺癌中升高,miR-375 在食管腺癌中上调而在食管鳞癌中下调。miR-21 在食管腺癌和伴不典型增生的 Barrett 食管中上调,而在正常上皮和不伴不典型增生的 Barrett 食管中表达正常, 表明miR-21 在 Barrett 食管向食管腺癌的进展中起着重要作用。Let7a、miR-200a 和miR-144 是具有抑癌基因功能的 miRNA,其在 Barrett 食管中显著下调。

　　许多研究已经证实不同的食管病变呈现不同的 miRNA 表达谱,一些特异的 miRNA 表达谱能灵敏精确地区分异常组织和正常组织。miR-196a 在癌前病变和食管腺癌中表达水平比正常食管组织高 10~100 倍,miR-196a 表达水平随着正常上皮、Barrett 食管、低级别上皮内瘤变、高级别上皮内瘤变、食管腺癌的进展顺序逐渐升高。因此,miR-196a 有望成为食管腺癌早期诊断的标志物。Fassan 同样对不同进展阶段的食管组织进行 miRNA 检测分析,发现 6 个 miRNA 上调 (miR-215、miR-560、miR-615-3p、miR-192、miR-326、miR-147) 和 7 个 miRNA 下调 (miR-100、miR-23a、miR-605、miR-99a、miR-205、let-7c、miR-203), 其中 5 个 miRNA(let-7c、miR-192、miR-203、miR-205、miR-215)被候选为食管腺癌早期诊断标志物。miR-203 和 miR-205 在食管鳞癌和腺癌中的表达水平低于正常组织 2~10 倍,miR-21 在食管鳞癌和腺癌中的表达水平高于正常组织 3~5

倍。因此，miRNA可用于鉴别不同组织类型癌前病变以达到早期诊断的目的。但在实际临床应用中，这些筛选出的特异性miRNA谱还需进一步多中心、大样本验证，从而候选出特异性、灵敏度、诊断效能均高的miRNA标志物。

（4）循环肿瘤标志物　肿瘤发生的早期即有核酸释放入血，因此人体体液包括血液、尿液等含有一定量的游离核酸。这些循环核酸物质携带了肿瘤遗传学和表观遗传学的变异。循环核酸最早发现于1948年，但当时并没有引起人们的关注。直到1994年从肿瘤患者外周血中检测到突变的RAS片段，循环核酸才被人们所重视。随着肿瘤标志物的研究发展，循环核酸日益受到人们的重视，并成为转化医学的研究热点。循环核酸具有无创，可实现肿瘤实时、动态监测等优点，为肿瘤的早期诊断，疗效判断，预后评估，复发监测提供重要线索。循环肿瘤标志物的探索将是科学研究向临床应用转化的重要依据。循环核酸产生的机制尚无定论，目前主要观点为来源于凋亡坏死细胞的主动分泌及循环细胞裂解。循环核酸主要为DNA和miRNA，其相关变异包括拷贝数变异和突变、DNA甲基化异常及miRNA等。正常人外周血游离DNA浓度在0~100ng/ml，平均13ng/ml，相当于每毫升外周血包含5000个基因组，而肿瘤患者外周血游离DNA显著升高，浓度范围0~1000ng/ml，平均180ng/ml。这些游离DNA来自肿瘤原发灶、转移灶及循环肿瘤细胞等组织，能及时反映肿瘤组织的遗传分子特征及变化。

DNA甲基化异常在癌前病变就已经开始发挥作用，并在肿瘤进展、治疗缓解的过程中动态变化，其具有组织特异性，且能长期稳定存在。诸多研究表明DNA甲基化异常能在体液中检测到，因此DNA甲基化异常可成为潜在的循环肿瘤标志物。Kawakam等分析食管鳞癌和腺癌病患的血浆中APC甲基化程度，发现食管鳞癌血清中APC高甲基化率为6.3%，食管腺癌血清中APC高甲基化率为25%。Hibi等检测食管鳞癌血清中p16启动子甲基化程度，结果表示有18%食管鳞癌患者血清p16高甲基化。Liu等检测食管癌病患血浆中Wnt信号通路基因的甲基化程度，发现SFRP-1，WIF-1，DKK-3，RUNX-3基因启动子呈甲基化。郑芸等对食管鳞癌，食管良性病变及健康对照的血清标本进行甲基化检测，发现RUNX3基因启动子甲基化在食管鳞癌的血清中检出率较高51.4%（36/

70),在良性病变检出率仅 10%(2/20),在健康血清中检出率为 0,*RUNX3* 基因启动子异常甲基化有望成为食管鳞癌早期诊断标志物。

除了游离 DNA,外周血中还存在一定量的 miRNA,内源性 miRNA 在外周血中多与蛋白结合形成不易降解的微粒,外周血 miRNA 能耐受室温、RNA 酶、反复冻融、酸碱环境,具有高度稳定性的优点。此外,miRNA 具有高度组织器官特异性和时间特异性,不同的肿瘤组织在不同的肿瘤进展阶段具有其特异的 miRNA 表达谱,在表达种类、数量、丰度上有所差异。因此,外周血 miRNA 作为肿瘤标志物具有重要潜在价值。Zhang 等检测食管鳞癌患者血清中 miRNA 的表达,发现有 25 个 miRNA 显著上调,其中有 7 个 miRNA(miR-10a、miR-22、miR-100、miR-148b、miR-223、miR-133a、miR-127-3p)被筛选为食管鳞癌的早期诊断标志物,经 ROC 曲线分析发现其诊断效能显著高于 CEA,且这 7 个 miRNA 组成的表达谱能精确区分早期食管鳞癌和正常对照组织。此外,另有研究发现 miR-31 在食管鳞癌血清的表达水平显著高于正常血清,且与较差的预后密切相关。Komatsu 等对术前和术后食管鳞癌患者的血清进行检测,发现 miR-21 在术前血清中高表达,而在术后血清中降低。miR-375 在食管鳞癌血清中低表达,miR-21/miR-375 比值显著高于正常血清。经 ROC 曲线分析表明 miR-21/miR-375 比值的 AUC 为 0.816,因此,miR-21/miR-375 比值有望成为食管鳞癌的诊断标志物。

## 三、未来展望

食管癌的筛查方法主要为上述的技术手段,这些方法有各自的优缺点,例如内镜筛查是目前已有的最准确的诊断技术,其特异性和灵敏度均较高,但对于大批量人群的筛查,昂贵的价格、笨重的器械、存在交叉感染风险、对医务技术的要求显示出它的不便。色素内镜仍然是目前使用最为广泛的筛查技术,其价格低廉,毒性小,能通过颜色差异清晰地区分不同组织类型的食管肿瘤,许多新内镜技术都是以色素内镜为金标准做对照研究的。但色素内镜并未广泛普及,对于色素内镜的诊断灵敏度和特异性,不同地域的医务人员持有各自的观点。胶囊内镜微小的体积对畏惧内镜检查的受检者来说是较好的选择,能最大限度的减少并发症的发生，然而其不能进行组织细胞采样是其最大的缺点，随着临床研究的深入和科学技术的进步，胶囊内镜在临床应用方面，应提高敏感性和特异性，在胶囊内镜构造及仪器方面，应有更广阔的视野角度和图像分辨率，可以控制内镜的移动速度和方向并具有活检装置；未来的胶囊内镜必将向微型化、多功能化、智能化发展，不仅在在消化道疾病的诊断上，在治疗方面也将开辟一条新的道路。脱落细胞学检查虽然设备简单，价格便宜，但检查过程相对痛苦且灵敏度和特异性不高，现已逐渐被淘汰。早期肿瘤往往体积较小，不易被常规检查发现，而在肉眼及影响学不能识别的肿瘤早期阶段，与肿瘤相关遗传分子已发生异常改变，这些分子水平的异常改变可成为诊断肿瘤的标志物，其中循环肿瘤标志物至今仍是研究的热点，循环肿瘤标志物采样方便，创伤小，适合用于大规模筛查，因此寻找具有食管癌特异性的循环肿瘤标志物必将成为未来研究趋势。此外，也可将多种筛查技术联合运用，提高早期食管癌的检出率。诊断食管癌的新技术层出不穷，但相对昂贵的价格以及对熟练操作技术的要求，使得这些诊断效能较高的技术仍不能得到充分利用。因此，如何降低成本，提高检出率，对基层内镜医师的新技术培训等是未来急需解决的问题。

（凌志强）

## 参考文献

[ 1 ] Kara MA, Peters FP, Rosmolen WD, et al.High-resolution endoscopy plus chromoendoscopy or narrow-band imaging in Barrett's esophagus: a prospective randomized crossover study [J]. Endoscopy, 2005; 37(10): 929–936.

[ 2 ] Endo T, Awakawa T, Takahashi H, et al.Classification of Barrett's epithelium by magnifying endoscopy[J]. Gastrointest Endosc, 2002; 55(6): 641–647.

[ 3 ] Kawano T, Ohshima M, Iwai T.Early esophageal carcinoma: endoscopic ultrasonography using the Sonoprobe[J]. Abdom Imaging, 2003; 28(4): 477–485.

[ 4 ] 张月明,贺舜,郝长青,等.窄带成像技术诊断早期食管癌及其癌前病变的临床应用价值[J]. 中华消化内镜杂志, 2007; 24(6): 410–414.

[ 5 ] Kiesslich R, Gossner L, Goetz M, et al.In vivo histology of Barrett's esophagus and associated neoplasia by confocal laser endomicroscopy[J]. Clin Gastroenterol, 2006; 4(8): 979–987.

[ 6 ] Olivier M,Eeles R,Hollstein M,et al.The IARC TP53 database:new online mutation analysis and recommendations to users[J]. Hum Mutat,2002;19(6):607–614.

[ 7 ] Mandard A M,Hainaut P,Hollstein M.Genetic steps in the development of squamous cell carcinoma of the esophagus[J]. Mutat Res,2000;462(2–3):335–342.

[ 8 ] Petitjean A,Mathe E,Kato S,et al.Impact of mutant p53 functional properties on TP53 mutation patterns and tumor phenotype:lessons from recent developments in the IARC TP53 database[J]. Hum Mutat,2007;28(6):622–629.

[ 9 ] Taniere P,Martel-Planche G,Saurin JC,et al.TP53 mutations,amplification of P63 and expression of cell cycle proteins in squamous cell carcinoma of the oesophagus from a low incidence area in Western Europe[J]. Br J Cancer,2001;85(5):721–726.

[10] Rossini A,De Almeida Simao T,Marques C B,et al.TP53 mutation profile of esophageal squamous cell carcinomas of patients from Southeastern Brazil [J]. Mutat Res,2010;696(1):10–15.

[11] Breton J,Sichel F,Abbas A,et al.Simultaneous use of DGGE and DHPLC to screen TP53 mutations in cancers of the esophagus and cardia from a European high incidence area (Lower Normandy,France)[J]. Mutagenesis,2003;18(3):299–306.

[12] Lung ML,Chan WC,Zong YS,et al.p53 mutational spectrum of esophageal carcinomas from five different geographical locales in China [J]. Cancer Epidemiol Biomarkers Prev,1996;5(4):277–284.

[13] Cao W,Chen X,Dai H,et al.Mutational spectra of p53 in geographically localized esophageal squamous cell carcinoma groups in China[J]. Cancer,2004;101(4):834–844.

[14] Biramijamal F,Allameh A,Mirbod P,et al.Unusual profile and high prevalence of p53 mutations in esophageal squamous cell carcinomas from Northern Iran[J]. Cancer Res,2001;61(7):3119–3123.

[15] Sepehr A,Taniere P,Martel-Planche G,et al.Distinct pattern of TP53 mutations in squamous cell carcinoma of the esophagus in Iran[J]. Oncogene,2001;20(50):7368–7374.

[16] Abedi-Ardekani B,Kamangar F,Sotoudeh M,et al.Extremely high Tp53 mutation load in esophageal squamous cell carcinoma in Golestan Province,Iran [J]. PloS One,2011;6(12):e29488.

[17] Shamma A,Doki Y,Shiozaki H,et al.Cyclin D1 overexpression in esophageal dysplasia:a possible biomarker for carcinogenesis of esophageal squamous cell carcinoma [J]. Int J

Oncol,2000;16(2):261-266.

[18] Zhang G,Zhang Q,Zhang Q,et al.Expression of nucleostemin,epidermal growth factor and epidermal growth factor receptor in human esophageal squamous cell carcinoma tissues[J]. J Cancer Res Clin Oncol,2010;136(4):587-594.

[19] Lima S C,Hernandez-Vargas H,Simao T,et al.Identification of a DNA methylome signature of esophageal squamous cell carcinoma and potential epigenetic biomarkers [J]. Epigenetics,2011;6(10):1217-1227.

[20] Xu E,Gu J,Hawk ET,et al.Genome-wide methylation analysis shows similar patterns in Barrett's esophagus and esophageal adenocarcinoma [J]. Carcinogenesis,2013;34(12): 2750-2756.

[21] Ogawa R,Ishiguro H,Kuwabara Y,et al.Expression profiling of micro-RNAs in human esophageal squamous cell carcinoma using RT-PCR [J]. Med Mol Morphol,2009;42(2): 102-109.

[22] Guo Y,Chen Z,Zhang L,et al.Distinctive microRNA profiles relating to patient survival in esophageal squamous cell carcinoma[J]. Cancer Res,2008;68(1):26-33.

[23] Inoue N,Isomoto H,Matsushima K,et al.Down-regulation of microRNA 10a expression in esophageal squamous cell carcinoma cells[J]. Oncol Lett,2010;1(3):527-531.

[24] Mathe EA,Nguyen GH,Bowman ED,et al.MicroRNA expression in squamous cell carcinoma and adenocarcinoma of the esophagus:associations with survival [J]. Clin Cancer Res, 2009;15(19):6192-6200.

[25] Feber A,Xi L,Luketich J D,et al.MicroRNA expression profiles of esophageal cancer[J]. Thorac Cardiovasc Surg,2008;135(2):255-260; discussion 260.

[26] Matsushima K,Isomoto H,Kohno S,et al.MicroRNAs and esophageal squamous cell carcinoma[J]. Digestion,2010;82(3):138-144.

[27] Kimura S,Naganuma S,Susuki D,et al.Expression of microRNAs in squamous cell carcinoma of human head and neck and the esophagus:miR-205 and miR-21 are specific markers for HNSCC and ESCC[J]. Oncol Rep,2010;23(6):1625-1633.

[28] Wu B L,Xu L Y,Du Z P,et al.MiRNA profile in esophageal squamous cell carcinoma: downregulation of miR-143 and miR-145[J]. World J Gastroenterol,2011;17(1):79-88.

[29] Fassan M,Volinia S,Palatini J,et al.MicroRNA expression profiling in human Barrett's carcinogenesis[J]. Int J Cancer,2011;129(7):1661-1670.

[30] Bansal A,Lee IH,Hong X,et al.Feasibility of mcroRNAs as biomarkers for Barrett's esophagus progression:a pilot cross-sectional,phase 2 biomarker study[J]. Am J Gastroenterol,2011;106(6):1055-1063.

[31] Wijnhoven BP,Hussey DJ,Watson DI,et al.MicroRNA profiling of Barrett's oesophagus and oesophageal adenocarcinoma[J]. Br J Surg,2010;97(6):853-861.

[32] Kawakami K,Brabender J,Lord RV,et al.Hypermethylated APC DNA in plasma and prognosis of patients with esophageal adenocarcinoma [J]. J Natl Cancer Inst,2000;92(22): 1805-1811.

[33] Hibi K,Taguchi M,Nakayama H,et al.Molecular detection of p16 promoter methylation in the serum of patients with esophageal squamous cell carcinoma [J]. Clin Cancer Res, 2001;7(10):3135-3138.

[34] Liu J B,Qiang F L,Dong J,et al.Plasma DNA methylation of Wnt antagonists predicts recurrence of esophageal squamous cell carcinoma[J]. World J Gastroenterol,2011;17(44): 4917-4921.

[35] 郑芸,张有为,陈龙邦.管鳞癌患者血清 RUNX3 基因甲基化检测及临床意义[J].癌症进展,2010;8(3):290-294.

[36] Zhang C,Wang C,Chen X,et al.Expression profile of microRNAs in serum:a fingerprint for esophageal squamous cell carcinoma[J]. Clin Chem,2010;56(12):1871-1879.

[37] Zhang T,Wang Q,Zhao D,et al.The oncogenetic role of microRNA-31 as a potential biomarker in oesophageal squamous cell carcinoma [J]. Clin Sci (Lond),2011;121(10): 437-447.

[38] Komatsu S,Ichikawa D,Takeshita H,et al.Circulating microRNAs in plasma of patients with oesophageal squamous cell carcinoma[J]. Br J Cancer,2011;105(1):104-111.

[39] Rustqi AK,EI-Seraq HB.Esophageal carcinoma[J]. N Engl J Med,2014;371(26):2499-2509.

# 第六章
## 食管癌肿瘤标志物及其临床意义

近些年来,尽管外科技术和综合治疗迅猛发展,给食管癌患者带来明显生存获益, 但食管癌的预后仍不尽人意,5 年生存率低于 50%。如何通过早诊早治、预测预后、判断治疗疗效等方面,以提高食管癌的生存率,是临床医务人员以及科学家迫切希望解决的研究难题。一直以来,肿瘤标志物在肿瘤的诊断、预后判断、疗效预测的应用得到了广泛的研究。本章节重点阐述食管癌肿瘤标志物的研究进展及其临床意义。

### 一、肿瘤标志物

#### (一)肿瘤标志物的的概念

肿瘤标志物(tumor marker,TM)是指特征性存在于恶性肿瘤细胞,或由恶性肿瘤细胞异常而产生的物质,或是宿主对肿瘤的刺激反应而产生的物质,并能反映肿瘤发生、发展,监测肿瘤对治疗反应的一类物质。存在于肿瘤患者的组织、体液和排泄物中,能够用免疫学、生物学及化学的方法进行检测。这些物质存在于肿瘤组织或宿主体液中,而在健康宿主中没有或微量存在。当肿瘤发生、发展时,这些物质明显异常,提示肿瘤存在。肿瘤标志物可用于肿瘤疗效观察、复发监测、预后评价,也可作为肿瘤治疗的靶向位点。良性疾病时一些肿瘤标志物的含量也会出现变化,恶性肿瘤时肿瘤标志物的含量也可能正常,因此单独肿瘤标志物不可作为肿瘤的诊断,而是用于恶性肿瘤的辅助诊断。

"理想"的肿瘤标志物应具有以下特点:①特异性好;②灵敏度高;③具有器官特异性;④检测浓度与瘤体大小、临床分期相关;⑤测定方法精密度和准确度高,操作简便;⑥监测治疗效果和复发;⑦预测肿瘤的预后。然而,临床实际应用中,缺乏"理想"的肿瘤标志物。

(二)肿瘤标志物的来源

1. 肿瘤细胞的代谢产物　肿瘤细胞代谢旺盛,其糖酵解产物,组织多肽及核酸分解产物较多。这些产物作为肿瘤标志物的特异性虽然不高,但随着测定方法的改进,此类物质在诊断和监测肿瘤中的意义也将随之提高。

2. 分化紊乱的细胞基因产物　细胞癌变,原来处于沉默的基因被激活,这些基因的产物在细胞恶化中过量表达。如在肺癌患者中检出的异位分泌的促肾上腺皮质激素片段,在小细胞肺癌中发现的只存在于神经系统的特异性烯醇化酶,在肝癌和某些消化道癌患者血清中检出的甲胎蛋白、癌胚抗原等。这类物质在成人中不表达或仅以极低水平存在,癌变后被重新合成或大量分泌,是一类特异性比较高的肿瘤标志物。

3. 肿瘤细胞坏死崩解产物　主要是某些细胞骨架蛋白成分,如作为角蛋白成分的 CYFRA21-1。这些物质多在肿瘤的中晚期或治疗后肿瘤细胞坏死时出现,可作为对治疗效果动态观察的指标。

4. 癌基因、抑癌基因及其产物　癌基因或抑癌基因种类繁多。在癌变组织中通常可检测到各种癌基因或突变的抑癌基因及其产物。它们是导致细胞恶变的关键,检测这类标志物可以作为恶生肿瘤早期诊断或肿瘤基因靶向治疗提供依据。

5. 宿主反应类产物　在肿瘤患者血清中还可检测到机体对肿瘤的反应性产物。如在肝癌患者的血清铁蛋白和转肽酶水平升高,中晚期癌患者血清应激性蛋白如唾液酸水平升高。这些非肿瘤细胞特异性成为可以伴随肿瘤的存在和治疗而变化,因此也被列入肿瘤标志物的范畴。

从上述肿瘤标志物来源可以看出,同一种肿瘤可能存在多种标志物,同一种标志物也可能会在不同肿瘤出现。即某一肿瘤特异性较高的标志物对另一肿瘤来说不一定是好的标志物,而某一组织的正常产物对另一组织来源的肿瘤却可能为较好的肿瘤标志物。

**(三)肿瘤标志物检测的常用技术**

鉴于肿瘤标记物在临床应用中的复杂性,为保证肿瘤标志物能在肿瘤的诊断治疗中发挥应有的作用,美国国家临床生化学会(NACB)和欧洲肿瘤标志物专家组(EGTM)对肿瘤标志物检测制定了比较详细的规定和临床应用指南。常用技术如下:

1. 免疫学技术　免疫学技术是目前临床最常用的肿瘤标志物检测技术,主要包括酶联免疫吸附法(ELISA)、化学发光法(CLIA)和放射免疫技术(RIA)等。该类技术通过抗原抗体反应的特异性与标志物敏感性相结合,具有特异性、敏感性、快速等优点,且试剂标准化,操作简便,易于自动化,可定性、定量检测肿瘤细胞分泌到体液中的各种具有免疫原性的肿瘤标志物。

2. 其他技术

(1)生化技术:如电泳、酶生物学活性法等,特别适用于各种酶及同工酶的测定。

(2)免疫组化技术:可从形态学上详细阐明细胞分化、增殖和功能变化的情况,因而有助于确定肿瘤组织类型、预后判断以及临床特征的分析。

(3)基因诊断技术:利用 real-time PCR、芯片技术,分析癌基因和抑癌基因的表达水平和其 DNA 序列结构的改变,进行肿瘤发病机制研究和诊断的一种方法。该技术以它特有的高灵敏度和高特异性,以及能直接查明在基因水平上的变化等优点,已开始应用于肿瘤的分子诊断和肿瘤病因学的研究。

(4)蛋白质组技术:在恶性肿瘤生长过程中,由于基因的突变、异常转录与翻译,必然导致不同程度的蛋白质异常表达与修饰。蛋白质组学主要应用高分辨率的电泳、色谱和质谱指数分析和鉴定细胞内动态变化的蛋白质组成成分,表达水平与修饰状态,高通量地对比分析健康与疾病时蛋白质表达谱的改变,可应用于肿瘤标志物的筛选和鉴定、肿瘤分类、疗效评价及肿瘤发生机制等方面的研究,使得肿瘤的诊断、分类、疗效评价由过去应用单一肿瘤标志物进行判断发展成为现在的应用蛋白质谱或基因谱的改变来进行综合判断。

## 二、食管癌的肿瘤标志物及其临床应用

随着分子生物技术的飞速发展,越来越多学者通过对食管癌的增殖、侵袭、转移以及放化疗敏感性等机制进行全面而深入的了解,以此寻找与食管癌早期诊断、预后以及治疗疗效等相关的有效肿瘤标志物。通过分子机制阐明肿瘤发生发展规律,进而采用分子手段对食管鳞癌进行个体间的诊断、分期、预测,具有广阔的临床应用前景。以下将根据肿瘤标志物在食管癌诊断、预测预后、评估疗效等方面应用进一步详细阐述其研究进展。

### (一)肿瘤标志物在食管癌诊断中的临床应用

早期诊断和早期手术治疗是根治食管癌和获得长期生存最有效的方法。食管癌的发生发展经历食管黏膜上皮细胞的不典型增生、原位癌、早期浸润癌到中晚期癌的几个过程。在该过程中,许多基因出现异常表达或者突变等,通过检测这些基因状态有助于食管癌的诊断。

1. *p53* 基因　*p53* 基因是目前研究最为广泛深入的肿瘤基因之一。现已明确 p53 是细胞生长周期中的负调节因子,与细胞周期的调控、DNA 修复、细胞分化、细胞凋亡等重要的生物学功能有关。*p53* 基因分为野生型和突变型两种,其蛋白产物也有野生型和突变型。野生型 p53 蛋白具有反式激活功能和广谱肿瘤抑制作用,但极其不稳定且半衰期仅数分钟,因此多数研究报道 p53 蛋白表达情况,尤其是免疫组化检测的结果,一般认为是突变型蛋白的生物学功能。*p53* 基因突变和 p53 蛋白在细胞内的沉积是食管癌发生的早期事件。研究证实 *p53* 基因的突变、缺失及过度表达与食管癌发生、发展有密切关系,并且与食管上皮的早期癌变相关。在食管癌前病变如上皮不典型增生和 Barret's 食管的食管黏膜组织中,若免疫组化染色发现 p53 或/和 Ki67 蛋白染色阳性,或通过流式细胞学检查发现异倍体 DNA 含量增加,其后发生食管癌的危险性明显增加,应加以治疗和密切随访。靳玉兰等研究表明,p53 在食管癌中异常表达的阳性率在正常黏膜、轻度、中度、重度不典型增生及原位癌组织中分别为 4.0%、39.1%、57.5%、52.9%和67.9%,其中异常表达程度在中度以上者分别占 0、0.1%、24.5%、39.2%和48.7%。p53 在正常黏膜中的表达与其在不典型增生及原位癌组织中的表达

97

均有显著性差异。食管黏膜内 p53 蛋白的沉积不但是食管癌早期诊断的标志物之一,而且还可诱发体内 p53-Ab 的产生,这些血清中的 p53 蛋白抗体通过放射免疫的方法可检测到并可作为食管癌早期诊断的指标,敏感性为 28%~60%。

2. CYFRA21-1 细胞角化素蛋白片段(CYFRA21-1)是 1992 年 Bodenmuler 等采用杂交瘤技术根据 CK-19 的抗原性制备出的两种特异性单克隆抗体(BM19·1,Ks19·21),并将该抗体应用于临床肿瘤标志物的检查。王永兴等研究表明,以 3.1μg/L 为界值,CY-FRA21-1 在食管癌的诊断阳性率为 32.4%,明显高于 CA199、CEA,三项联合诊断阳性率为 40.5%,高于单独应用 CYFRA21-1 检查的阳性率。研究报道 CYFRA21-1 在中晚期食管癌中其阳性率会随着肿瘤体积的增大和 TNM 分期的增高而增加, Ⅱb 期以上者阳性率可达 77.8%。因此,CYFRA21-1 应用于中晚期食管癌的诊断是一个有价值的标志物。但 Shimada 等报道在早期食管癌中 CYFRA21-1 阳性率很低, 仅有 5.7%, 不如血清 p53-Ab(40%)。

3. 其他 癌胚抗原(carcino-embryonic antigen,CEA)是最早发现于结肠癌及胎儿肠组织细胞膜表面的一种酸性糖蛋白,免疫学研究将其归类为免疫球蛋白超家族的一员。人类胚胎期的消化道黏膜上皮细胞能够合成并释放 CEA,出生之后逐渐消失。成年人胃肠道原发恶性肿瘤细胞能够重新表达合成 CEA,并释放入血。目前临床上 CEA 主要用于结肠癌、胃癌、食管癌、胰腺癌和小细胞肺癌等恶性肿瘤的辅助诊断、疗效判断、病情监测和预后判断。而另外一个血清肿瘤标志物,SCC-Ag 是最先于宫颈鳞状细胞癌组织中提取分离出的一种蛋白,是宫颈鳞癌 TA-4 抗原的一个亚基。Saburo 等的研究表明 54 例食管癌患者中 24 例(44.4%)SCC-Ag 高水平表达。

然而, 由于 CEA 对食管癌诊断的敏感性仅 11.4%~17.0%, 而 SCC-Ag 为 26.8%~50.0%,CEA 单独应用于食管癌的诊断价值不大。由于肿瘤的发生发展是多基因、多步骤的过程,因此,多种肿瘤标志物联合检测可提高食管癌诊断的敏感性。曹红等研究发现食管癌组 SCC、CEA、NSE、CYFRA21-1 阳性率分别为 26.7%、36.0%、24.4%、53.5%,敏感性较低;多项血清肿瘤标志物联合检测在食管癌诊断中的敏感性和特异性分别为 82.6% 和 83.7%,敏感性和特异性程度高。

(二)肿瘤标志物预测食管癌生存预后的临床应用

近年来学者们致力于探索食管癌的发病机制,进行食管癌的分子分型或分期,企图弥补目前 TNM 分期的缺陷。然而,衡量分子标志物是否具有预后预测价值,往往要考察其可行性、重复性以及在多因素生存分析中独立于其他因素的统计学意义。因此,寻找一个可靠而简单的指标作为病理分期的补充,更好的预测食管癌患者的预后,从而为其选择更合适的术后治疗方案。

Lin 等对目前报道的所有 29 种食管癌预后因子进行筛选,认为仅 Cy-clinD1、p53、E-cadherin 和 VEGF 这 4 种最具有潜在预测价值。这 4 个分子标志物均有超过 3 个大样本(≥100 例)研究报道其具有预测食管鳞癌预后的价值。

1. CyclinD1　CyclinD1 是细胞周期调控中在 Rb 通路上的一个重要调控因子。当生长信号通过信号转导途径和早期应答基因传递到细胞周期调控机制时,Cyclin D1 的表达增加,与 Cdk4/6 形成复合物,通过扣押 Cip/Kip 家族蛋白质(如 p27),使 pRb 高磷酸化而失活,释放转录因子,产生多种细胞周期运行所需的蛋白质,驱动着细胞周期的继续进行,从而促进细胞通过 $G_1$ 期进入 S 期,因此 CyclinD1 在细胞的生长、代谢以及分化中具有重要作用。既往文献报道,CyclinD1 在食管鳞癌组织中的过表达率为 32.7%~48.4%。大样本回顾性分析认为,CyclinD1 的过度表达与食管鳞癌的不良预后有关,是食管鳞癌预后的独立影响因子。

2. p53 蛋白　既往研究表明,突变型 p53 蛋白在食管鳞癌的表达率为 44%~64%,而突变型 p53 蛋白在食管鳞癌中以 392 位点的丝氨酸(Ser392)磷酸化最为常见。Matsumoto 等利用免疫组化检测发现 Ser392 磷酸化 p53 蛋白与 Ki67 的高表达、淋巴结转移相关,并提示是晚期食管鳞癌预后不良的预测因素。突变的 p53 丧失了抑癌基因功能从而使肿瘤更具有侵袭性而最终导致患者预后不良,因此 p53 在食管鳞癌的预测价值值得关注。

3. E-Cadherin　钙黏附蛋白 E(E-cadherin)是一种相对分子量为 120kD 的钙依赖性跨膜糖蛋白,为细胞黏附因子中最主要的黏附蛋白,由人类染色体 16q22-1 上的 *CDH1* 基因编码。E-cadherin 可能存在以下三种潜在诱导转移的机制:(1)E-cadherin 通过对 β-catenin 的调控进而影响 Wnt 通路的信号传导;(2)

99

E-cadherin 通过生长因子受体抑制促有丝分裂信号通路；(3)E-cadherin 可能是维系黏附蛋白与上皮极性相关分子结合的关键因素。因此，E-cadherin 不仅参与同源性细胞间的黏附，还可能同时在肿瘤发生和发展过程中，对细胞的去分化、恶性增殖以及侵袭性起重要作用。既往资料认为，E-cadherin 在食管鳞癌原发肿瘤的表达缺失率为 49.0%~88.0%。同时，E-cadherin 表达与肿瘤分化、浸润型生长以及淋巴结转移相关。E-cadherin 在食管鳞癌组织中的表达减少是独立的预后因素。由此看来，E-cadherin 在食管鳞癌淋巴结转移中所起的作用有别于上述转移相关的分子标志物。E-cadherin 介导细胞间的接触抑制作用，能够阻止细胞的恶性增殖和去分化。因此，E-cadherin 作为肿瘤转移的一个重要抑制因子，在食管鳞癌淋巴结转移机制的探索中有着特殊的研究价值。

4. VEGF 血管表皮生长因子 (vascular endothelial growth factor, VEGF)是 VEGF 通路中关键性的糖基化碱性蛋白，是参与肿瘤血管生成的主要蛋白之一。通过对VEGF-mRNA 的不同剪切方式，可以产生 5 种不同形式的异构体。当 VEGF 与 VEGFR 特异性结合后，激活磷脂酰胆碱特异性磷脂酶 C(PLC-γ)，进而激活胞质中的蛋白激酶 C(PKC)，因而 VEGF 的过度表达可诱导血管内皮细胞增生，增加血管的通透性，促进肿瘤的生长和转移。大样本病例(病例数≥100例) 报道，IHC 检测 VEGF 在食管鳞癌病灶的过表达率为 31%~74%。而 VEGF 的表达水平与食管癌微血管密度(MVD)、分化程度、外侵程度、淋巴结转移等病理因素密切相关。单因素分析和多因素分析均显示 VEGF 的表达与预后有关。Shimada 等使用 ELISA 分析 96 例食管鳞癌患者的血清 VEGF(S-VEGF)水平，其中 35 例患者接受同期放化疗治疗。结果显示，S-VEGF 水平不仅与肿瘤淋巴结、远处转移、放化疗反应有关，还是食管鳞癌独立预后因子。由于血清检测的简便性以及评价疗效的有效性，VEGF 可能成为食管鳞癌最具临床指导意义的肿瘤标志物之一。

(三)肿瘤标志物预测食管癌治疗敏感性的临床应用

近年来，新辅助治疗在局部晚期食管癌治疗的优越性备受重视，对比单纯手术治疗，术前行新辅助治疗，尤其新辅助放化疗可提高局部晚期食管癌患者的 5 年生存率，Vallbohmer 等的多中心临床试验研究结果显示：1673 例局部晚期食管癌术前新辅助治疗患者中,18%(299/1673)术后病理为 $ypT_0N_0M_0R_0$,其 5 年生存率达 68%,5 年无病生存率高达 55%。目前,新辅助放化疗+手术治疗方案已被中国和欧美国家纳入治疗局部晚期食管癌的规范化治疗指南。Bollschweiler 等进行的系统回顾分析报道,新辅助治疗的病理完全缓解率只有9%~41%,一些学者更是提出,只有获得病理缓解的患者才能显著提高长期生存率,而无缓解反应者的预后似乎比单独手术治疗者更差。因此,能否对新辅助治疗的病理缓解反应在治疗前或治疗早期进行预测显得极其重要,将治疗显著缓解和治疗耐受患者进行区分,筛选出优势人群,使其最大获益,而对于治疗无反应人群,及时选择或者更改其他治疗方案,以免耽误合适治疗时机,从而真正实现局部晚期食管癌的个体化治疗,保证患者以最小毒性获得最大利益,提高食管癌总体人群的长期生存率。

分子标志物预测局部晚期食管癌新辅助治疗疗效及其预后具有广阔的应用前景,研究主要涉及以下几种类型:5-氟尿嘧啶(5-Fu)代谢相关因子、DNA 损伤修复基因、血管生成相关因子、凋亡相关因子、抑癌基因、酪氨酸激酶受体等。主要从基因多态性、mRNA 表达水平和蛋白表达水平三方面分别研究其预测作用。

1. 5-Fu 代谢相关因子　目前,局部晚期食管癌新辅助治疗的化疗方案以5-Fu 为主,因此研究影响该抗癌药物代谢的相关分子标志物在预测新辅助治疗疗效的作用显得极其重要。这些因子包括胸苷酸合成酶 (TS),胸苷磷酸化酶(TP),提供一碳单位的亚甲基四氢叶酸还原酶(MTHFR)以及体内降解 5-Fu 的二氢嘧啶脱氢酶(DPD)等。研究表明,5-Fu 代谢相关因子的表达水平及活性是决定患者对 5-Fu 敏感性和耐药性的主要因素, 许多研究更是证实了其预测食管癌以 5-Fu 为主的新辅助治疗的疗效反应,相关研究详见表 6-1。

(1)基因多态性

Liao 等分析 146 例食管腺癌患者的 TS 基因 3′端不翻译区 (3′-UTR) 多态性,结果发现:6/6bp 基因型与新辅助化疗后肿瘤局部复发呈负相关。关于 TS 基因多态性能否预测以 5-Fu 为主化疗的疗效在胃癌亦有类似研究,-6/-6bp 和-6/+6bp 基因型患者治疗缓解率(19%)明显高于+6/+6bp 基因型缓解率(0)。最新一

表 6-1　5-Fu 代谢相关因子预测食管癌新辅助治疗疗效相关研究

| 预测因子 | 结果 | 治疗方案 | 例数 | 病理类型 | 第一作者 |
|---|---|---|---|---|---|
| TS 基因多态性 | 6/6bp 基因型与局部复发风险↓有关 | 新辅助放化疗(F) | 146 | 腺癌 | Liao |
| MTHFR-Glu429Ala | 变异基因 (AC + CC) 与生存率↑相关 | 新辅助放化疗(C/F/T) | 210 | 鳞癌+腺癌 | Wu |
| TS,TP,MTHFR,DPD(mRNA) | TP ,TS↓与病理缓解反应相关 | 新辅助化疗(C/F) | 21 | 腺癌 | Langer |
| TS(mRNA) | TS↑生存率↓ | 新辅助放化疗(C/F) | 99 | 鳞癌+腺癌 | Joshi |
| TS,DPD(mRNA) | 表达与病理缓解反应无相关 | 新辅助放化疗(C/F) | 24 | 鳞癌+腺癌 | Schneider |
| MTHFR(mRNA) | MTHFR↑病理缓解反应↑、生存率↑ | 新辅助化疗(C/F) | 38 | 腺癌 | Langer |
| TS,DPD(mRNA) | TS↑病理缓解反应↓,TS↑+DPD↑无缓解反应 | 新辅助放化疗(C/F) | 29 | 鳞癌+腺癌 | Brabender |
| TS(Pr) | TS↓病理缓解反应↑ | 新辅助放化疗(C/F/Cap) | 129 | 鳞癌+腺癌 | Kim |
| TP(Pr) | TP↑与耐药相关，临床缓解反应↓ | 新辅助放化疗或根治性放化疗(C/F) | 52 | 鳞癌 | Shimada |

注:TS:胸苷酸合成酶;MTHFR:亚甲基四氢叶酸还原酶;TP:胸苷磷酸化酶;DPD:二氢嘧啶脱氢酶;C:顺铂;F:5-氟尿嘧啶;Cap:卡培他滨;T:紫杉醇;mRNA :信使 RNA;Pr:蛋白。

项研究报道,258 例局部晚期食管腺癌(n=114)和胃癌(n=114),接受顺铂+5-Fu 为主的新辅助化疗，对其 *MTHFR2* 基因和 DNA 损伤修复基因的多态性进行研究,结果显示:各种基因多态性均与病理缓解反应无关。

(2)mRNA 表达

5-Fu 代谢相关因子 mRNA 表达可改变其酶的表达水平和活性，从而影响 5-Fu 化疗敏感性,与食管癌患者的治疗疗效相关。Langer 等分析患者新辅助化疗前 MTHFR mRNA 的表达情况，发现获得病理缓解反应患者其 MTHFR 的表达水平明显高于无缓解反应者。Brabender 等收集了 29 例局部晚期食管癌患者新辅助放化疗前的外周血进行研究,结果发现:外周血 TS mRNA 高表达与无病理缓解反应相关,DPD mRNA 的表达水平与缓解反应无明显相关性, 而 TS, DPD 两者 mRNA 均高表达的患者,均无获得病理缓解反应,特异性高达100%。该研究表明,结合外周血 TS、DPD 两者 mRNA 的表达,可高度特异地鉴别出对新辅助放化疗无缓解反应的局部晚期食管癌亚群。类似研究亦表明 TS mRNA 高表达提示新辅助放化疗预后差,而新辅助放化疗后 TS、DPD mRNA 表达下调与病理缓解反应相关。

(3)蛋白表达

Kim 等研究食管癌新辅助放化疗前组织中 ERCC1 和 TS 蛋白表达情况与治疗疗效的相关性,结果发现:TS 表达阴性患者可获得显著病理缓解反应。有研究提示 TS 蛋白的高表达与新辅助化疗无明显病理缓解反应相关,而TP 蛋白表达与食管癌新辅助放化疗的临床缓解反应呈负相关。

2. DNA 损伤修复基因 目前,铂类抗肿瘤药物如顺铂、草酸铂已成为新辅助治疗方案中的主要药物之一, 铂类的细胞毒作用机制主要是与 DNA 双链形成交叉连结。核苷酸切除修复是 DNA 修复通路中最重要的通路之一,修复铂类药物和放射治疗导致的DNA 损伤, 其修复能力对新辅助治疗耐受有重要影响,该通路中的相关因子如切除修复交叉互补基因 1(ERCC1)和 X 射线交叉互补修复基因(XRCC1)对新辅助治疗疗效有一定的预测作用,相关研究详见表 6-2。

(1)基因多态性

Wu 等研究表明,*XRCC1* Arg399Gln 等位基因的突变与食管癌新辅助放化疗无病理缓解反应和预后差相关。Warnecke-Eberz 等亦证明了 *ERCC1* 和*XR-CC1* 基因多态性可以预测食管癌新辅助治疗的缓解反应。最新一项临床研究更是证实了这一结论,Metzger 等报道 *ERCC1* 的 C/T 基因型在病理显著缓解反应患者中占 66.1%,而在轻微缓解反应中仅占 26.8%,可作为新辅助放化疗病理缓解反应的预测因子,该研究表明,*ERCC1*(rs11615) 基因多态性与局部晚期食管腺癌新辅助放化疗的病理缓解反应显著相关,为 *ERCC1*(rs11615) 的单核苷酸多态性进一步应用于食管癌的个体化治疗提供证据。

**表 6-2　DNA 损伤修复基因预测食管癌新辅助治疗疗效相关研究**

| 预测因子 | 结果 | 治疗方案 | 例数 | 病理类型 | 第一作者 |
|---|---|---|---|---|---|
| XRCC1 Arg399Gln | 等位基因突变，病理缓解反应↓ | 新辅助放化疗 (C/F/T) | 210 | 鳞癌+腺癌 | Wu |
| ERCC、XRCC1 基因多态性 | 病理缓解反应相关 | 新辅助放化疗 (C/F) | 52 | 鳞癌+腺癌 | Warnecke-Eberz |
| ERCC1(rs11615) | C/T 基因型病理缓解反应↑ | 新辅助放化疗 (C/F) | 217 | 腺癌 | Metzger |
| ERCC1(mRNA) | ERCC1 >1.09 病理缓解反应↓ | 新辅助放化疗 (C/F) | 39 | 鳞癌+腺癌 | Warnecke-Eberz |
| ERCC1(mRNA) | ERCC1↑病理缓解反应↓ | 新辅助放化疗 (C/F) | 36 | 鳞癌+腺癌 | Miyazono |
| ERCC1(mRNA) | >0.452 病理缓解反应↓ | 新辅助放化疗 (C/F) | 29 | 鳞癌+腺癌 | Brabender |
| DNA PKcs | 表达↑，放化疗敏感↑ | 新辅助放化疗或者根治性放化疗 | 67 | 鳞癌 | Noguchi |
| ERCC1(mRNA) | 治疗后表达↓，但与病理缓解反应无关 | 新辅助放化疗 (C/F) | 24 | 鳞癌+腺癌 | Schneider |
| ERCC1,ERCC4 (mRNA) | 两者均与病理缓解反应无关 | 新辅助化疗 (C/F) | 38 | 腺癌 | Langer |
| ERCC1(Pr) | 蛋白表达(−),病理缓解反应↑ | 新辅助放化疗 (C/F/Cap) | 129 | 鳞癌+腺癌 | Kim |
| ERCC1((Pr) | 与放化疗反应及预后无明显相关 | 同期放化疗 | 98 | 鳞癌 | 张兴 |
| ERCC1(Pr) | 蛋白表达 (+)病理缓解反应↓ | 新辅助化疗 (C/E/Cap)、(C/F) | 103 | 鳞癌+腺癌 | Fareed |
| MLH1, FANCD2 (Pr) | MLH1 的高表达和 FANCD2 的低表达，病理缓解反应↑ | 新辅助放化疗 | 79 | 鳞癌+腺癌 | Alexander |

注:ERCC:切除修复交叉互补基因;XRCC:X 射线交叉互补修复基因;MLH1:错配修复蛋白 1;C:顺铂;F:5-氟尿嘧啶;T:紫杉醇类;Cap:卡培他滨;E:表阿霉素;mRNA :信使 RNA;Pr:蛋白

（2）mRNA 表达

Warnecke-Eberz 等对 39 例行新辅助放化疗局部晚期食管癌 ERCC1 mRNA 表达进行研究,结果显示,ERCC1 mRNA>1.09 与病理轻微缓解反应具有显著的相关性, 敏感性 62.5%, 特异性 100%。另一项研究亦证明了食管癌 ERCC1 mRNA 的高表达可以预测新辅助放化疗后的病理无缓解反应。 Brabender 等从 29 例局部晚期食管癌行新辅助放化疗前的外周血中提取肿瘤细胞的 mRNA 进行研究,结果显示,病理轻微缓解患者的 ERCC1 表达较病理显著缓解的高($P=$ 0.004),ERCC1 mRNA 表达量>0.452 可预测轻微病理缓解反应, 敏感度为 68.4%,特异度为 100%,该研究表明, 外周血的 ERCC1 mRNA 表达可无创地预测食管癌新辅助治疗的缓解反应。

（3）蛋白表达

Kim 等研究结果提示,ERCC1 蛋白表达阴性的食管癌患者, 获得新辅助治疗的病理显著缓解可能性大, 多变量分析结果显示,ERCC1 是该研究中有效地预测病理缓解反应的独立因子。张兴等分析 98 例食管鳞癌同期放化疗前活检标本的 ERCC1 表达与治疗疗效及预后的相关性,结果发现,ERCC1 与放化疗反应及预后无明显相关性。而 Fareed 等利用组织芯片技术,研究 DNA 损伤修复因子的蛋白表达与胃食管交界腺癌患者行新辅助化疗的临床预后,ERCC1 蛋白阳性表达与病理轻微缓解反应显著相关。Noguchi 等研究 DNA 依赖蛋白激酶的催化亚单位(PKcs)在接受新辅助放化疗或者根治性放化疗的食管癌患者的表达情况,高表达 DNA PKcs 的肿瘤患者较低表达者对放化疗更敏感。最新一项报道,同样利用组织芯片技术对 79 例新辅助放化疗食管癌患者的 DNA 修复通路中的相关因子进行研究, 多变量统计分析显示,MLH1 的高表达和 FANCD2 的低表达与新辅助化疗病理显著缓解具有显著相关性。

3. 血管生成相关因子　血管生成与肿瘤的生长、侵袭、转移密切相关,抑制血管生成已成为抑制肿瘤生长和转移的策略之一,典型代表抗 VEGF 单克隆抗体—贝伐单抗 bevacizumab(Avastin)已在治疗肿瘤临床应用中显示出广阔的前景。因此,关于血管生成相关因子如血管内皮生长因子(VEGF)、乏氧诱导转录因子 1(HIF-1)、环氧化酶 2(COX-2)等预测食管癌新辅助治疗疗效的研究引起学者们极大重视,其相关研究详见表 6-3。

表6-3  血管生成相关因子预测食管癌新辅助治疗疗效相关研究

| 预测因子 | 结果 | 治疗方案 | 例数 | 病理类型 | 第一作者 |
|---|---|---|---|---|---|
| VEGF936 C>T 基因多态性 | 与缓解反应无关,与预测预后有关 | 新辅助化疗 | 102 | 腺癌 | Lorenzen |
| HIF-1alpha (mRNA) | 与缓解反应和预后无关 | 新辅助放化疗 (C/F) | 53 | 鳞癌+腺癌 | Ling |
| VEGF(Pr) | VEGF/MIB-1≤1:6 缓解反应↑ | 新辅助放化疗 (C/F) | 56 | 鳞癌+腺癌 | Imdahal |
| VEGF(Pr) | VEGF↑,缓解反应↓ | 新辅助放化疗或根治性放化疗 (C/F) | 52 | 鳞癌 | Shimada |
| HIF-1 alpha(Pr) | HIF-1 alpha↑,缓解反应↓ | 新辅助放化疗 (C/F) | 65 | 鳞癌 | Sohda |
| COX-2(Pr) | COX-2↑缓解反应↓,预后↓ | 同期放化疗 | 112 | 鳞癌 | 黄伟钊 |
| COX-2(Pr) | COX-2↓缓解反应↑ | 新辅助放化疗 | 46 | 鳞癌+腺癌 | Kulke |
| COX-2(Pr) | COX-2↑缓解反应↓ | 新辅助放化疗 (C/F) | 52 | 鳞癌+腺癌 | Xi |

注:VEGF:血管内皮生长因子;HIF-1:乏氧诱导转录因子1;COX-2:环氧化酶2;C:顺铂;F:5-氟尿嘧啶;mRNA:信使RNA;Pr:蛋白

(1)基因多态性

研究发现,位于 VEGF 基因3′端不翻译区的936 C>T 基因多态性,与发生消化道恶性肿瘤的高风险密切联系,且与胃和食管癌等多种实体瘤的临床预后相关。最近研究报道,Lorenzen 等对102例行新辅助化疗局部晚期胃食管交界部腺癌患者的 VEGF 936 C>T 基因多态性进行研究,结果显示,VEGF 936 C>T 基因多态性与新辅助化疗后的临床缓解反应、病理缓解反应以及 FDG-PET 检测的代谢性缓解反应均无明显相关,然而,该研究发现+936 CT 或 TT 基因型患者的无病生存率比+936 CC 基因型更低,中位无病生存时间分别为11.7个月、29.3个月,多变量统计分析显示 VEGF 936 C>T 基因型可作为预测接受新辅助治疗局部晚期胃食管交界部腺癌患者的独立预后因子，该研究还将 *VEGF* 936 C>T 基因多态性和 FDG-PET 检测的代谢性缓解反应结合，以预测新辅助化疗的预后，从而得出三组患者:②预后优:代谢性缓解反应和 CC 基因型;②预后中等：无代谢缓解反应和 CC 基因型或者代谢缓解反应和 CT/TT 基因型；③预后差:无代谢缓解反应和 CT/TT 基因型。生存曲线显示无病生存率与两者相结合具有显著的相关性，为预测局部晚期食管癌新辅助治疗疗效及预后提供了新的思路和策略。

(2)mRNA 表达

关于血管生成相关因子的 mRNA 表达能否预测食管癌新辅助治疗的缓解反应的研究甚少,Ling 等报道,HIF-1α mRNA 与局部晚期食管癌新辅助化疗的缓解反应和预后无明显相关性。血管生成相关因子的 mRNA 表达的预测作用有待更多相关大样本、前瞻性的临床研究进一步明确。

(3)蛋白表达

Imdahal 等研究结果表明，食管癌新辅助放化疗获得完全缓解反应患者的 VEGF 蛋白表达明显低于部分或无缓解反应者,且获得缓解反应的患者,其治疗前 VEGF/MIB-1≤1:6。同样,Shimada 等研究发现 VEGF,TP 蛋白的高表达与新辅助放化疗无获得缓解反应相关。HIF-1α 蛋白表达情况与食管癌新辅助治疗缓解反应亦存在一定的相关性,Sohda 等发现,65 例食管鳞癌患者新辅助放化疗前的 HIF-1α 高表达,与轻微病理缓解反应联系密切。黄伟钊等发现,食管鳞癌 COX-2 高表达与同期放化疗耐受和预后差相关,该结果与以往研究 COX-2 预测食管癌新辅助放化疗治疗疗效结果相符。

4.凋亡相关因子 目前认为大部分化疗药物和放射治疗主要是通过诱导细胞凋亡杀伤肿瘤,而细胞凋亡主要有两条途径,即死亡受体外源性途径和线粒体内源性途径，化疗和放射治疗主要通过线粒体内源性途径诱导细胞凋亡,受凋亡抑制因子和凋亡活化因子的相互调控。研究发现,凋亡抑制因子如 Survivin 的高表达和凋亡活化因子如 Bax 的低表达与肿瘤细胞对化疗耐受相关。因此,凋亡相关因子可能在预测食管癌新辅助治疗疗效有重要的作用,相关研究详见表 6-4。

**表 6-4　凋亡相关因子预测食管癌新辅助治疗疗效相关研究**

| 预测因子 | 结果 | 治疗方案 | 例数 | 病理类型 | 第一作者 |
| --- | --- | --- | --- | --- | --- |
| Survivin(mRNA) | 表达↓病理缓解反应↑ | 新辅助化疗(C/F) | 51 | 鳞癌 | Kato |
| Survivin(mRNA) | 无相关 | 新辅助放化疗(C/F) | 51 | 鳞癌+腺癌 | Warnecke-Eber |
| Survivin mRNA | 表达↑病理缓解反应↓ | 新辅助放化疗(C/F) | 29 | 鳞癌+腺癌 | Grimminger |
| Survivin(pr) | 表达↓病理缓解反应↑ | 同期放化疗 | 112 | 鳞癌 | 黄伟钊 |
| Survivin(pr) | 表达↓病理缓解反应↑，与预后无关 | 同期放化疗 | 112 | 鳞癌 | 黄伟钊 |
| Bax(pr) | 表达↓病理缓解反应↓预后↓ | 根治性放化疗(C/F) | 63 | 鳞癌+腺癌 | Kang |
| DAPK 甲基化 | 与病理缓解反应、预后无关 | 新辅助放化疗(C/F) | 50 | 鳞癌+腺癌 | Brabender |

注:DAPK:死亡相关蛋白激酶;C:顺铂;F:5-氟尿嘧啶;mRNA:信使 RNA;Pr:蛋白

(1)凋亡抑制因子

Survivin 是一独特的细胞凋亡抑制因子,它在正常成人组织不表达,仅选择性地在大多数肿瘤细胞表达,其表达水平与胃癌等多种肿瘤的预后相关。Kato 等研究报道,在 51 例接受新辅助化疗的食管鳞癌患者中,获得部分病理缓解反应的患者其肿瘤组织 Survivin mRNA 的表达明显低于无病理缓解反应以及肿瘤进展患者。而 Warnecke-Eberz 等研究发现,Survivin mRNA 的表达与新辅助放化疗的病理缓解反应无明显相关性。Grimminger 等对 29 例局部晚期食管癌行新辅助放化疗前的外周血 Survivin mRNA 进行定量分析，结果显示,Survivin mRNA 的高表达与轻微病理缓解反应密切相关,该研究进一步证明了 Survivin mRNA 表达与食管癌新辅助治疗疗效呈负相关。黄伟钊等研究发现,胞核 Survivin 蛋白表达阴性患者放化疗中期有效率明显高于阳性患者,随后的进一步研究发现,Survivin 蛋白表达不能预测放化疗的预后。

(2)凋亡活化因子

Kang 等研究发现，凋亡活化因子 Bax 蛋白的低表达与食管癌根治性放化疗的无病理缓解反应以及预后差相关。凋亡活化因子与新辅助治疗疗效及预后的相关性目前研究较少,有待进一步阐述。

5. 抑癌基因 抑癌基因在控制细胞生长、增殖、分化过程中起着十分重要的负调节作用,并能抑制肿瘤生长。研究亦报道抑癌基因亦可预测食管癌新辅助治疗疗效及预后,相关研究见表6-5。

表6-5 食管癌新辅助治疗抑癌基因预测相关研究

| 预测因子 | 结果 | 治疗方案 | 例数 | 病理类型 | 第一作者 |
|---|---|---|---|---|---|
| p53(DNA) | 突变型病理缓解反应、预后↑ | 新辅助放化疗(C/F) | 54 | 鳞癌+腺 | Gibson |
| p53(DNA),p53(pr) | p53 突变型临床缓解反应、预后↓,蛋白表达与其无关 | 新辅助化疗(F/C/A)(阿霉素) | 97 | 鳞癌 | Yamasaki |
| p53(pr) | 表达(+)病理缓解反应↓ | 新辅助化疗(C) | 59 | 鳞癌 | Shimada |
| p53(pr) | 表达(−)病理缓解反应↑ | 根治性放化疗和新辅助放化疗(C/F) | 62 | 鳞癌 | Okumura |
| p53(pr) | 与病理缓解反应无关 | 根治性放化疗(C/F) | 63 | 鳞癌+腺癌 | Kang |
| p53(pr) | 与临床缓解反应无关 | 新辅助放化疗(C/F) | 94 | 鳞癌 | Sarbia |
| p53(pr) | 与病理缓解反应无关 | 新辅助化疗(P) | 103 | 鳞癌+腺癌 | Fareed |
| p21,p53 和 HIF-1α(pr) | 三者结合与疗效相关,p53 (+)且 p21(−)临床缓解反应↓ | 新辅助放化疗(F/C orN) | 65 | 鳞癌 | Sohda |
| p21 ,p53(pr) | p21(+)且 p53(−)病理缓解反应↑ | 新辅助化疗(C+F+L) | 30 | 鳞癌 | Nakashima |
| p21,p53(pr) | p53 阳性变阴性且 p21 阴性变为阳性,临床缓解反应、预后↑ | 新辅助化疗(F/L/I;F/M;Ca/E/T) | 30 | 腺癌 | Heeren |

注:C:顺铂;F:5-氟尿嘧啶;P:铂类;N:奈达铂;L:甲酰四氢叶酸;I:干扰素 alpha;M:甲氨蝶呤;Ca:卡铂;E:表阿霉素;T:替尼泊苷;mRNA :信使 RNA;Pr:蛋白

　　研究最为广泛深入的抑癌基因之一为 $p53$ 基因,被认为是食管癌新辅助治疗缓解反应及预后重要的预测因子。Shimada 等发现 p53 蛋白阳性表达与食管癌新辅助治疗无病理缓解反应相关,Okumura 等的研究结果也证实这一相关性。另一项针对 54 例食管癌新辅助放化疗 $p53$ 基因突变的研究发现,$p53$ 突变与获得病理完全缓解反应及预后较好有显著相关性。新近的一项研究对 77 例局部晚期食管鳞癌行术前化疗的 $p53$ 基因突变和蛋白进行回顾性研究以及对 20 例患者的 $p53$ 基因突变进行前瞻性研究,却得到相反的结果,$p53$ 突变患者的临床缓解率及预后明显低于野生型,而 p53 的蛋白表达与临床缓解反应及预后无明显相关,前瞻性研究结果证实了回顾性研究关于 $p53$ 基因突变与新辅助治疗疗效及预后呈负相关的结论。而在另外几项研究中同样发现 p53 蛋白的表达与新辅助治疗缓解反应无明显相关性。上述关于 p53 预测食管癌新辅助治疗疗效及预后研究结果不一致,可能与研究技术方法、治疗方案不统一以及样本量小相关,因此,对于 $p53$ 基因的预测作用,仍需大样本的前瞻性临床研究进一步证实。

　　另一抑癌基因 $p21$,作为 p53 下游的转录激活产物,具有抑制细胞周期素/细胞周期素依赖性激酶(CDK)的底物磷酸化作用,从而对细胞周期进行负性调控。p21 在预测食管癌新辅助治疗疗效及预后亦有一定的作用。Sohda 等发现,结合分析 p21、p53 和 HIF-1α 三种蛋白表达情况,可以敏感预测食管癌新辅助放化疗的疗效,而 p53 表达阳性和 p21 表达阴性结合组比其他结合组的疗效更差。Nakashima 等研究亦发现,在 30 例接受新辅助化疗食管鳞癌患者中,p21 阳性表达且 p53 阴性表达患者可获得病理缓解反应。而 Heeren 等对比分析 30 例局部晚期食管腺癌患者新辅助化疗前活检标本和术后大体标本中 p21、p53 蛋白表达的变化,结果发现,活检标本 p53 阳性而大体标本阴性且 p21 阴性变为阳性的患者,其疗效和预后较好。

　　6. 酪氨酸激酶受体　　酪氨酸激酶受体与肿瘤发生发展密切相关。作为酪氨酸激酶受体中最重要的受体家族之一,上皮生长因子受体 1、2(EGFR 和 HER2/neu),其表达与食管癌等实体瘤放疗、化疗的耐受性相关。相关研究见表 6-6。

　　Akamatsu 等通过研究 34 例食管鳞癌 HER2/neu 蛋白表达情况与新辅助放

表 6-6 酪氨酸激酶受体因子预测食管癌新辅助治疗疗效相关研究

| 预测因子 | 结果 | 方案 | 例数 | 病理类型 | 第一作者 |
|---|---|---|---|---|---|
| HER2/neu(pr) | 表达↓缓解反应↑,与预后无关 | 新辅助放化疗(C/F/L) | 34 | 鳞癌 | Akamatsu |
| HER2/neu,EGFR(mRNA) | HER2/neu 表达↓病理缓解反应↑,EGFR 与疗效无相关性 | 新辅助放化疗(C/F) | 36 | 鳞癌+腺癌 | Miyazona |
| EGFR(pr) | 表达↑总体生存率↓ | 新辅助放化疗(C/F) | 54 | 鳞癌+腺癌 | Gibson |
| EGFR(pr) | 表达(+)临床缓解反应↑ | 根治性放化疗(C/F) | 62 | 鳞癌 | Gotoh |

注:EGFR:表皮生长因子受体;C:顺铂;F:5-氟尿嘧啶;L:甲酰四氢叶酸;mRNA:信使 RNA;Pr:蛋白

化疗疗效以及预后相关性发现,敏感组治疗前活检标本 HER2/neu 蛋白表达明显低于耐受组,但与放化疗的预后无明显相关性。Miyazona 等亦进行了类似研究,发现 HER2/neu mRNA 低表达与新辅助放化疗病理缓解反应显著相关,而 EGFR mRNA 的表达与缓解反应无明显相关性。而 Gotoh 等的研究则提示EGFR 蛋白阳性表达与食管鳞癌接受根治性放化疗临床完全缓解反应显著相关。Gibson 等认为 EGFR 蛋白高表达食管癌患者在接受新辅助放化疗后总体生存率低。

虽然有关食管癌相关肿瘤标志物的研究报道极多,但从临床应用角度看,真正有价值的还很少,目前仅 p53 蛋白、SCC 等少数标志物在临床有所应用。一方面要成为肿瘤标志物需具备非常严格的筛选,另一方面已报道的候选标志物还缺少临床大量随机试验的验证。为此美国国家癌症研究所(NCI)专门建立了早期检测研究网(early detection research network,EDRN),明确指出生物标志物评价的 5 阶段标准:①临床前探索期确定可靠方向;②临床分析和验证期分析评价标志物对疾病的检测能力;③回顾性纵向分析设定的指标对临床前疾病的检测能力制定阳性筛选标准;④前瞻性观察标志物对疾病的检出率及假阳性率;⑤设计前瞻性临床随机试验对普遍人群进行筛查。目前发现的食管癌相关的肿瘤标志物大多还处于第一至第二阶段,离最终应用于临床还有相当长的距离。

但是随着科技的发展,相信一定会在众多的候选者基因中筛选出真正有意义的食管癌肿瘤标志物。

(傅剑华)

## 参考文献

[1] 杨弘,傅剑华,刘孟忠,等. 术前放化疗并手术治疗局部晚期食管鳞癌的多中心随机对照临床研究[J]. 中华医学杂志,2012;92(15):1028-1032.

[2] van Hagen P,Hulshof MC,van Lanschot JJ,et al. Preoperative chemoradiotherapy for esophageal or junctional cancer[J]. N Engl J Med,2012;366(22):2074-2084.

[3] Vogelstein B,Kinzler KW. p53 function and dysfunction[J]. Cell,1992;70(4):523-526.

[4] Weston AP,Banerjee SK,Sharma P,et al. p53 protein overexpression in low grade dysplasia (LGD) in Barrett´s esophagus:immunohistochemical marker predictive of progression[J]. Am J Gastroenterol,2001;96(5):1355-1362.

[5] Robert V,Michel P,Flaman JM,et al. High frequency in esophageal cancers of p53 alterations inactivating the regulation of genes involved in cell cycle and apoptosis[J]. Carcinogenesis,2000;21(4):563-565.

[6] Fujiki T,Haraoka S,Yoshioka S,et al. p53 gene mutation and genetic instability in superficial multifocal esophageal squamous cell carcinoma [J]. Int J Oncol,2002;20 (4):669-679.

[7] Zuo L,Ling P,Qi F,et al. Flow cytometric DNA analyses of epithelial dysplasia of the esophagus[J]. Anal Quant Cytol Histol,2000;22(2):175-177.

[8] 靳玉兰,张伟,刘伯齐,等. 食管癌前病变及原位癌组织中 Ki67、P53、iNOS 的异常表达[J]. 中华肿瘤杂志,2001;23(2):129-131.

[9] Shimada H,Okazumi S,Takeda A,et al. Presence of serum p53 antibodies is associated with decreased in vitro chemosensitivity in patients with esophageal cancer [J]. Surg Today,2001;31(7):591-596.

[10] Shimada H,Takeda A,Arima M,et al. Serum p53 antibody is a useful tumor marker in superficial esophageal squamous cell carcinoma[J]. Cancer,2000;89(8):1677-1683.

[11] 王永兴,苏伟,许建林,等.食管癌肿瘤标志物检测的临床应用[J]. 现代肿瘤学,2006;14(5):570-571.

[12] Kawaguchi H,Ohno S,Miyazaki M,et al. CYFRA 21-1 determination in patients with esophageal squamous cell carcinoma:clinical utility for detection of recurrences [J]. Cancer,2000;89(7):1413-1417.

[13] Nakashima S,Natsugoe S,Matsumoto M,et al . Clinical significance of circulating tumor cells in blood bymolecular detection and tumormarkers in esophageal cancer [J]. Surgery, 2003;133(2):162-169.

[14] 曹红,江华.血清鳞状上皮细胞癌相关抗原、癌胚抗原、神经元特异性烯醇化酶及细胞角蛋白 19 片段抗原检测在食管癌诊断中的价值[J]. 中国医药导报,2013;10(14):96-97.

[15] Lin DC,Du XL,Wang MR. Protein alterations in ESCC and clinical implications:a review [J]. Dis Esophagus,2009;22(1):9-20.

[16] Sherr CJ.The Pezcoller lecture:cancer cell cycles revisited[J]. Cancer Res,2000;60(14): 3689-3695.

[17] Prognostic significance of CyclinD1 and E-Cadherin in patients with esophageal squamous cell carcinoma:multiinstitutional retrospective analysis. Research Committee on Malignancy of Esophageal Cancer,Japanese Society for Esophageal Diseases [J]. J Am Coll Surg, 2001;192(6):708-718.

[18] Itami A,Shimada Y,Watanabe G,et al. Prognostic value of p27 (Kip1) and CyclinD1 expression in esophageal cancer[J]. Oncology,1999;57(4):311-317.

[19] Ikeguchi M,Sakatani T,Ueta T,et al. Cyclin D1 expression and retinoblastoma gene protein (pRB) expression in esophageal squamous cell carcinoma [J]. J Cancer Res Clin Oncol, 2001;127(9):531-536.

[20] Mega S,Miyamoto M,Ebihara Y,et al. Cyclin D1,E2F1 expression levels are associated with characteristics and prognosis of esophageal squamous cell carcinoma[J]. Dis Esophagus,2005;18(2):109-113.

[21] Sarbia M,Stahl M,Fink U,et al. Prognostic significance of cyclin D1 in esophageal squamous cell carcinoma patients treated with surgery alone or combined therapy modalities [J]. Int J Cancer,1999;84(1):86-91.

[22] Matsumoto M,Furihata M,Kurabayashi A,et al. Prognostic significance of serine 392 phosphorylation in overexpressed p53 protein in human esophageal squamous cell carcinoma [J]. Oncology,2004;67(2):143-150.

[23] Nakamura T,Ide H,Eguchi,et al. Concomitant analysis of p16/INK4,cyclin D1,and retinoblastoma protein expression in esophageal squamous cell carcinoma [J]. Hepatogastroenterology,2003;50(53):1321-1326.

[24] Lam KY,Tsao SW,Zhang D,et al. Prevalence and predictive value of p53 mutation in patients with oesophageal squamous cell carcinomas:a prospective clinico-pathological study and survival analysis of 70 patients[J]. Int J Cancer,1997;74(2):212-219.

[25] Lam KY,Law S,Tin L,et al. The clinicopathological significance of p21 and p53 expression in esophageal squamous cell carcinoma:an analysis of 153 patients [J]. Am J Gastroenterol,1999;94(8):2060-2068.

[26] Minamoto T,Buschmann T,Habelhah H,et al. Distinct pattern of p53 phosphorylation in human tumors[J]. Oncogene,2001;20(26):3341-3347.

[27] Jeanes A,Gottardi CJ,Yap AS. Cadherins and cancer:how does cadherin dysfunction promote tumor progression? [J] Oncogene,2008;27(55):6920-6929.

[28] Sato F,Shimada Y,Watanabe G,et al. Expression of vascular endothelial growth factor, matrix metalloproteinase-9 and E-cadherin in the process of lymph node metastasis in oesophageal cancer[J]. Br J Cancer,1999;80(9):1366-1372.

[29] Kadowaki T,Shiozaki H,Inoue M,et al. E-cadherin and alpha-catenin expression in human esophageal cancer[J]. Cancer Res,1994;54(1):291-296.

[30] Zhao XJ,Li H,Chen H,et al. Expression of e-cadherin and beta-catenin in human esophageal squamous cell carcinoma:relationships with prognosis [J]. World J Gastroenterol,2003;9(2):225-232.

[31] Fu JH,Yang DK,Huang YC. Expressions of epithelial growth factor receptor and E-cadherin in esophageal carcinoma and their correlation[J]. Ai Zheng,2005;24(2):241-245.

[32] Kato H,Miyazaki T,Nakajima M,et al. Prediction of hematogenous recurrence in patients with esophageal carcinoma[J]. Jpn J Thorac Cardiovasc Surg,2003;51(11):599-608.

[33] Chung Y,Lam AK,Luk JM,et al. Altered E-cadherin expression and p120 catenin localization in esophageal squamous cell carcinoma[J]. Ann Surg Oncol,2007;14(11):3260-3267.

[34] Lin YC,Wu MY,Li DR,et al. Prognostic and clinicopathological features of E-cadherin, alpha-catenin,beta-catenin,gamma-catenin and cyclin D1 expression in human esophageal squamous cell carcinoma[J]. World J Gastroenterol,2004;10(22):3235-3239.

[35] Neufeld G,Cohen T,Gengrinovitch S. Vascular endothelial growth factor (VEGF) and its receptors[J]. FASEB J,1999;13(1):9-22.

[36] Kitadai Y,Haruma K,Tokutomi T,et al. Significance of vessel count and vascular endothelial growth factor in human esophageal carcinomas [J]. Clin Cancer Res,1998;4(9):2195-2200.

[37] Uchida S,Shimada Y,Watanabe G,et al. In oesophageal squamous cell carcinoma vascular endothelial growth factor is associated with p53 mutation,advanced stage and poor prognosis[J]. Br J Cancer,1998;77(10):1704-1709.

[38] Sato F,Shimada Y,Watanabe G,et al. Expression of vascular endothelial growth factor, matrix metalloproteinase-9 and E-cadherin in the process of lymph node metastasis in oesophageal cancer[J]. Br J Cancer,1999;80(9):1366-1372.

[39] Shimada Y,Imamura M,Watanabe G,et al. Prognostic factors of oesophageal squamous cell carcinoma from the perspective of molecular biology [J]. Br J Cancer,1999;80(8):1281-1288.

[40] Shih CH,Ozawa S,Ando N,et al. Vascular endothelial growth factor expression predicts outcome and lymph node metastasis in squamous cell carcinoma of the esophagus[J]. Clin Cancer Res,2000;6(3):1161-1168.

[41] Inoue K,Ozeki Y,Suganuma T,et al. Vascular endothelial growth factor expression in primary esophageal squamous cell carcinoma Association with angiogenesis and tumor progression[J]. Cancer,1997;79(2):206-213.

[42] Koide N,Nishio A,Hiraguri M,et al. Coexpression of vascular endothelial growth factor and p53 protein in squamous cell carcinoma of the esophagus [J]. Am J Gastroenterol,2001;96(6):1733-1740.

[43] Ogata Y,Fujita H,Yamana H,et al. Expression of vascular endothelial growth factor as a prognostic factor in node-positive squamous cell carcinoma in the thoracic esophagus:long-term follow-up study[J]. World J Surg,2003;27(5):584-589.

[44] Shimada H,Takeda A,Nabeya Y et al. Clinical significance of serum vascular endothelial growth factor in esophageal squamous cell carcinoma[J] . Cancer,2001;92(3):663-669.

[45] Bhansali MS,Vaidya JS,Bhatt RG,et al. Chemotherapy for carcinoma of the esophagus:a comparison of evidence from meta-analyses of randomized trials and of historical control studies[J]. Ann. Oncol,1996;7(4):355-359.

**115**

[46] Urschel JD,Vasan H,Blewett CJ. A meta-analysis of randomized controlled trials that compared neoadjuvant chemotherapy and surgery to surgery alone for resectable esophageal cancer[J]. Am J Surg,2002;183(3):274-279.

[47] Malthaner RA1,Wong RK,Rumble RB,et al. Neoadjuvant or adjuvant therapy for resectable esophageal cancer:a systematic review and meta-analysis[J]. BMC Med,2004;2:35.

[48] Greer SE,Goodney PP,Sutton JE,et al. Neoadjuvant chemoradiotherapy for esophageal carcinoma:a meta-analysis[J]. Surgery,2005;137(2):172-177.

[49] Gebski V,Burmeister B,Smithers BM,et al. Australian Gastro-Intestinal Trials Group.Survival benefts from neoadjuvant chemoradiotherapy or chemotherapy in oesophageal carcinoma:a meta-analysis[J]. Lancet Oncol,2007;8(3):226-234.

[50] Jin HL,Zhu H,Ling TS,et al. Neoadjuvant chemoradiotherapy for resectable esophageal carcinoma:a meta-analysis[J]. World J Gastroenterol,2009;15(47):5983-5991.

[51] Vallbohmer D,Holscher AH,DeMeester S,et al. A multicenter study of survival after neoadjuvant radiotherapy/chemotherapy and esophagectomy for ypT0N0M0R0 esophageal cancer[J]. Ann Surg,2010;252(5):744-749.

[52] Saeki H,Morita M,Nakashima,et al. Neoadjuvant chemoradiotherapy for clinical stage Ⅱ~Ⅲ esophageal squamous cell carcinoma[J]. Anticancer Res,2011;31(9):3073-3077.

[53] van Hagen P,Hulshof MC,van Lanschot JJ,et al. Preoperative Chemoradiotherapy for Esophageal or Junctional Cancer[J]. N Engl J Med,2012;366(22):2074-2084.

[54] 中国抗癌协会食管癌专业委员会. 食管癌规范化诊治指南[M]. 北京:中国协和医科大学出版社,2011.99-104.

[55] Kim ES,Hirsh V,Mok T,et al. Gefitinib versus docetaxel in previously treated non-small-cell lung cancer (INTEREST) a randomised phase Ⅲ trial[J]. Lancet,2008;372(9652):1809-1818.

[56] Paez JG,Janne PA,Lee JC,et al. EGFR mutations in lung cancer:correlation with clinical response to gefitinib therapy[J]. Science,2004;304(5676):1497-1500.

[57] Stahl M,Budach W,Meyer HJ,et al. Esophageal cancer:clinical practice guidelines for diagnosis,treatment and follow-up[J]. Ann Oncologist,2010;21(Suppl 5):v46-v49.

[58] Bollschweiler E,Holscher AH,Metzger R. Histologic tumor type and the rate of complete response after neoadjuvant therapy for esophageal cancer [J] . Future Oncol (London),

2010;6(1):25-35.

[59] Berger AC,Farma J,Scott WJ,et al. Complete response to neoadjuvant chemoradiotherapy in esophageal carcinoma is associated with significantly improved survival [J]. J Clin Oncol,2005;23(19):4330-4337.

[60] Rizk NP,Venkatraman E,Bains MS,et al. American Joint Committee on Cancer staging system does not accurately predict survival in patients receiving multimodality therapy for esophageal adenocarcinoma[J]. J Clin Oncol,2007;25(5):507-512.

[61] Ancona E,Ruol A,Santi S,,et al. Only pathologic complete response to neoadjuvant chemotherapy improves significantly the long term survival of patients with resectable esophageal squamous cell carcinoma[J]. Cancer,2001;91(11):2165-2174.

[62] Brucher BL,Stein HJ,Zimmermann,et al. Responders benefit from neoadjuvant radiochemotherapy in esophageal squamous cell carcinoma:results of a prospective phase-Ⅱ trial[J]. Eur J Surg Oncol,2004;30(9):963-971.

[63] Liao Z,Liu H,Swisher SG,et al. Polymorphism at the 3'-UTR of the thymidylate synthase gene:a potential predictor for outcomes in Caucasian patients with esophageal adenocarcinoma treated with preoperative chemoradiation [J]. Int J Radiat Oncol Biol Phys,2006;64(3):700-708.

[64] Lu JW,Gao CM,Wu JZ,et al. Polymorphism in the 3'-untranslated region of the thymidylate synthase gene and sensitivity of stomach cancer to fluoropyrimidine-based chemotherapy[J]. J Hum Genet,2006;51(3):155-160.

[65] Langer R,Specht K,Becker K,et al. Association of pretherapeutic expression of chemotherapy-related genes with response to neoadjuvant chemotherapy in Barrett carcinoma[J]. Clin Cancer Res,2005;11(20):7462-7469.

[66] Schneider S,Uchida K,Brabender,et al. Roles of thymidylate synthase and dihydropyrimidine dehydrogenase expression in blood as predictors of response to multimodal therapy in esophageal cancer[J]. Surgery,2012;151(2):306-312.

[67] Joshi MB,Shirota Y,Danenberg KD,et al. High gene expression of TS1,GSTP1,and ERCC1 are risk factors for survival in patients treated with trimodality therapy for esophageal cancer[J]. Clin Cancer Res,2005;11(6):2215-2221.

[68] Schneider S,Uchida K,Brabender J,et al. Downregulation of TS,DPD,ERCC1,GST-Pi, EGFR,and HER2 gene expression after neoadjuvant three-modality treatment in patients

117

with esophageal cancer[J]. J Am Coll Surg,2005;200(3):336-344.

[69] Kim MK,Cho KJ,Kwon GY,et al. ERCC1 predicting chemoradiation resistance and poor outcome in oesophageal cancer[J]. Eur J Cancer,2008;44(1):54-60.

[70] Langer R,Ott K,Feith M,et al. High pretherapeutic thymidylate synthetase and MRP-1 protein levels are associated with nonresponse to neoadjuvant chemotherapy in oesophageal adenocarcinoma patients[J]. J Surg Oncol,2010;102(5):503-508.

[71] Shimada H,Hoshino T,Okazumi S,et al. Expression of angiogenic factors predicts response to chemoradiotherapy and prognosis of oesophageal squamous cell carcinoma[J]. Br J Cancer,2002;86(4):552-557.

[72] Wu X,Gu J,Wu TT,et al. Genetic variations in radiation and chemotherapy drug action pathways predict clinical outcomes in esophageal cancer [J]. J Clin Oncol,2006;24(23): 3789-3798.

[73] Langer R,Specht K,Becker K,et al. Comparison of pretherapeutic and posttherapeutic expression levels of chemotherapy-associated genes in adenocarcinomas of the esophagus treated by 5-fluorouracil- and cisplatin-based neoadjuvant chemotherapy [J]. Am J Clin Pathol,2007;128(2):191-197.

[74] Rabik CA,Dolan ME. Molecular mechanisms of resistance and toxicity associated with platinating agents[J]. Cancer Treat Rev,2007;33(1):9-23.

[75] Warnecke-Eberz U,Vallbohmer D,Alakus H et al. ERCC1 and XRCC1 gene polymorphisms predict response to neoadjuvant radiochemotherapy in esophageal cancer [J]. J Gastrointest Surg,2009;13(8):1411-1421.

[76] Metzger R,Warnecke-Eberz U,Alakus H,et al. Neoadjuvant radiochemotherapy in adenocarcinoma of the esophagus:ERCC1 gene polymorphisms for prediction of response and prognosis[J]. J Gastrointest Surg,2012;16(1):26-34.

[77] Warnecke-Eberz U,Metzger R,Miyazono F,et al. High specificity of quantitative excision repair cross-complementing 1 messenger RNA expression for prediction of minor histopathological response to neoadjuvant radiochemotherapy in esophageal cancer[J]. Clin Cancer Res,2004;10(11):3794-3799.

[78] Querzoli P,Albonico G,Ferretti S,et al. Quantitative cerbB-2 but not c-erbB-1 mRNA expression is a promising marker to predict minor histopathologic response to neoadjuvant radiochemotherapy in oesophageal cancer[J]. Br J Cancer,2004;91(4):666-672.

［79］ Brabender J,Vallbohmer D,Grimminger P,et al. ERCC1 RNA expression in peripheral blood predicts minor histopathological response to neoadjuvant radio-chemotherapy in patients with locally advanced cancer of the esophagus ［J］. J Gastrointest Surg,2008;12 (11):1815–1821.

［80］ 张兴,杨浩贤,罗孔嘉,等. 切除修复交叉互补基因 1 在预测食管鳞癌放化疗反应及预后中的意义[J]. 实用医学杂志,2010;26(19):3494–3497.

［81］ Fareed KR,Al-Attar A,Soomro IN,et al. Tumour regression and ERCC1 nuclear protein expression predict clinical outcome in patients with gastro-oesophageal cancer treated with neoadjuvant chemotherapy[J]. Br J Cancer,2010;102(11):1600–1607.

［82］ Noguchi T,Shibata T,Fumoto S,et al. DNA-PKcs expression in esophageal cancer as a predictor for chemoradiation therapeutic sensitivity ［J］. Ann Surg Oncol,2002;9(10): 1017–1022.

［83］ Alexander BM,Wang XZ,Niemierko A. DNA repair biomarkers predict response to neoadjuvant chemoradiotherapy in esophageal cancer[J]. Int J Radiat Oncol Biol Phys,2012; 83 (1):164–167.

［84］ Hanahan D,Folkman J. Patterns and emerging mechanisms of the angiogenic switch during tumorgenesis[J]. Cell,1996;86(3):353–364.

［85］ Bae SJ,Kim JW,Kang H,et al. Gender-specific association between polymorphism of vascular endothelial growth factor (VEGF 936C>T) gene and colon cancer in Korea[J]. Anticancer Res,2008;28(2B):1271–1276.

［86］ Yapijakis C,Vairaktaris E,Vassiliou S,et al. The low VEGF production allele of the + 936C/T polymorphism is strongly associated with increased risk for oral cancer[J]. J Cancer Res Clin Oncol,2007;133(10):787–791.

［87］ Kim JG,Sohn SK,Chae YS,et al. Vascular endothelial growth factor gene polymorphisms associated with prognosis for patients with gastric cancer ［J］. Ann Oncol,2007;18(6): 1030–1036.

［88］ Tzanakis N,Gazouli M,Rallis G,et al. Vascular endothelial growth factor polymorphisms in gastric cancer development,prognosis,and survival ［J］. J Surg Oncol,2006;94 (7):624–630.

［89］ Bradbury PA,Zhai R,Ma C et al Vascular endothelial growth factor polymorphisms and esophageal cancer prognosis[J]. Clin Cancer Res,2009;15(14):4680–4685.

119

[90] Lorenzen S,Panzram B,Keller G,et al. Association of the VEGF 936C>T polymorphism with FDG uptake,clinical,histopathological,and metabolic response in patients with adenocarcinomas of the esophagogastric junction[J]. Mol Imaging Biol,2011;13(1):178-186.

[91] Ling FC,Leimbach N,Baldus SE,et al. HIF-1alpha mRNA is not associated with histopathological regression following neoadjuvant chemoradiation in esophageal cancer[J]. Anticancer Res,2006;26(6B):4505-4509.

[92] Imdahl A,Bognar G,Schulte-Monting . Predictive factors for response to neoadjuvant therapy in patients with oesophageal cancer[J]. Eur J Cardiothorac Surg,2002;21(4):657-663.

[93] Sohda M,Ishikawa H,Masuda N,et al. Pretreatment evaluation of combined HIF-1alpha, p53 and p21 expression is a useful and sensitive indicator of response to radiation and chemotherapy in esophageal cancer[J]. Int J Cancer,2004;110(6):838-844.

[94] Huang WZ,Fu JH,Wang DK,et al. Overexpression of cyclooxygenase-2 is associated with chemoradiotherapy resistance and prognosis in esophageal squamous cell carcinoma patients[J]. Dis Esophagus,2008;21(8):679-684.

[95] Kulke MH OR,Mueller JD,et al. Prognostic significance of vascular endothelial growth factor and cyclooxygenase 2 expression in patients receiving preoperative chemoradiation for esophageal cancer[J]. J Thorac Cardiovasc Surgery,2004;127(6):1579-1586.

[96] Xi H,Baldus SE,Warnecke-Eberz U,et al. High cyclooxygenase-2 expression following neoadjuvant radiochemotherapy is associated with minor histopathologic response and poor prognosis in esophageal cancer[J]. Clin Cancer Res,2005;11(23):8341-8347.

[97] AG L. Diagnosing and exploiting cancer's addiction to blocks in apoptosis [J]. Nat Rev Cancer,2008;8(2):121-132.

[98] Igney FH,Krammer PH. Death and anti-death:tumour resistance to apoptosis [J]. Nat Rev Cancer,2002;2(4):277-288.

[99] Okada E,Murai Y,Matsui K,et al. Survivin expression in tumor cell nuclei is predictive of a favorable prognosis in gastric cancer patients[J]. Cancer Lett,2001;163(1):109-116.

[100] Kennedy SM,O'Driscoll L,Purcell R,et al. Prognostic importance of survivin in breast cancer[J]. Br J Cancer,2003;88(7):1077-1083.

[101] Kato J,Kuwabara Y,Mitani M,et al. Expression of survivin in esophageal cancer:correlation with the prognosis and response to chemotherapy[J]. Int J Cancer,2001;95(2):92-95.

[102] Warnecke-Eberz U,Hokita S,Xi H,et al. Overexpression of survivin mRNA is associated

with a favorable prognosis following neoadjuvant radiochemotherapy in esophageal cancer [J]. Oncol Rep,2005;13(6):1241-1246.

[103] Grimminger P,Vallbohmer D,Hoffmann A,et al. Quantitative analysis of survivin RNA expression in blood as a non-invasive predictor of response to neoadjuvant radiochemotherapy in esophageal cancer[J]. J Surg Oncol,2009;100(6):447-451.

[104] 黄伟钊,刘孟忠,胡祎,等. 食管鳞癌 survivin 表达与放化疗近期疗效的关系[J]. 世界华人消化杂志,2008;16(20):2295-2299.

[105] 黄伟钊,刘孟忠,胡祎,等. Survivin 表达与食管鳞癌放化疗及其预后相关性的研究[J]. 中华肿瘤防治杂志,2009;16(14):1097-1100.

[106] Kang SY,Han JH,Lee KJ,et al. Low expression of Bax predicts poor prognosis in patients with locally advanced esophageal cancer treated with definitive chemoradiotherapy[J]. Clin Cancer Res,2007;13(14):4146-4153.

[107] Brabender J,Arbab D,Huan X,et al. Death-associated protein kinase （DAPK） promoter methylation and response to neoadjuvant radiochemotherapy in esophageal cancer[J]. Ann Surg Oncol,2009;16(5):1378-1383.

[108] Shimada Y,Watanabe G,Yamasaki S,et al. . Histological response of cisplatin predicts patients'survival in oesophageal cancer and p53 protein accumulation in pretreatment biopsy is associated with cisplatin sensitivity[J]. Eur J Cancer,2000;36(8):987-993.

[109] Okumura H,Natsugoe S,Matsumoto M,et al. The predictive value of p53,p53R2,and p21 for the effect of chemoradiation therapy on oesophageal squamous cell carcinoma [J]. Br J Cancer,2005;92(2):284-289.

[110] Gibson MK,Abraham SC,Wu TT,et al. Epidermal growth factor receptor,p53 mutation, and pathological response predict survival in patients with locally advanced esophageal cancer treated with preoperative chemoradiotherapy [J]. Clin Cancer Res,2003;9(17): 6461-6468.

[111] Yamasaki M,Miyata H,Fujiwara Y,et al. p53 genotype predicts response to chemotherapy in patients with squamous cell carcinoma of the esophagus [J]. Ann Surg Oncol,2010;17 (2):634-642.

[112] Sarbia M,Ott N,Puhringer-Oppermann F,et al. The predictive value of molecular markers (p53,EGFR,ATM,CHK2) in multimodally treated squamous cell carcinoma of the oesophagus[J]. Br J Cancer,2007;97(10):1404-1408.

**121**

[113] Fareed KR,Al-Attar A,Soomro IN,et al. Tumour regression and ERCC1 nuclear protein expression predict clinical outcome in patients with gastro-oesophageal cancer treated with neoadjuvant chemotherapy[J]. Br J Cancer,2010;102(11):1600–1607.

[114] Zeng YX,el-Deiry WS. Regulation of p21WAF1/CIP1 expression by p53-independent pathys[J]. Oncogene,1996;12(7):1557–1664.

[115] Sohda M,Ishikawa H,Masuda N,et al. Pretreatment evaluation of combined HIF-1alpha, p53 and p21 expression is a useful and sensitive indicator of response to radiation and chemotherapy in esophageal cancer[J]. Int J Cancer,2004;110(6):838–844.

[116] Nakashima S,Natsugoe S,Matsumoto M,et al. Expression of p53 and p21 is useful for the prediction of preoperative chemotherapeutic effects in esophageal carcinoma [J]. Anticancer Res,2000;20(3B):1933–1937.

[117] Heeren PA,Kloppenberg FW,Hollema H. Predictive effect of p53 and p21 alteration on chemotherapy response and survival in locally advanced adenocarcinoma of the esophagus [J]. Anticancer Res,2004;24(4):2579–2583.

[118] Hynes NE,Lane HA. ERBB receptors and cancer:the complexity of targeted inhibitors[J]. Nat Rev Cancer,2005;5(5):341–354.

[119] Akamatsu M,Matsumoto T,Oka K,et al. c-erbB-2 oncoprotein expression related to chemoradioresistance in esophageal squamous cell carcinoma [J]. Int J Radiat Oncol Biol Phys,2003;57(5):1323–1327.

[120] Miyazono F,Metzger R,Warnecke-Eberz U,et al. Quantitative c-erbB-2 but not c-erbB-1 mRNA expression is a promising marker to predict minor histopathologic response to neoadjuvant radiochemotherapy in oesophageal cancer[J]. Br J Cancer,2004;91(4):666–672.

[121] Gotoh M,Takiuchi H,Kawabe S,et al. Epidermal growth factor receptor is a possible predictor of sensitivity to chemoradiotherapy in the primary lesion of esophageal squamous cell carcinoma[J]. Jpn J Clin Oncol,2007;37(9):652–657.

# 第七章
# 食管癌病理学

## 第一节　食管肿瘤的组织学分类

构成食管的四层结构(即黏膜层、黏膜下层、肌层及外膜)都可以发生肿瘤,其中以黏膜层发生的上皮性肿瘤居多, 而在发生的恶性肿瘤中,70%~90%以上为鳞状细胞癌及其亚型, 或者是 Barrett 食管基础上发生的食管胃交界部(oesophagogastric junction,OGJ) 腺癌。食管肿瘤组织学分类以世界卫生组织(WHO) 消化系统肿瘤病理学和遗传学分类为依据, 目前已更新至第 4 版(2010),详见表 7-1。

## 第二节　食管良性肿瘤和瘤样病变

### 一、食管良性肿瘤

#### (一) 鳞状上皮乳头状瘤(squamous epithelial papilloma)

食管良性肿瘤可分为上皮性肿瘤和非上皮性肿瘤,其中上皮性肿瘤主要是鳞状上皮乳头状瘤,有两个主要类型:与人类乳头状瘤病毒(HPV)相关的称为湿疣;以及与 HPV 感染无关的类型。这些病变的发生率从 0.01%~1%不等。通常发生在食管下段,表现为单发的外生分叶状粉白色病变、质地软、部分有蒂, 表

表 7-1  WHO 食管肿瘤分类 (2010)

| 来　源 | 肿　瘤 |
| --- | --- |
| 上皮性肿瘤 | |
| 癌前病变 | |
| 　鳞状上皮 | 上皮内瘤变(异型增生),低级别 |
| | 上皮内瘤变(异型增生),高级别 |
| 　腺上皮 | 上皮内瘤变(异型增生),低级别 |
| | 上皮内瘤变(异型增生),高级别 |
| 癌 | 鳞状细胞癌 |
| | 腺癌 |
| | 腺样囊性癌 |
| | 腺鳞癌 |
| | 基底样鳞状细胞癌 |
| | 黏液表皮样癌 |
| | 梭形细胞(鳞状细胞)癌 |
| | 疣状(鳞状细胞)癌 |
| | 未分化癌 |
| 神经内分泌肿瘤 | 神经内分泌瘤(NET) |
| | 　神经内分泌瘤 G1(类癌) |
| | 　神经内分泌瘤 G2 |
| | 神经内分泌癌(NEC) |
| | 　大细胞神经内分泌癌 |
| | 　小细胞神经内分泌癌 |
| | 　混合性腺神经内分泌癌 |
| 间叶性肿瘤 | 颗粒细胞瘤 |
| | 血管瘤 |
| | 平滑肌瘤 |
| | 脂肪瘤 |
| | 胃肠间质瘤 |
| | Kaposi 肉瘤 |
| | 平滑肌肉瘤 |
| | 恶性黑色素瘤 |
| | 横纹肌肉瘤 |
| | 滑膜肉瘤 |
| 淋巴瘤 | |
| 继发性肿瘤 | |

面光滑或略粗糙,一般直径 0.2~1cm,平均大小 0.4~0.5cm。部分患者可出现多发性病变,数量从 2~20 个以上不等,称之为乳头状瘤病。组织学上,鳞状上皮乳头状瘤具有乳头状结构,伴有血管结缔组织轴心,表面被覆增生的正常成熟的鳞状上皮(图 7-1),有 HPV 感染者可出现挖空细胞和多核细胞,并可以伴随鳞状上皮的异型增生。

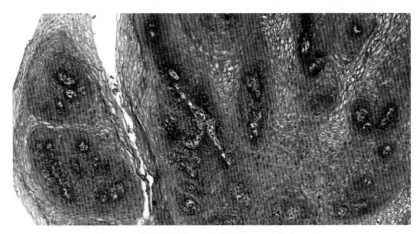

**图 7-1　食管鳞状上皮乳头状瘤(HE 染色×100)**

### (二)平滑肌瘤(leiomyoma)

食管间叶源性良性肿瘤最常见的是平滑肌瘤,发病年龄谱广泛,儿童即可发病。男性发病率比女性高两倍。患者一般无症状,瘤体较大时可表现为吞咽困难和胸骨下方的烧灼感,少数可有出血症状。大部分平滑肌瘤起源于肌层的内层,即环行肌层,其解剖部位大多位于食管的腹段。大体上,平滑肌瘤在食管壁内形成界限清楚的单一肿块,偶可多发,切面坚硬,呈灰色,当其向食管腔内生长时会突入黏膜层,形成无蒂或有蒂的息肉,病变极少导致黏膜溃疡。显微镜下肿瘤由不规则束状排列的分化良好的平滑肌细胞构成,常见细胞质嗜酸性包涵体,还可见钙化和嗜酸性粒细胞浸润,核分裂相偶见(图7-2)。

近年来研究显示家族 Alport 综合征患者可出现纵向延伸复杂的食管壁内平滑肌瘤,称为"平滑肌瘤病"。该综合征是编码Ⅳ型胶原亚单位的基因发生胚系突变引起的,其基因位于染色体 Xq22 上的 COL4A5 和 COL4A6 之间。由于这

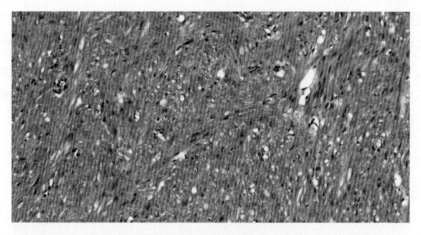

图 7-2　食管平滑肌瘤（HE 染色×200）

些基因与平滑肌瘤形成相关,且呈 X 染色体连锁遗传,因此男性症状较重。而在散发性平滑肌瘤患者中也发现存在该基因的体细胞突变。

平滑肌瘤应与胃肠道间质肿瘤鉴别。

（三）颗粒细胞瘤(granular cell tumor)

颗粒细胞瘤是一种常在内镜下偶然发现的食管间叶源性肿瘤, 较少见,多发生于远端食管, 形成孤立的界限清楚的黏膜下结节, 绝大多数直径<1cm;质硬,淡黄色,偶为多发性。较大者可致食管环形狭窄,并产生吞咽困难。组织学上,由一种胞质呈嗜伊红色细颗粒状的圆形或多边形细胞组成(图 7-3),细胞核

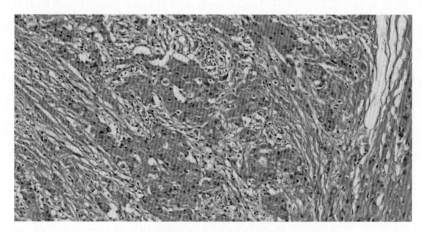

图 7-3　食管颗粒细胞瘤（HE 染色×200）

小,圆形,位于中央,有时可见嗜伊红色小球,PAS 染色阳性,免疫组化和电镜检测均提示瘤细胞具有雪旺氏细胞分化。通常该类肿瘤为良性,但在极少数情况下,当细胞出现明显多形性,核分裂相增多,且伴有凝固性坏死时,则需考虑为恶性。

### (四)其他良性肿瘤

食管其他上皮性良性肿瘤还包括来自食管柱状上皮(Barrett 食管)腺瘤性增生形成的腺瘤,以及食管黏膜下层黏液腺发生的肿瘤(多形性腺瘤等),也可发生脂肪瘤、血管瘤等间叶源性肿瘤,均少见。

## 二、食管的瘤样病变

食管瘤样增生性病变包括糖原棘皮症、良性纤维血管性息肉、炎性纤维性息肉、增生性息肉等。糖原棘皮症大体上呈多发的,黏膜面大小一致的圆形或卵圆形的白色突起,一般直径<1cm。这种病变曾被等同于黏膜白斑,然而在显微镜下,两者没有相似之处。糖原棘皮症是一种因细胞内糖原增多而导致上皮细胞局部增厚的疾病,其形成可能与胃食管反流有关。据报道,弥漫性或广泛性糖原棘皮症是 Cowden 综合征的一种表现。良性纤维血管性息肉通常为有蒂的单个息肉,它们可以长到非常大,从而出现吞咽困难的症状,有时甚至会将息肉呕出。大部分患者为成人,约85%的病变发生于食管的颈段,病因尚不清楚,某些病例可能是对损伤和慢性刺激的过度反应。显微镜下,病变由纤维结缔组织和大量血管组成,伴有间质水肿和少量淋巴细胞浸润。息肉表面的黏膜常常发生溃疡,局部切除被证实是有效的。

# 第三节　食管癌

食管癌是消化系统的主要恶性肿瘤之一, 在全球范围内, 其发病率居第 8 位,死亡率居第 6 位,而在我国,根据全国第三次死因回顾性调查数据显示,20 世纪 70 年代食管癌死亡位居我国癌症死因的第 2 位,20 世纪 90 年代与本世纪初,食管癌死亡为我国癌症第 4 位死因。国家癌症中心数据显示,2003~2007 年我国食管癌发病率为 19.34/10 万(男性为 25.85/10 万,女性为 12.67/10 万),死亡率为15.39/10 万(男性为 20.71/10 万,女性为 9.94/10 万)。

## 一、食管癌前病变

### (一)鳞状上皮内瘤变(squamous intraepithelial neoplasia)

食管癌的发生发展是多阶段、多步骤的,大部分都经历从正常的上皮、由于慢性食管炎长期刺激导致上皮出现低级别和高级别上皮内瘤变(异型增生),最后发展为浸润性癌。无论鳞状上皮还是腺上皮,食管的上皮内瘤变都可分为低级别上皮内瘤变(low grade intraepithelial neoplasia,LGIEN)和高级别上皮内瘤变(high grade intraepithelial neoplasia,HGIEN),但两者的诊断标准不同。

组织学上,鳞状上皮内瘤变具有组织结构异型性和细胞学异型性,组织结构异型性包括细胞排列紊乱,极向消失及上皮向下生长,细胞学异型性包括核增大、深染、细胞核与细胞浆比例增大,核分裂相增多。在 LGIEN 中,异型性局限于上皮的下 1/2(图 7-4),而 HGIEN 则累及上皮的上 1/2,且细胞的异型性更大(图 7-5),之前的分类中也出现过将这类改变按照上皮层下 1/3、2/3 和全层分为三级,即轻、中、重度异型增生,然而,因为观察者之间区分这三级的一致性通常较前者差,故多数人目前支持应用两级方法。其中"鳞状细胞原位癌"和"非浸润性癌"指的是病变累及整个上皮层,被包含于 HGIEN 中。有前瞻性研究表明,随着异型增生级别的增加,发生浸润性癌的危险度相对增加。上皮内瘤变通常

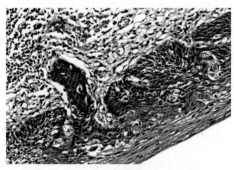
图 7-4　低级别食管鳞状上皮内瘤变
(HE 染色×200)

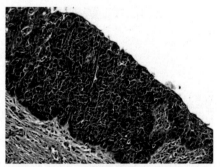
图 7-5　高级别食管鳞状上皮内瘤变
(HE 染色×200)

不会引起症状,在内镜下病变通常不明显,使用 Lugol 液(1.2%的碘溶液)喷洒染色后有助于发现病灶;也可表现为质脆、不规则糜烂和隆起性息肉样病变,或者是容易出血的充血性粗糙区,以累及食管中、下段多见。

(二)Barrett 食管(Barrett's oesophagus)

1. Barrett 食管的定义 食管下端括约肌水平之上的远端食管出现特化的柱状上皮衬覆称之为 Barrett 食管,绝大多数患者是成人,也可以发生于儿童。随着饮食习惯的西化,以及老年人口和肥胖人口的快速增长,Barrett 食管在我国的发病率不断升高。高达 44% 的 Barrett 食管患者有反流性食管炎,有时伴有肺囊性纤维化和发生于化疗以后。虽然过去的定义是任何一种柱状上皮(胃上皮或肠道上皮)覆盖于远端食管,而现在的定义则需要内镜,以及组织学的标准都符合。内镜检查要求出现橙红粉色的柱状黏膜,从胃食管交界处向近端延伸到管状食管,这种上皮的延伸可以是环状的,也可以表现为指样突起或岛状。组织学检查要求取自内镜下这类黏膜出现特化的柱状上皮。Barrett 食管只有腺体出现在胃食管交界水平以上才能诊断。所谓特化的柱状上皮目前认为是不完全性肠化生的一种形式,表现为绒毛状的上皮和隐窝,具有混合性的柱状上皮细胞、杯状细胞、Panth 细胞和内分泌细胞成分(图 7-6),在这些变化中,出现杯状细胞对于诊断最有意义。Barrett 食管可进一步分为长节段(病变累及食管 3cm 或 3cm 以上)和短节段(小于 3cm)。

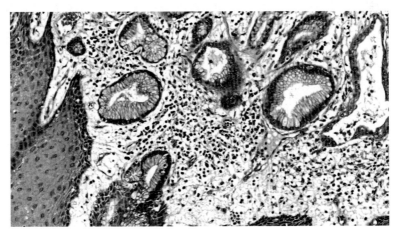

图 7-6 Barrett 食管(HE 染色×200)

2. Barrett 食管与腺上皮内瘤变　　Barrett 食管可以发生增生性息肉、腺瘤、腺上皮内瘤变(异型增生)等病变,而异型增生几乎总是发生在不完全肠化生的部位,常伴随或先于癌发生。Barrett 食管异型增生依据 Vienna 分类可分为无异型增生、不确定异型增生、异型增生(低级别或高级别)、黏膜内腺癌。

(1) 无异型增生:Barrett 食管中反应性化生的腺体在大小和分布上可以不规则,但腺体结构在正常范围之内,核的大小和形态无明显变化,并且位于基底部。

(2)不确定异型增生:腺体结构中度紊乱,细胞出现不典型性,但尚未至异型增生程度,尤其是伴有炎性溃疡性病变,且异型增生样改变不出现于表面上皮,只在腺体隐窝基底部。对于该类病变,建议抗胃食管反流治疗 3~6 个月后再次活检,评估不典型区域。

(3)低级别异型增生:特点是隐窝结构相对正常或仅轻度紊乱,细胞的不典型性表现为削尖的核位于细胞质基底部,细胞核拉长、增大、拥挤、浓染,具有不规则的外形,染色质深,伴或不伴有多个不明显的核仁,细胞轻度多形性并轻度失去极向,有轻到中度的核分裂活性。

(4)高级别异型增生:通常细胞呈立方形而不是柱状,核浆比例高,有明显的双嗜性核仁,结构紊乱程度更高,核分裂相更多(图 7-7),可能会出现病理性核分裂,而且细胞核通常延伸到细胞的腔面,核的极向丢失;腺体结构异常包括隐窝增生、分枝、显著拥挤或绒毛状上皮结构,很少见到管腔内乳头状、桥状或

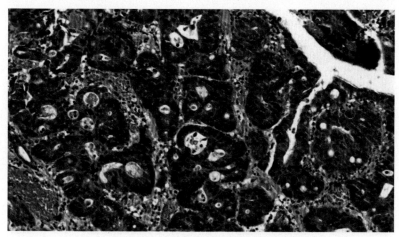

图 7-7　食管腺上皮高级别瘤变(HE 染色×200)

筛状生长方式。当这类病变进一步发展,并出现:①固有层内出现单个或小簇的紧密排列背靠背腺体;②筛状或实性的膨胀式生长,邻近的隐窝扭曲变形;③不能通过先前存在的腺体解释一个高度扭曲/不规则的腺体增生;④常出现坏死和(或)间质纤维结缔组织增生,则可判断为黏膜内腺癌。

3. Barrett 食管与腺癌　目前研究显示,Barrett 食管是食管胃交界腺癌最重要且是惟一的癌前病变和致病因素。据统计,Barrett 相关性腺癌占所有食管癌的 5%~10%,提示腺癌来源于 Barrett 食管的主要特征是:Barrett 黏膜(伴有或不伴有异型增生),以及 50%以上的癌位于食管,在 Barrett 食管中,印戒细胞癌的发生远远少于在胃中。

4. Barrett 食管相关分子改变　在包括异型增生—腺癌序列病变的 Barrett 食管标本中,目前已经证实了许多分子遗传学改变,其中包括 *TP53* 突变和过表达、各种凋亡相关性蛋白的表达改变、*MYC* 扩增、β-连环蛋白突变和钙黏蛋白/连环蛋白膜复合物的其他改变、多种肿瘤抑制基因的高度甲基化 (如 *APC*、*TERT*、*RUNX3* 和 *TIMP3*)、杂合性缺失(包括位于 9p21 的 p16)和微卫星不稳定性、MUC 表达的改变,以及CD44 的表达。p16(丢失或甲基化)可能也参与了早期的分子遗传学改变。

131

## 二、鳞状细胞癌

### (一)流行病学和临床特征(squamous cell carcinoma)

在全球范围内,食管鳞状细胞癌是男性第 6 位,女性第 9 位常见的恶性肿瘤,其发病具有显著的地域性和种族性差异,在美国和西欧不常见,而中亚、中国和南非发病率高,在某些地区可高达 50/10 万。烟草和酒精是食管鳞状细胞癌发生的两个主要危险因素。相对于不吸烟者,重度吸烟者罹患食管癌的风险性增加 4~8 倍, 吸烟的时间年限和平均吸烟量都显示有很强的剂量相关危险度,而酒精可能破坏食管黏膜,并可作为致癌物的溶剂,促使致癌物进入食管,为食管癌的发生创造条件。

食管鳞状细胞癌主要位于食管中 1/3 段,随后依次为下 1/3 段和上 1/3 段。早期食管癌通常没有特殊症状,有时会有刺痛感,而进展期食管癌常常表现为吞咽困难,体重减轻、胸骨后或上腹部疼痛,以及由于肿瘤生长造成食管腔狭窄而导致反胃,极少情况下可发生食管穿孔。

(二)大体检查

1."早期食管癌"的大体类型  食管鳞状细胞癌根据其浸润深度的差异不同可分为浅表型和进展型。浅表型指肿瘤浸润局限于黏膜层或黏膜下层,不管淋巴结状况。在日本和我国也使用"早期食管癌"这一同义词,而浅表扩散性癌是指向旁边黏膜内扩散至少超过浸润范围2cm的癌,该类肿瘤具有特别高的淋巴管侵犯和淋巴结转移率,预后较差。大体上,我国学者将浅表型癌分为隐匿型、糜烂型、斑块型和乳头型。

(1)隐匿型:是最早期的癌,未经福尔马林固定的新鲜标本,除癌变处黏膜色泽较正常为红外,肉眼无其他明显异常,经固定后部分标本可见食管黏膜皱襞紊乱,表面轻微下陷。

(2)糜烂型:食管黏膜表现为形状及大小不一的轻度糜烂,与周围分界清楚。糜烂处色泽变深,呈微细颗粒状。部分病例在糜烂处边缘见不规则的黏膜轻微隆起。

(3)斑块型:癌变处食管黏膜稍肿胀隆起,色泽灰暗,食管纵行皱襞中断,横行皱襞变粗、紊乱及中断,黏膜表面粗糙,呈粗细不等颗粒状,病变范围大小不一,少数病例可侵犯食管全周,切面可见病变黏膜明显增厚。

(4)乳头型:肿瘤呈明显结节状隆起,但体积较小,呈乳头状,表面偶有糜烂,有灰褐色炎性渗出物覆盖。

浅表型(早期)食管癌中以斑块型、糜烂型常见,而乳头型、隐匿型少见。日本食管癌协会将浅表型癌进一步分类(图7-8):Ⅰ型(浅表隆起型)指息肉样或斑块样病变,Ⅱ型(浅表平坦型)包括Ⅱa型(轻度隆起型)、Ⅱb型(平坦型)、Ⅱc型(轻度压低型),以及Ⅲ型(浅表凹陷型)。

2. 进展期食管癌大体类型  进展期食管癌指的是肿瘤浸润超过黏膜下层到达固有肌层、外膜直至外膜外。国际上有关大体形态分类并不统一,日本食管癌临床病理研究指南提出的分型 (图5-8):1型, 隆起型;2型, 局限溃疡型;3型,浸润溃疡型;4型,弥漫浸润型;5型,未分类。而Ming则提出分为3型:蕈伞

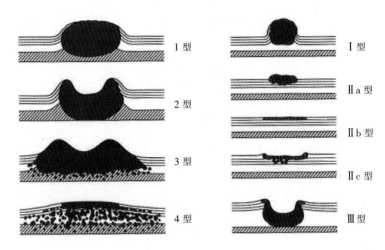

**图 7-8 食管鳞状细胞癌的大体表现分型**
[from 日本食管癌协会.日本食管癌分类(第 10 版),2009]

型,溃疡型和浸润型。我国由于食管癌的发病率高,切除的标本例数多,很早即开始对食管癌的病理形态学进行研究,在大体分型上,吴英凯等(1958 年)就临床、X 线表现结合病理观察,将食管癌肉眼形态加以描述和分型,随后加以补充(图 7-9)。此分型已被多数研究者重复观察,在我国普遍采用,其标准如下:

(1)髓质型:此型特点是癌侵及食管壁,局部弥漫增厚,病变呈节段性,大小不一,常较大,可侵及食管全周,中心部常有溃疡,溃疡周边明显隆起,病变区与正常食管交界较清楚,切面呈灰白均质状。

(2)蕈伞型:此型特点是癌成蕈伞样或息肉样突起,突入食管腔,阻塞食管,表面可有糜烂及溃疡形成。

(3)溃疡型:此型特点是肉眼上有明显的溃疡形成,溃疡周边常呈环堤状隆起,病变较局限,很少侵及全周。

(4)缩窄型:此型肿瘤增生浸润食管壁,并使其明显变硬,常侵及食管全周,致使其形成环管状僵硬狭窄,表面无明显溃疡,可有浅表糜烂。

(三)组织学形态及分级

显微镜下食管鳞状细胞癌表现为角质细胞样细胞存在细胞间桥和 (或)角

133

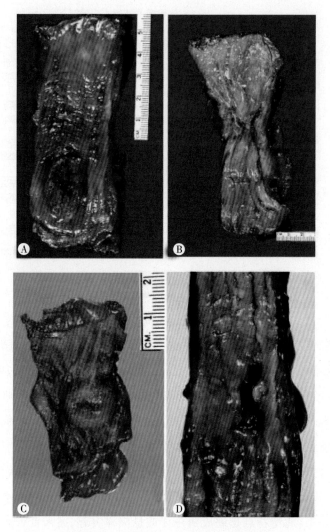

（A：蕈伞型 B：缩窄型 C：髓质型 D：溃疡型）

**图 7-9　进展期食管癌大体类型**

化，特点是鲜亮的嗜酸性不透明的胞浆（图 7-10）。固有层浸润始发于肿瘤性鳞状上皮呈网状向下突出，并具有推挤式边缘，常能见到肿瘤垂直浸润食管壁，随着浸润深度的增加，侵犯壁内淋巴管和静脉的概率不断增大。进展期食管鳞状细胞癌播散有膨胀式和浸润式两种。前者由实体瘤构成，边界宽且平滑，而后者存在孤立的肿瘤细胞或巢团，边缘不规则，偶尔可见到肿瘤旁的间质反应性纤

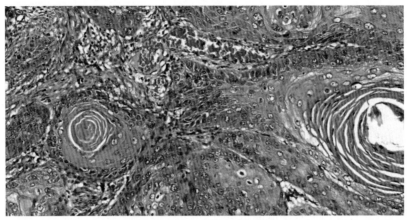

**图 7-10　食管鳞状细胞癌(HE 染色×200)**

维组织增生或显著的淋巴细胞浸润。

食管鳞状细胞癌组织学分级主要根据核分裂活性、细胞核异型性及鳞状上皮的分化程度,可分为 4 级:(1)高分化鳞状细胞癌:超过半数以上的肿瘤细胞巢有角化,并见少量非角化基底样细胞。角化成分可见与非肿瘤性鳞状上皮相似的角化珠形成,肿瘤细胞片状排列,核分裂较中分化和低分化癌少。(2)中分化鳞状细胞癌:最常见,组织学表现多样,从角化不全到少量角化,通常无角化珠。(3)低分化鳞状细胞癌:主要由基底样细胞形成大小不等的癌巢,成片状或铺路石样排列,常伴中心坏死,偶有少量角化不全或角化细胞。(4)未分化癌:缺乏明确鳞状上皮分化的镜下特点。肿瘤细胞呈巢状或片状排列,肿瘤细胞表达鳞状上皮标志物, 这些肿瘤必须与神经内分泌肿瘤 (小细胞神经内分泌癌)鉴别。

(四)局部扩散与转移

食管鳞状细胞癌可以水平及纵深浸润,手术标本多已侵犯深肌层或外膜,甚至侵出纤维膜而与食管周围软组织、器官粘连或浸润,止于浅肌层者较少。肿瘤也可向腔内生长,最终可能导致完全梗阻,位于远端的肿瘤常常侵犯到胃,上皮内及黏膜下扩散也很常见,伴或不伴有腺体导管受累。

食管鳞状细胞癌常转移至区域淋巴结,淋巴结转移率与浸润深度有关。食管壁内淋巴管扩散也很常见,出现于 16% 的病例,提示肿瘤进入进展期,生存期

135

缩短；血道转移最常转移至肝、肺、肾上腺和肾；偶可见于中枢神经系统。

(五)鳞状细胞癌的特殊变型

1. 疣状(鳞状细胞)癌[verrucous(squamous cell) carcinoma] 疣状(鳞状细胞)癌是一种极其特殊且少见的高分化鳞状细胞癌亚型，与乳头状瘤病毒感染相关，一般有慢性食管炎病史，常发生在食管远端。大体上，形态呈外生性，乳头状或疣状。镜下，由高分化的、轻度细胞异型性的角化细胞构成，乳头状突起明显。肿瘤呈膨胀式缓慢生长，而非浸润性边缘，浅表活检仅仅出现非特异性棘皮病，角化不全和角化过度，很难做出正确诊断，可能需要完全切除标本才能证实其浸润性，这种肿瘤的转移潜能很低。

2. 梭形细胞(鳞状细胞)癌[spindle cell(squamous cell) carcinoma] 梭形细胞(鳞状细胞)癌的同义词包括癌肉瘤，肉瘤样癌、假肉瘤样鳞状细胞癌、息肉样癌、化生性癌、具有梭形细胞成分的鳞状细胞癌，以及具有间叶成分的癌等。大体上，肿瘤呈息肉状，常位于食管的中1/3段或下1/3段。镜下，具有上皮样和梭形细胞的双相特征，两者常见到过渡现象(图7-11)。上皮样成分呈典型的高分化或中分化鳞癌，或者原位癌，也可以出现其他类型的癌，包括基底细胞样癌、神经内分泌癌、腺癌和腺样囊性癌等，而梭形细胞成分常常是高级别的，通常构成肿瘤的主体，可以呈骨、软骨和骨骼肌分化，也可出现与破骨细胞类似的多核细胞成分，多数观察者认为肿瘤的上皮和梭形间叶性成分来自共同祖细胞的

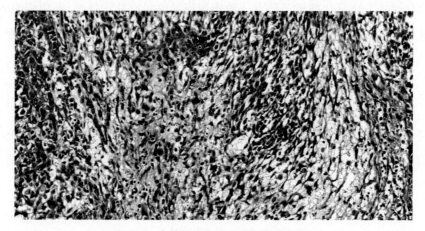

图7-11　食管梭形细胞癌(HE 染色×200)

不同分化，但也有认为这两种细胞分属独立的肿瘤细胞系。免疫组化，鳞状细胞成分通常表达高分子量角蛋白，而梭形细胞成分不同程度表达细胞角蛋白，波形蛋白、平滑肌特异性肌动蛋白和结蛋白。

3. 基底样鳞状细胞癌（basaloid squamous cell carcinoma） 基底样鳞状细胞癌是一种少见的特殊亚型，患者多为老年人，表现为吞咽困难，大体和内镜特征类似于典型的鳞状细胞癌。通常为蕈样，也可以是溃疡或浸润性。早期病变类似于黏膜下肿瘤，因其常常被覆正常上皮，故内镜活检难以诊断。显微镜下，肿瘤由基底样细胞构成，核呈卵圆形或圆形，染色质空且苍白，有少量嗜碱性细胞浆，排列呈实性或筛状小叶样伴粉刺样坏死，分叶状结构是以粉刺样坏死和小叶间纤维组织增生为特征，筛状结构以腺样鳞状透明变为特征（图 7-12），可见基底膜物质，核分裂指数高（每 15~40 个 HPF），毗邻黏膜常见有鳞状细胞异型增生、原位癌或浸润癌。此型肿瘤需要与腺样囊性癌、小细胞癌鉴别。

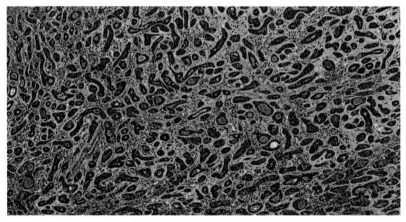

图 7-12 食管基底样鳞状细胞癌（HE 染色×100）

4. 未分化癌（undifferentiated carcinoma） 未分化癌在光镜下缺乏明显的分化特征，但在某些超微结构和免疫组化中显示有鳞状分化的特征，因此仍属于鳞状细胞癌的一类。未分化癌往往瘤体很大，在比较早的时期就可能穿透食管外膜，扩散到局部淋巴结，预后差。一些相关肿瘤分子标志物，如细胞黏附分子表达减少，Ki-67 高表达和p21 不表达都显示其高度恶性的本质。

(5)混合性癌(mixed carcinoma)：这些癌是指形态学上有腺样(梁状/乳头状)和印戒细胞/低黏附性的癌细胞成分组成的混合体。

另一种常用的分类是 Lauren 分型，由 Lauren 于 1965 年提出。近年来的临床研究显示，其在流行病学研究和评价肿瘤预后方面有一定优势。它将腺癌分为肠型、弥漫型和混合型；而那些未分化肿瘤归于不确定性癌。

(二)Lauren 分型

(1)肠型：形成各种不同分化程度的腺体，以高分化和中分化腺癌为主，有时在其浸润前沿可见低分化腺体成分。肠型腺癌常发生于肠化生的背景上(图 7-14)。

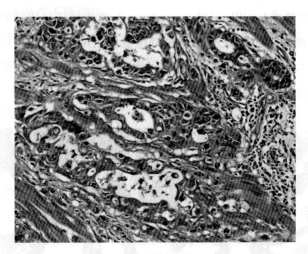

图 7-14　Lauren 分型的肠型(HE 染色×200)

(2)弥漫型：黏附性差的细胞组成，是由散在于胃壁内，无或只有少量腺体形成的瘤细胞构成，瘤细胞常呈小圆形，单细胞索状，不完整腺状或网状结构(图 7-15)，有时可见少量间质黏液。弥漫型腺癌有时可伴有明显间质纤维结缔组织增生。

(3)混合型：由接近等量的肠型和弥漫型构成的癌。

在食管癌的 TNM 分期中，列入了肿瘤分级，并且是独立的预后因素，腺癌的分级，最初是应用于管状和乳头状腺癌(不包括其他类型)。高分化腺癌具有可以辨认的形态完好的腺体，有时类似于化生的肠上皮，低分化腺癌则由难以辨认的高度不规则的腺体组成，中分化腺癌形态居于两者之间。

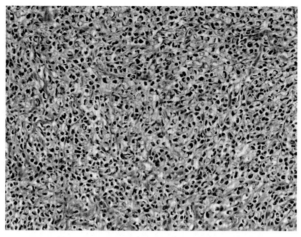

**图 7-15　Lauren 分型的弥漫型(HE 染色×200)**

食管腺癌首先局部扩散并浸润食管壁,可远处扩散至胃。与鳞状细胞癌一样,局限于黏膜内和黏膜下的腺癌称为浅表性腺癌,进展期腺癌可以穿透食管壁至外膜组织,然后到达邻近器官或组织,局部扩散的常见部位有纵隔、支气管树、肺、大动脉、心包、心脏和脊柱。来自 Barrett 食管的腺癌可转移至食管旁及贲门旁淋巴结,远处转移发生较晚。

## 四、腺鳞癌(adenosquamous carcinoma)

腺鳞癌可发生于食管黏膜下的腺体或导管,有些病例中可证实为导管上皮来源,其发生也可以为多潜能细胞分化的结果。肿瘤由腺癌和鳞状细胞癌混合组成,黏液染色显示食管腺体的组织化学表型,当其分化差时,可以以 Paget 样方式扩散。这类肿瘤区别于黏液表皮样癌的特征是:(1)腺鳞癌往往播散至整个黏膜表面;(2)腺鳞癌中存在明确独立的鳞状细胞癌病灶,常常含有局灶黏液生成;(3)角化是腺鳞癌的特征,而在黏液表皮样癌中极为少见;(4)浸润和转移性腺体伴有丰富黏液产生一般见于腺鳞癌;(5)重度细胞核多形性是腺鳞癌的特征。

## 五、黏液表皮样癌和腺样囊性癌 (mucoepidermoid carcinoma and adenoid cystic carcinoma)

文献中有关这两种食管肿瘤命名、定义,以及组织发生的说法比较混乱,如果严格按照涎腺肿瘤的标准加以定义的话,发生于食管黏膜下腺体的经典型黏液表皮样癌和腺样囊性癌均极为少见。它们通常为小的管壁内病变,表面覆盖完整的非肿瘤性鳞状上皮,并伴有相对较好的预后。黏液表皮样癌是由具有柱状、透明和嗜酸性粒细胞特点的黏液细胞、中间细胞和表皮样细胞密集混合而成。不同类型的细胞比例和所构成的(包括囊腔)在肿瘤内和肿瘤间均有不同。肿瘤通常是多囊性伴实性成分,有时以实性成分为主。而腺样囊性癌则是一类由上皮细胞和肌上皮细胞构成的、具有不同的形态学结构,包括管状、筛状和实性型的基底样细胞肿瘤,肿瘤间质通常有玻璃样变,可有黏液样表现,神经周和神经内侵犯常见。见图 7-16。

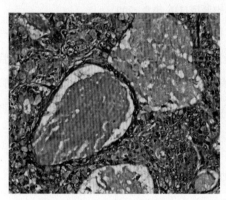 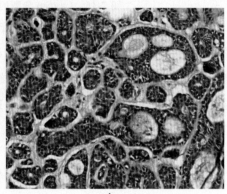

图 7-16　黏液表皮样癌(a)和腺样囊性癌(b)(HE 染色×200)

　　然而,现今大多数报道的该类肿瘤与上述情况差别较大,它们表现为大的侵袭性肿瘤,其中黏液表皮样或腺样囊性区域混有其他成分,通常为典型的鳞状细胞癌或未分化癌,这些肿瘤常常广泛转移,其预后类似于单纯的鳞状细胞癌。与经典的涎腺型相应肿瘤不同的是,它们常常累及表面上皮(有时为典型的原位癌),核分裂活跃,但几乎没有神经周围侵犯的倾向。此外,所谓的黏液表皮样成分常有角化,而腺样囊性区域常有坏死,这都不是经典涎腺相应肿瘤的特征。而且通过观察,多达 21%食管鳞状细胞癌可见腺体、分泌黏液和筛状结构,这些成分通常构成肿瘤表面区域的一小部分,都提示此类肿瘤其实是具有双向分化的鳞状细胞癌的亚型。

## 六、神经内分泌肿瘤(neuroendocrine neoplasms)

食管具有神经内分泌分化的肿瘤,和胃肠胰神经内分泌肿瘤一样,分为神经内分泌瘤(neuroendocrine tumour,NET)与神经内分泌癌(neuroendocrine carcinoma,NEC)。NET 包括 NET(G1,类癌)和 NET(G2),镜下主要表现为器官样结构,混有腺管状或宽的具有菊形团样的不规则梁状结构,偶尔为实性巢团。NEC分为大细胞型 NEC 和小细胞型 NEC,大细胞型 NEC 呈器官样、巢状、梁状、菊形团样或栅栏状结构模式,细胞胞浆丰富,泡状核,核仁明显;小细胞型则显示弥漫或巢状生长方式,由小—中等大小细胞构成,细胞质稀少,核梭形,染色质颗粒状,核仁不明显,肿瘤中或许可以见到灶状鳞状细胞癌、腺癌和(或)黏液表皮样癌,这种发现提示肿瘤细胞可能起源于鳞状上皮或黏膜下层导管腺内的多潜能细胞。当肿瘤具有外分泌与内分泌两种成分,且所占比例均超过 30%,称为混合性腺(鳞)神经内分泌癌。见图 7-17、7-18。

神经内分泌肿瘤分级主要是依据组织学和增殖活性,增殖活性推荐采用核分裂相数和(或)Ki-67 阳性指数两项指标,分级标准见表 7-2。

大部分食管神经内分泌肿瘤特征性地位于食管下 1/3 段,这与食管远端内

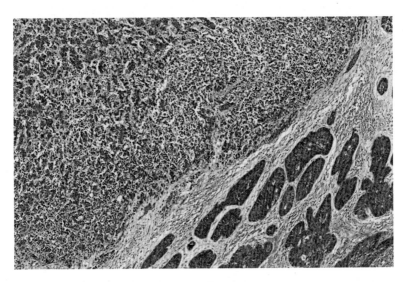

**图 7-17**　食管混合性鳞状细胞/神经内分泌癌(HE 染色×100,左上为神经内分泌成分)

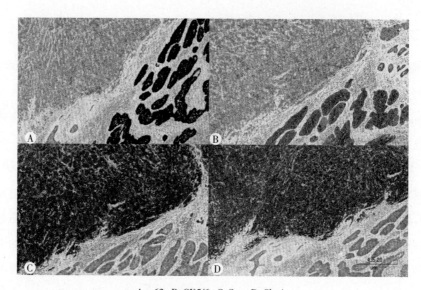

A:p63  B:CK5/6  C:Syn  D:ChgA

**图7-18　食管混合性鳞状细胞/神经内分泌癌(IHC×100,左上为神经内分泌成分)**

**图7-2　WHO食管神经内分泌肿瘤分级标准(2010)**

| 分级 | 核分裂相数(/10HPF)△ | Ki-67阳性指数(%)# |
|---|---|---|
| $G_1$,低级别 | 1 | ≤2 |
| $G_2$,中级别 | 2~20 | 3~20 |
| $G_3$,高级别 | >20 | >20 |

△:10 HPF=2 mm²(视野直径0.50 mm,单个视野面积0.196 mm²),于核分裂活跃区至少计数50个高倍视野。
#:用MIB1抗体,在核标记最强的区域计数500~2000个细胞的阳性百分比。

分泌细胞数目增多有关。大体检查,NET一般较小,呈息肉状,常伴有 Barrett 食管和腺癌;大部分 NEC 和混合性腺神经内分泌癌常较大,表现为蕈伞样或溃疡型肿块,浸润食管深层。值得注意的是,食管的小细胞 NEC 在组织学、免疫组化上都无法同肺的小细胞癌鉴别。与胃肠道其他部位肿瘤相比,由于发生率低,在 TNM 分期中没有单独的食管神经内分泌肿瘤内容,可参考食管癌的分期,总的来说,预后还是与肿瘤分级相关。

# 第四节 食管其他恶性肿瘤

除了上皮性恶性肿瘤以外,食管也可以发生其他类型的恶性肿瘤,但都罕见,包括淋巴瘤、恶性黑色素瘤、胃肠间质瘤、横纹肌肉瘤、滑膜肉瘤等。

## 一、食管淋巴瘤

食管原发性淋巴瘤被定义为一种原发于食管的结外淋巴瘤,肿瘤的主体位于食管。邻近淋巴结可以受累,但不累及外周淋巴结、纵隔淋巴结、脾和肝,且胸部 X 线片和白细胞计数都正常。原发性 Hodgkin 和非 Hodgkin 淋巴瘤均有报道,后者包括 T 细胞淋巴瘤和具有 B 细胞表型的黏膜相关淋巴组织(MALT)淋巴瘤、弥漫性大 B 细胞淋巴瘤和套细胞淋巴瘤,以 MALT 淋巴瘤和弥漫性大 B 细胞淋巴瘤最为常见。肿瘤主要发生在食管中下段,可能伴有吞咽困难。大体上不具有特征性,可以是小的能够黏膜切除的息肉样肿块,也可以是大的结节状或者是溃疡性肿块,甚至范围更广,多灶性受累。其形态学和细胞学特点与发生于胃肠道其他部位淋巴瘤的典型类型相同。

145

## 二、恶性黑色素瘤

食管恶性黑色素瘤占食管原发恶性肿瘤的 0.1%~0.5%,皮肤恶性黑色素瘤转移到食管比食管原发更加常见。患者通常主诉吞咽困难和体重减轻,以中下胸段食管最为常见。大体上表现为扩张食管的息肉样腔内肿物,颜色灰白或黑色。镜下,肿瘤由不等量色素性上皮样、梭形,以及奇异性细胞混合而成,梭形细胞成束状排列使得肿瘤呈肉瘤样结构(图 7-19)。相邻鳞状上皮黏膜出现黑色素沉着(巢状生长结构、交界性改变)可以提示肿瘤原发。在考虑恶性黑色素瘤诊断时,可以选择 Melan-A、HMB45 和 S-100 等抗体帮助证实。食管原发恶性黑色素瘤预后比皮肤恶性黑色素瘤差,可能与食管有丰富的血管和淋巴管供给有关。

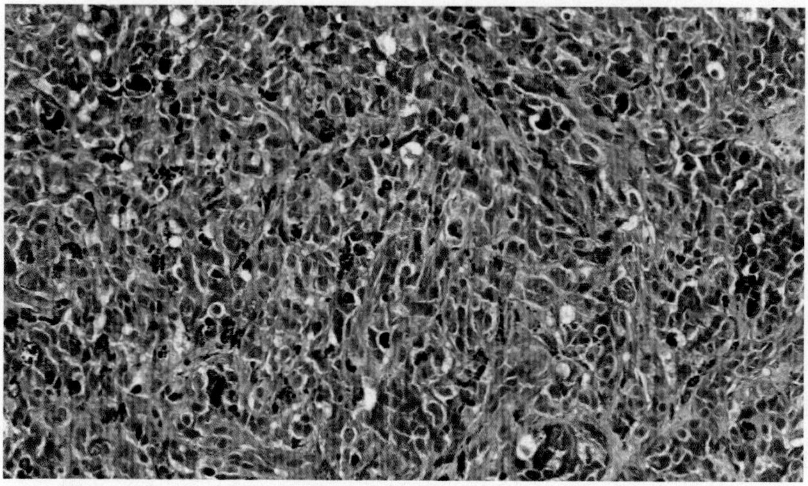

**图 7-19  食管恶性黑色素瘤(HE 染色×200)**

### 三、胃肠间质瘤

食管发生胃肠间质瘤(gastrointestinal stromal tumors,GIST)少见,仅占平滑肌—间质肿瘤的 10%~20%。其定义、临床病理特点均与胃和小肠一致。GIST 存在良性和恶性不同的结局。免疫表型上表达 *c-kit* 基因蛋白产物 KIT(CD117 抗体),基因型上存在 *c-kit* 基因或血小板源性生长因子受体(PDGFRa)基因的激活性突变。

GIST 大体形态多样,可分 5 种类型:1)浆膜面盘状或结节状;2)腔内广基息肉状伴有中央性溃疡;3)壁内球状或卵圆形状;4)有蒂附壁结节;5)外生型,广泛出血囊性变。在组织学上分为 3 种亚型,即梭形细胞型、上皮样细胞型和混合型。以梭形细胞型为常见,其次是混合型和上皮样型(图 7-20)。免疫表型特点是 CD117 呈全胞质、细胞膜或核旁点状阳性,阳性率 90%~95%以上。CD117 表达阳性细胞数达 5%或以上,可判断阳性;对组织形态学似 GIST 但CD117 表达阴性的,可选用其它抗体如 DOG1、CD34,DOG1 表达阳性率为 87%~94%,CD34 表达阳性率在 50%~85%。

GIST 发生过程中发生突变的重要基因是 *c-kit* 和 *PDGFRa*,*c-kit* 基因主要发生突变的外显子是 9、11、13、17,其中外显子 11 发生突变最为常见,占60%~

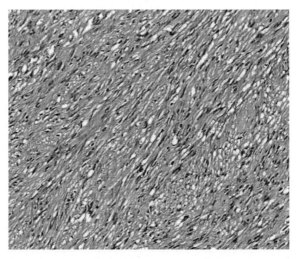

图 7-20 食管胃肠间质瘤(HE 染色×200)

70%；其次是外显子 9(10%~15%)、外显子 13 和 17 分别占 1%或以下；*PDGFRa* 基因发生突变的外显子分别为外显子 12、14 和 18，一般只发生在 *c-kit* 基因为野生型的 GIST，以外显子 18 为多，约占 5%左右。GIST 是软组织肿瘤中较为特殊的一种肿瘤，其原发性肿瘤(T)分期是不同于一般的软组织肿瘤，其次是肿瘤侵袭危险程度的评估需根据肿瘤的部位、大小、核分裂相数(/50HPF)和有无器官破裂来进行。2010 年 WHO 出版的消化道肿瘤分类分册中推荐使用的GIST 复发和转移风险度评估标准见表 7-3，2013 年中国胃肠道间质肿瘤诊断和治疗共识中推荐使用原发性 GIST 手术后危险度分级标准见表 7-4。

表 7-3 基于长期随访的 GIST 复发转移风险度评估(2010)

| 分组 | 肿瘤参数 | | 肿瘤进展比例(%) | |
|---|---|---|---|---|
| | 大小(cm) | 核分裂相数(/50HPF) | 胃 GIST | 小肠 GIST |
| 1 | ≤2.0 | ≤5 | 0, | 0, |
| 2 | 2.1~5.0 | ≤5 | 1.9,很低度 | 4.3,低度 |
| 3a | 5.1~10.0 | ≤5 | 3.6,低度 | 24,中度 |
| 3b | >10.0 | ≤5 | 12,中度 | 52,高度 |
| 4 | ≤2.0 | >5 | 0 | 50,高度 |
| 5 | 2.1~5.0 | >5 | 16,中度 | 73,高度 |
| 6a | 5.1~10.0 | >5 | 55,高度 | 85,高度 |
| 6b | >10.0 | >5 | 86,高度 | 90,高度 |

表 7-4　原发性 GIST 手术切除后危险度分级标准

| 危险程度 | 肿瘤大小(cm) | 核分裂相数(/50HPF) | 原发肿瘤部位 |
|---|---|---|---|
| 很低度 | ≤2.0 | ≤5 | 任何 |
| 低度 | 2.1~5.0 | ≤5 | 任何 |
| 中度 | ≤2.0 | >5 | 非胃原发 |
|  | 2.1~5.0 | >5 | 胃 |
|  | 5.1~10.0 | ≤5 | 胃 |
| 高度 | 任何 | 任何 | 破裂 |
|  | >10.0 | 任何 | 任何 |
|  | 任何 | >10 | 任何 |
|  | >5.0 | >5 | 任何 |
|  | 2.1~5.0 | >5 | 非胃部位 |
|  | 5.1~10.0 | ≤5 | 非胃部位 |

## 四、继发性恶性肿瘤

除由喉癌、胃癌和纵隔恶性肿瘤直接侵犯食管外,食管的转移性肿瘤都是经血管或淋巴管远道转移而来。其中淋巴管转移常常与乳腺和肺肿瘤有关,表现为典型的癌性淋巴管炎,而食管表面黏膜完好。其次是恶性黑色素瘤,来自甲状腺、宫颈、卵巢、前列腺和肾脏的转移癌也有报道。

(孙文勇)

148

## 参考文献

[1]　Bosman FT,Carneiro F,Hruban RH,et al. WHO Classification of Tumours of the Digestive System[M]. Lyon:IARC Press,2010.

[2]　Mosca S,Manes G,Monaco R,et al.Squamous papilloma of the esophagus:long-term follow up[J].J Gastroenterol Hepatol,2001;16(8):857-861.

[3]　Kruegel J,Rubel D,Gross O.Alport syndrome--insights from basic and clinical research[J]. Nat Rev Nephrol,2013;9(3):170-178.

[4]　Xu GQ,Chen HT,Xu CF,et al.Esophageal granular cell tumors:report of 9 cases and a literature review[J]. World J Gastroenterol,2012;18(47):7118-7121.

[5]　Pilarski R,Burt R,Kohlman W,et al.Cowden syndrome and the PTEN hamartoma tumor syndrome:systematic reviewand revised diagnostic criteria [J]. Natl Cancer Inst,2013;105

　　（21）:1607-1616.

[6] Choong CK,Meyers BF.Benign esophageal tumors:introduction,incidence,classification, and clinical features[J]. Semin Thorac Cardiovasc Surg,2003;15(1):3-8.

[7] World Health Organization.GLOBOCAN 2012:Cancer Incidence,Mortality and Prevalence Worldwide[EB/OL].http://globocan.iarc.fr/Default.aspx,2014-09-20.

[8] 赵平,孔灵芝.中国肿瘤死亡报告——全国第三次死因回顾性抽样调查[M]. 北京:人民卫生出版社,2010.

[9] 赵平,陈万青,孔灵芝.中国癌症发病与死亡 2003—2007[M].北京:军事医学科学出版社,2012.

[10] Wang GQ,Abnet CC,Shen Q,et al.Histological precursors of oesophageal squamous cell carcinoma:results from a 13 year prospective follow up study in a high risk population[J]. Gut,2005;54(2):187-192.

[11] De Jonge PJ,van Blankenstein M,Grady WM,et al.Barrett's oesophagus:epidemiology, cancer risk and implications for management[J]. Gut,2014;63(1):191-202.

[12] Spechler SJ.Barrett esophagus and risk of esophageal cancer:a clinical review [J]. JAMA, 2013;310(6):627-636.

[13] Odze RD.Diagnosis and grading of dysplasia in Barrett's oesophagus [J]. J Clin Pathol, 2006;59(10):1029-1038.

[14] Reid BJ,Li X,Galipeau PC,et al.Barrett's oesophagus and oesophageal adenocarcinoma: time for a new synthesis[J]. Natl Rev Cancer,2010;10(2):87-101.

[15] Fang Y,Chen X,Bajpai M,et al.Cellular origins and molecular mechanisms of Barrett's esophagus and esophageal adenocarcinoma[J]. Ann N Y Acad Sci,2013;1300:187-199.

[16] Curado MP,Edward B,Shin HR,et al. Cancer Incidence in Five Continents [M]. Lyon: IARC Press,2007.

[17] Schottenfeld D,Fraumeni JF. Esophageal cancer. Cancer Epidemiology and Prevention [M]. New York:Oxford University Press,2006.697-706.

[18] Boffetta P,Hashibe M.Alcohol and cancer[J]. Lancet Oncol,2006;7(2):149-156.

[19] Japan Esophageal Society. Japanese classification of esophageal cancer,tenth edition:part I [J]. Esophagus,2009;6(1):1-25.

[20] Kayani B,Zacharakis E,Ahmed K,et al.Lymph node metastases and prognosis in oesophageal carcinoma--a systematic review[J]. Eur J Surg Oncol,2011;37(9):747-753.

149

[21] Lauwers GY, Grant LD, Scott GV, et al.Spindle cell squamous carcinoma of the esophagus: analysis of ploidy and tumor proliferative activity in a series of 13 cases [J]. Hum Pathol, 1998;29(8):863-868

[22] Lagergren J. Adenocarcinoma of oesophagus:what exactly is the size of the problem and who is at risk?[J]. Gut,2005;54(Suppl) 1:i1-i5.

[23] Lauren P. The two histological main types of gastric carcinoma:diffuse and so-called intestimal type carcinoma. An attempt at a histo-clinical classification[J]. Acta Pathol Microbiol Scand,1965;64:31-49.

[24] Dunbar KB, Spechler SJ.The risk of lymph-node metastases in patients with high-grade dysplasia or intramucosal carcinoma in Barrett's esophagus:a systematic review [J]. Am J Gastroenterol,2012;107(6):850-862.

[25] Yachida S,Nakanishi Y,Shimoda T,et al.Adenosquamous carcinoma of the esophagus. Clinicopathologic study of 18 cases[J]. Oncology,2004;66(3):218-225.

[26] Chen S,Chen Y,Yang J,et al.Primary mucoepidermoid carcinoma of the esophagus [J]. J Thorac Oncol,2011;6(8):1426-1431.

[27] Guo XF,Mao T,Gu ZT,et al.Adenoid cystic carcinoma of the esophagus:report of two cases and review of the Chinese literature[J]. Diagn Pathol,2012;7:179.

[28] Huang Q,Wu H,Nie L,et al.Primary high-grade neuroendocrine carcinoma of the esophagus:a clinicopathologic and immunohistochemical study of 42 resection cases[J]. Am J Surg Pathol,2013;37(4):467-483.

[29] Hosaka S,Nakamura N,Akamatsu T,et al.A case of primary low grade mucosa associated lymphoid tissue (MALT) lymphoma of the oesophagus[J]. Gut,2002;51(2):281-284.

[30] Miyazaki T,Kato H,Masuda N,et al.Mucosa-associated lymphoid tissue lymphoma of the esophagus:case report and review of the literature [J].Hepatogastroenterology,2004;51(57):750-753.

[31] Iwanuma Y,Tomita N,Amano T,et al.Current status of primary malignant melanoma of the esophagus:clinical features,pathology,management and prognosis [J]. J Gastroenterol,2012;47(1):21-28.

[32] 中国 CSCO 胃肠间质瘤专家委员会.中国胃肠间质瘤诊断治疗共识(2013 年版)[J].临床肿瘤学杂志,2013;18(11):1025-1032.

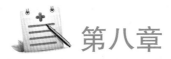

# 第八章
# 食管癌影像学诊断与鉴别诊断

## 第一节　食管癌的影像学检查

　　影像学检查在食管癌的诊断与鉴别诊断中发挥了十分重要的作用,是临床上最常用的检查方法之一。同时根据影像学的表现可以帮助医生对食管癌的分期做出评估,指导临床治疗方案的制定。对于化疗、放疗或手术治疗后的疗效评价、判断肿瘤有无复发、转移,以及由于放射治疗所造成的对邻近组织、器官的放射性损伤、手术后正常解剖结构的改变等,也都主要依赖于影像学检查。

### 一、影像学检查方法

　　食管癌的影像学检查方法包括食管吞钡造影、CT、MR、EUS、PET(positron emission tomography)及 PET-CT。其中,食管吞钡造影在临床上已开展数十年,目前仍是最常用和简单的方法, 尤其对早期食管癌黏膜改变的显示比较明显,优于其它影像学方法,但对食管癌浸润深度及周围器官的侵犯,以及淋巴结和远处脏器的转移则无法显示,因而对食管癌的分期没有帮助,同时由于不能做出病理诊断, 目前临床功能有所减弱, 许多时候被内窥镜取代。 随着 CT 和 MR 成像设备及技术的进步, 它们已越来越多地被应用到食管癌的检查中,CT和 MR 扫描可以较为准确地显示食管癌病灶的大小、肿瘤的外侵范围、程度、与

151

邻近器官的关系,显示有无颈部、纵隔内、腹腔等处淋巴结的肿大及远处脏器的转移,帮助确立肿瘤的分期及制定治疗方案,但对局限于黏膜的早期病变则显示不佳。基于 PET 和 CT 技术基础研发生产的 PET/CT(正电子发射断层显像/X 线计算机体层成像)克服了 PET 分辨率低、病灶位置难以正确定位和 CT 单纯解剖形态显示的缺点,同时提供解剖显像和功能显像,在食管癌的诊断、分期、疗效评估等方面,尤其鉴别肿瘤复发与瘢痕,进行放疗模拟定位上具有较强的优势,但 PET/CT 检查价格较为昂贵,同时仍存在一定的假阳性和假阴性。超声内窥镜在评估食管癌的分期上具备较大的优势,特别对于 $T_1$、$T_2$ 期和 $N_1$ 期的判断作用较大。

### (一)食管造影

食管造影是食管癌影像学检查的最基本方法,一般采用硫酸钡混悬液作为造影剂,当疑有食管穿孔、食管气管瘘、腐蚀性食管炎等情况时,应改为含碘造影剂。食管造影的方法分为单对比造影(传统法)和气钡双重造影,单对比造影仅吞服钡剂,重点观察食管的充盈及收缩排空情况,而气钡双重造影在服用高密度的硫酸钡混悬液前,服用产气剂,使食管腔内充气,在吞服高密度的硫酸钡混悬液后与低密度的气体共同在食管等消化道管腔内形成影像,对显示黏膜糜烂、表浅溃疡和小结节、斑块状增生等有显著的效果。对早期食管癌的检查必须采用气钡双重造影,否则病灶容易被掩盖和漏诊。在食管造影的检查中,应结合多体位的透视技术和适当点片,仔细观察食管运动功能的改变和形态变化,做出对食管病变的诊断和鉴别诊断。

### (二)CT 检查

检查前一般要求禁食 6~8h,CT 扫描常规包括平扫和增强扫描。扫描时患者取仰卧位,扫描范围常规自胸骨切迹至食管胃交界处,但需结合病灶的部位制定扫描范围。当肿瘤位于上段食管,扫描部位要包括下颈部,而当肿瘤位于中下段食管,则需包括上腹部。CT 扫描层厚与层间距 5~10mm,以 5mm 为好,连续扫描,必要时扫描后图像可行 1~3mm 薄层重建。也有学者提倡在 CT 扫描时服 1%~3%浓度的含碘液。增强采用静脉团注的方式,常用非离子型碘造影剂,造影剂用量 80~100ml。根据需要,可行双期或多期扫描。

(三)MR 检查

1. 扫描前准备　扫描前应详细询问患者临床病史，明确是否有过敏史，并对患者进行呼吸训练，使其能够完成自由平静呼吸及遵循扫描指令适时憋气，以减少扫描过程中因呼吸运动造成的伪影。通常情况下,MRI 检查前患者不需要做特殊准备,若肿瘤位于下段食管侵及胃壁时,则需禁食 12h,以免食物或内容物潴留影响成像效果。患者 MRI 扫描前需口服纯净水 800~1000ml,尽量充盈胃腔,有助于更好地显示贲门区累及的范围。

2. MRI 扫描体位及线圈选择　头先进,仰卧位,双手放于身体两侧,并保持身体静止。采用体表相控阵线圈,范围应当包括颈部至胸骨剑突下。

3. MRI 扫描序列的选择　MRI 检查时间相对较长,呼吸、胃肠蠕动及心脏大血管搏动等造成运动伪影会不同程度影响图像质量。在食管 MRI 检查时,可以通过选择不同的技术和序列方法来减轻、减少运动伪影的影响。① 采用呼吸门控或/和心电门控技术。呼吸门控技术是利用紧贴腹壁的探测传感器来检测呼吸波,从而保证信号采集过程与呼吸波周期同步来减少呼吸运动伪影。心电门控技术利用心电图(ECG)的信号作为心脏周期运动的依据,从而保证信号采集过程与心脏搏动周期的同步性。②采用快速成像序列扫描。MRI 快速成像序列的发展和硬件性能的提升,使患者能够在屏气状态下完成成像,从而有效消除运动伪影,减少患者的不适。

矢状位和冠状位的食管 MR 检查的序列可以选择弛豫增强快速采集(rapid acquisition with relaxation enhancement,RARE)技术,即快速自旋回波序列[GE 公司的 fast spin echo(FSE);西门子和飞利浦的 turbo spin echo(TSE)]。比如:采用半傅里叶采集单次激发 RARE 序列(如:西门子的 HASTE、GE 的 SS-FSE),能够在单次屏气或几次屏气状态下获得食管冠状位、矢状位图像,从而较准确地显示肿瘤的长度。

横断位的 T2WI 可以选择呼吸门控技术的 TSE(GE 的 FSE)序列,脂肪抑制序列 T2WI 建议采用短时反转恢复 (short time inversion recovery,STIR)TSE,该序列可以去除高信号脂肪的影响,有利于显示较小的纵隔淋巴结。而且该序列有利于区分转移性淋巴结和非转移性淋巴结。

T1WI 可选择梯度回波序列(gradient recalled echo，GRE)。平扫时用二维扰相 GRE T1WI 或双回波序列，增强扫描选择三维容积内插快速扰相 GRE T1WI 序列(如：西门子的 VIBE、GE 的 LAVA 序列)，这类序列成像速度快，在层面较薄时可以保持较高的信噪比，尤其是 VIBE 或 LAVA 序列没有层间距有利于小病灶的显示。

除常规 MRI 序列以外，弥散加权成像(diffusion tensor imaging，DWI)也可用于食管癌的分期评价。DWI 与传统的 MRI 技术不同，它成像的基础主要依赖于水分子的运动而非组织的自旋质子密度、T1 值或 T2 值，是惟一能够观测活体组织中水分子弥散运动的成像技术。肿瘤组织的细胞密度、细胞的核浆比等微观结构有别于正常食管壁，微观结构的差异会影响水分子弥散运动的状态，在 DWI 上表现为不同的信号特点。因此，DWI 能够较好地显示食管壁的病变区域，同时能够通过表观弥散系数(ADC)来间接定量病变区域的微观病理特征。DWI 在食管癌检查时高 b 值常选择 500~1000 之间。

以 Siemens 3.0T 机型为例推荐扫描序列如下：

(1) 冠状位或/和矢状位 Haste 序列，TR/TE=(1400/90)ms；层厚 4mm；层间隔 0.8mm，FOV=380×380。

(2) T1 横断位 (同反相位)：TR/TE=(140/2.45)ms；层厚 4mm；层间隔 0.8mm，FOV=380×273。

(3) 呼吸门控 T2WI 横断位：TR/TE=(4695/84)ms；层厚 4mm；层间距 0.8mm，FOV=240×180。

(4) DWI 横断位：b 值选用 0、500、800，TR/TE=(6300/65)ms，层厚 6mm，FOV=380×285。

(5) 增强扫描：Vibe 序列平扫，TR/TE=(3.9/1.4)ms，层厚 4mm。团注造影剂钆喷酸葡胺注射液(Gd-DTPA)，注射剂量为 0.2mmol/kg，注射速率为 2ml/s，药物注射完毕后再以 2ml/s 的速度注入 20ml 生理盐水。

(四)PET 或 PET-CT 检查

PET 或 PET-CT 成像原理是利用核素标记的显像剂 ([18]F 标记的脱氧葡萄糖，[18]F-FDG)引入机体后定位于靶器官，核素在衰变过程中发射正电子，继而与周围物质中的电子发生湮没辐射产生光子,利用探测器探测,获得机体正电子核素的断层分布图,从而显示病变及其代谢状态,对肿瘤做出定位、定性诊断。由于大多数恶性肿瘤细胞具有高代谢特点,因此,肿瘤细胞内可积聚大量 $^{18}$F-FDG,经 PET 或 PET-CT 检查可显示病变处有较高的放射性浓聚。PET-CT 是 PET 和多排螺旋 CT 的融合技术。患者检查前禁饮食,安静 6 h,测定血糖(要求血糖< 6mmol/L),肘静脉注射 7.4 MBq/kg $^{18}$F-FDG,平静休息 50 min 后行 CT 和 PET 全身断层显像,层厚 4.25mm,50cm AFOV,全身检查平均 6 个床位,4 min/床位,检查 30min 左右,获得 PET 数据经 CT 衰减校正后,在设备工作站行迭代法重建,多层面、多幅成像并与 CT 图像融合。根据病变及淋巴结位置选择感兴趣区(region of interest,ROI),并测定标准摄取值(standard uptake value,SUV),一般 SUV> 2.5 视为恶性。PET-CT 检查可一次连续成像得到全身断层图像,并可从三个不同断层方向或立体上对图像进行分析,对确定肿瘤转移范围有很大帮助。

# 第二节　食管的正常解剖与影像学表现

## 一、食管的正常解剖

食管起于第六颈椎水平,即在环状软骨下缘与咽相连,在第十胸椎高度穿过膈肌的食管裂孔进入腹腔,约于第十一胸椎水平连接胃的贲门,是下咽部和胃的通道,其走行大部分位于后纵隔内,周围有较多脂肪包绕,故较易于与邻近结构区别。食管全程按解剖分为 3 段:(1) 颈段:入口至胸骨切迹平面;(2)胸段:胸骨切迹至膈肌;(3)腹段:膈肌以下。其中,胸段食管以主动脉弓、肺下静脉为界又分为胸上段(弓上段)、胸中段及膈上段 3 段。正常食管在行进过程中,有两个生理性狭窄处,分别位于食管入口处和膈肌食管裂孔处。食管作为消化管道,其管壁由黏膜、黏膜下层、肌层和外膜 4 层结构组成,与肠管不同的是食管没有浆膜层,取而代之的是含有较多弹力纤维的结缔组织构成的外膜。黏膜和黏膜下层在食管排空时形成数条纵行的向腔内凸出的黏膜皱襞,由于黏膜肌层在食管下段较厚,所以黏膜皱襞在下部较为明显。食管上端6cm左右是横纹肌,中段10cm左右为横纹肌和平滑肌混合组成,以下部分由平滑肌组成。

## 二、食管与周围器官的关系

食管颈段及上胸段前面均与气管相邻,后方与脊柱很贴近,两者之间为含有少量疏松结缔组织的食管后间隙,颈段食管的两侧有甲状腺。从第4胸椎到第7胸椎,食管后方的疏松结缔组织内有胸导管、奇静脉及右侧肋间动脉等结构,将食管与脊柱分开。在此以下食管行进渐偏左,并向前离开脊柱而位于降主动脉的右前方。在第4胸椎以下食管的前面依次与主动脉弓、左侧主支气管、左心房及左心室的后面相毗邻。胸段食管的左侧自上而下有左锁骨动脉、主动脉弓及降主动脉,直至第7胸椎以下,食管才与左侧纵隔胸膜有较密切的关系。而胸段食管的右侧则与纵隔胸膜关系密切,除在肺门处食管右缘与纵隔胸膜间有奇静脉相隔外,食管右侧紧贴纵隔胸膜。在肺门以下食管的右侧及后面均盖有纵隔胸膜,并在食管后方与胸膜反折构成食管后隐窝。

## 三、食管造影的正常X线表现

### (一)食管单对比造影表现

下咽部的两侧梨状隐窝在第5颈椎下缘处向中心汇合呈一长约1cm的轻度狭小段,即为食管开端,此处为食管的第一个生理狭窄。食管在吞钡充盈相上,呈现自然弯曲度,自上而下管径略见增宽,管腔边缘光滑,管壁柔软。在行进过程中由于主动脉弓部、左侧主支气管及左心房紧贴于食管的左前方,所以在右前斜位时食管前壁可见3个正常压迹:(1)主动脉弓压迹:相当于第4~5胸椎水平处,为一半月形的弧形压迹,压迹深度随年龄而递增。此压迹正位时在食管的左缘,侧位时位于食管的前缘。(2)左主支气管压迹:左侧主支气管斜行跨过食管的左前方,形成圆弧形压迹,在其前方可看到含气透光的斜行支气管影,压迹深度变异较大,有时可呈轻度成角的切迹状,在主动脉弓和左主支气管压迹之间,食管往往相对膨出,不可误以为是食管憩室等。(3)左心房压迹:相当于食管中下段处长而浅的压痕,在儿童或深呼吸时较明显。左心房增大时可引起压迹局限加深,甚至压迫食管后移。随着食管的收缩,钡餐大部分排入胃内,管腔内可显示出 2~5 条纵行平行的细条状透亮影,其宽度不超过 2mm,边缘光滑,即是食管的黏膜皱襞。

### (二)食管双对比造影表现

双对比造影由于服用产气粉和吞咽空气,使食管腔充气扩张,钡剂均匀涂布在黏膜面,显示出光整连续的腔壁线,黏膜皱襞被展平而不显现,偶尔管壁上可见细微的横行皱襞,为黏膜肌层收缩所致。右前斜位可见 3 个正常生理压迹;在左前斜位片相当于左主支气管相邻处可见与其走行方向一致的细线状压迹,表现为食管轮廓内自前上向后下斜行的钡线影,主要是因为充气扩张的食管与左支气管更靠拢而呈现出来的征象,是食管双对比造影特有的正常表现。

## 四、食管的正常 CT 表现

食管的 CT 扫描主要采用横断面扫描。正常食管壁在 CT 平扫上呈软组织密度,与邻近大血管密度相等或略低,增强扫描食管壁可轻度强化,半数以上患者 CT 检查时食管腔内含有气体,尤其颈段食管内含气更为常见。气体位于管腔中央,呈明显低密度影。食管壁在管腔充分扩张状态下其厚度小于 3mm,如大于 5mm 则为异常。在上段食管的扫描层面,可见食管位于中线,与气管后壁紧密相贴,部分在气管后壁产生压迹(约 40%)。食管的后外侧为颈长肌。甲状腺呈高密度状结构位于气管与食管的前方及两侧。在中段食管扫描层面,食管移向气管的左侧,但位置仍居中或稍偏左,食管后方无任何结构,贴近胸椎。在此层面气管与食管的间隙可达 4mm,部分肺组织可伸展至气管后方。锁骨下动脉、颈总动脉、头臂动脉,以及头臂静脉在食管中段的扫描层面能清楚地显示,尤其增强扫描图上,显示更加清晰。在主动脉弓的平面食管位于气管的左后方,奇静脉位于食管的右侧、后侧,奇静脉弓于此平面可以看到。肺与食管的右侧直接相贴。在隆突下,食管紧贴左侧主支气管的后壁,被少量脂肪组织所分割,10%~20% 的患者在食管与左肺动脉之间有肺组织介入。在下段食管扫描层面,食管位于左心房后方,在左心房的下方食管移向左侧,位于降主动脉前方,在穿过横膈后食管转向左行,以水平位进入胃贲门。CT 扫描时 1/3 的患者,胃食管连接部位表现为胃壁的局限性增厚。CT 横断面所见尾叶与左外侧段之间的裂隙直指向食管胃相交部,该裂隙是识别食管胃连接部的标志,应避免将食管胃连接部的软组织误认为病变。

### 五、食管的正常 MR 表现

MRI 具有良好的软组织分辨率,较 CT 能够更好地显示食管壁结构。国外学者 Yamada 等的实验中,在 4.7T 场强的磁共振设备上用体表线圈对离体的食管壁进行成像,T2WI 能够清晰地将食管壁分为上皮、固有膜、黏膜肌、黏膜下、内环肌、肌间组织、外纵肌和外膜 8 层结构,与组织学分层完全相符。在 7 T 的实验室 MRI 上,磁共振弥散张量成像(diffusion tensor imaging,DTI)技术同样显示了离体食管标本壁的 8 层结构。目前,临床上批准使用的磁共振机最高场强为 3.0T,尽管不能达到上述实验那样将食管壁精确分为 8 层的类似组织学分层的效果,但能够基本区分黏膜层和黏膜下层、肌层和外膜。

正常食管壁在 T1WI 上显示为等低或等信号,而食管内壁的表面黏液和食管外膜脂肪组织则可显示为高信号。在 T2WI 上黏膜层和黏膜下层均呈高信号,而肌层呈低到等信号,两种信号对比明显,层次分界清晰,外膜的脂肪组织则显示为高信号。腔内的空气则无信号。MR 对于上段和下段食管显示较为清晰,中段食管由于受到前方左心房的压迫,常不能清晰显示。

# 第三节　食管癌的影像学表现

食管癌是我国常见的恶性肿瘤之一,多见于中老年患者,在病理学类型上包括我国在内的亚洲国家多数为鳞状上皮癌,少数为腺癌和未分化癌。在好发部位上以食管中段最多,中下段次之,颈段和上胸段少见。而在西方国家食管腺癌逐渐取代鳞癌,成为主要的病理类型,可能与西方国家食管腺癌大多源于 Barrett 食管有关,而且病变多见于胸下段食管。食管癌患者早期可没有临床症状与体征,随着疾病的进展,可出现进食梗阻、进行性吞咽困难、胸骨后体疼痛、呕吐、声音嘶哑、恶病质表现(如消瘦、疲乏)。

## 一、食管癌 X 线造影的表现

### (一)早期食管癌的造影表现

早期食管癌多指没有转移的黏膜内癌和黏膜下浸润癌,对于早期食管癌的造影检查需采用食管双对比造影,依据《中国常见恶性肿瘤诊治规范》将早期食管癌 X 线诊断分为四型:糜烂型、斑块型、乳头型和平坦型。早期食管癌 X 线造影表现有:(1)黏膜改变:双对比相显示黏膜面粗糙,呈颗粒状或不规则网格状,黏膜相上见黏膜皱襞增粗、迂曲、中断;(2)小溃疡:在增粗的黏膜面上出现不规则的浅小钡斑,有时可见到黏膜皱襞集中征象;(3)小的充盈缺损:表现为小息肉样、小结节样充盈缺损,有时呈桑葚样;(4)轮廓改变:病变局部管壁轻微不规则或毛糙不均;(5)功能异常:病变局部管壁扩张度稍差,稍显僵硬,蠕动减弱。

### (二)中晚期食管癌的 X 线造影表现

癌肿侵及肌层,达外膜或食管外周,有局部或远处淋巴结转移。按其生长方式及大体形态病理上分为五型:(1)髓质型,(2)蕈伞型,(3)溃疡型,(4)缩窄型,(5)腔内型。中晚期食管癌的典型 X 线征象包括以下几个方面:(1)正常黏膜皱襞破坏、中断,甚至消失,腔内可见锥形、半月形或不规则龛影。(2)管腔内不规则充盈缺损,管腔狭窄。狭窄常不对称,边缘呈虫蚀状,有时呈环形狭窄,边缘也可较为整齐,狭窄上端钡剂通过受阻。(3)病变区管壁僵硬,扩张受限,蠕动减弱以致消失。(4)癌肿向腔外生长明显时,透视或点片纵隔内可见软组织块影。而结合每个类型的食管癌,均有自身的特异 X 线表现和特征:(1)髓质型:腔内较长的不规则充盈缺损,上下缘呈斜坡状,在不同体位病变局部管径可宽窄不一,食管黏膜破坏,中断,肿瘤较大时纵隔影增宽,其内显现软组织块影(图 8-1)。(2)蕈伞型:表现为腔内不规则充盈缺损,形如菜花或蘑菇样,上下缘分解清楚,管腔不规则偏心性狭窄,边缘不整,肿瘤表面黏膜破坏,可有糜烂或不规则浅龛影。(3)溃疡型:显示为大小和形态不同的腔内龛影,溃疡往往纵向发展,呈长行扁平状,切线位溃疡深入食管壁,底部凹凸不平,溃疡边缘隆起时,可出现"半月征"和"环堤征",病变局部管壁扩张受限,常无明显梗阻(图 8-2)。(4)缩窄型:以壁内浸润收缩狭窄为特征,表现为不对称的环形狭窄,病变段长 3~5cm,两端呈

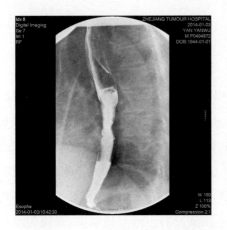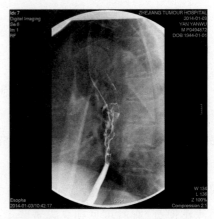

图 8-1 口服钡餐造影可见食管中段不规则充盈缺损,管壁僵直,管腔狭窄,
食管黏膜中断、破坏

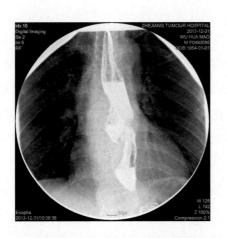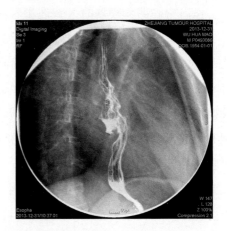

图 8-2 口服钡餐造影可见食管中下段不规则腔内龛影及充盈缺损,
管壁僵直,管腔狭窄,食管黏膜中断、破坏

肩胛状。狭窄严重时如漏斗状,局部黏膜平坦消失,钡餐通过受阻明显,以上食管扩张(图 8-3)。(5)腔内型:大肿块突向腔内,边缘清楚锐利,病变部位可见正常或增粗的黏膜皱襞,病灶处管腔加宽而不是变窄,其上方食管无明显扩张。

**(三)食管癌穿孔和瘘道形成的 X 线表现**

当癌肿进展可破溃穿入气管、纵隔、胸腔及肺等邻近脏器,最常见的是食管

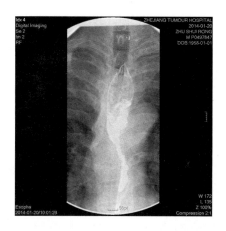
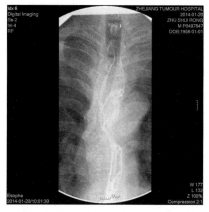

**图 8-3　口服钡餐造影可见食管中段充盈缺损，管腔狭窄，食管黏膜中断、破坏，以上层面管腔扩张**

气管瘘，发生的部位多在气管和左主支气管。当服用造影剂时可见造影剂通过食管破溃处进入气管或支气管，有时造影时破口显示不清，仅表现为气管、支气管显影(图 8-4)。当发生食管气管瘘时，患者常并发呼吸道及肺的继发感染，胸部 X 线片上表现肺部感染或肺脓肿的征象。当病灶穿入纵隔时可见造影剂穿过食管壁进入纵隔内，瘘道呈不规则线样、条状影，造影剂进入纵隔后呈斑片状、团块状聚积，胸部 X 线片上有时呈现纵隔影的增宽伴液平(图 8-5)。

161

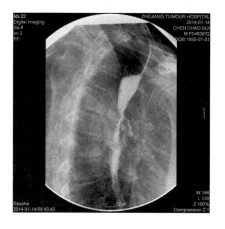
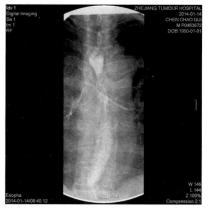

**图 8-4　口服钡餐造影可见食管中段不规则充盈缺损，黏膜中断破坏，管腔狭窄，管壁僵直，造影剂经病变区食管前壁破溃处进入气管内**

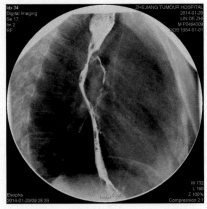

**图 8-5** 口服钡餐造影食管中段可见不规则充盈缺损,黏膜明显破坏,管腔狭窄,
管壁僵直,造影剂经病变食管左前壁破口进入纵隔内

## 二、食管癌的 CT 表现

CT 扫描主要用于进展期食管癌,不仅可以客观、准确显示食管癌病灶的大小、肿瘤外侵范围、程度,以及与邻近纵隔器官的关系,还可以判定纵隔内有无淋巴结肿大及远处脏器有无转移,做出肿瘤分期评估,帮助临床医生了解食管癌治疗前分期及选择正确治疗方案,尤其薄层 CT 扫描或图像薄层重建,对显示 5~10mm 直径大小的淋巴结效果更佳,对于食管癌与良性平滑肌瘤、食管静脉曲张等良性病变的鉴别诊断 CT 扫描非常有帮助,特别是增强扫描,作用更大。此外随着 CT 新技术的开发与应用,在食管癌检查中可以发挥更大的作用。如 CT 灌注成像可以了解食管癌的血管生成等方面的信息。但 CT 扫描对局限于食管黏膜的早期肿瘤性病变的诊断则基本无效果。

食管癌的 CT 表现主要有以下征象:(1)食管壁局限性或全周性增厚,局部管腔不规则狭窄,病变段上方食管可扩张,积气、积液(图 8-6)。(2) 病变食管段呈软组织肿块,并有管腔偏心性变形、狭窄或闭塞。增强扫描可见软组织肿块呈中度不均匀强化。当肿物向腔外生长突出,可推挤、压迫或侵犯邻近器官,引起相应器官移位、变形、狭窄,病灶与肿块紧密粘连,界限不清(图 8-7、8-8)。(3) 病变周围区域淋巴结或远处淋巴结肿大(图 8-9)。(4) 其他如肝、肺、骨骼等脏器转移征象(图 8-10)。

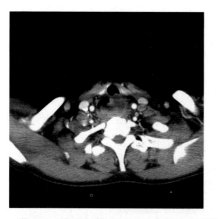 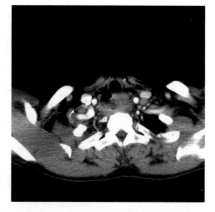

图 8-6 增强扫描 CT 可见食管上段管壁不规则增厚,管腔局部扩张,内见积液

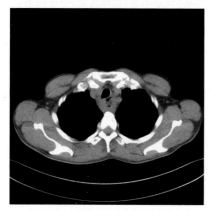 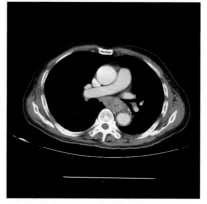

163

图 8-7 食管上段管壁不规则增厚,病变呈软组织肿块影,周围脂肪间隙消失

图 8-8 食管中段管壁环形增厚,呈软组织肿块影,增强扫描中度强化,病变与气管隆突分界不清

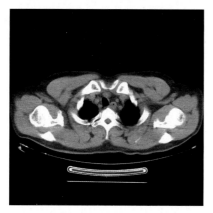 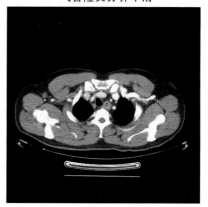

图 8-9 食管上段管壁环形增厚,增强扫描中度强化右侧气管食管沟可见肿大淋巴结

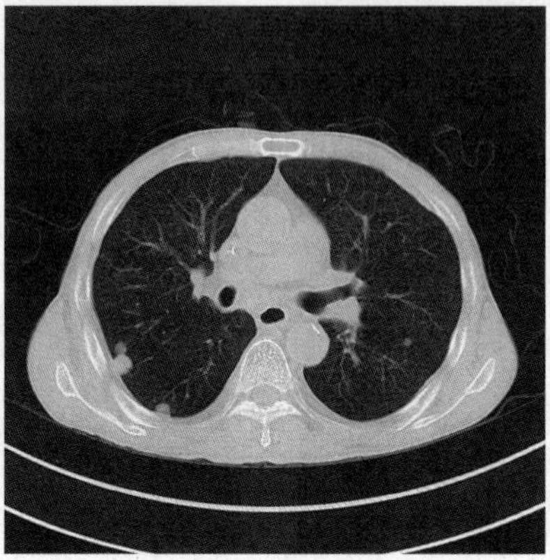

**图 8-10** 食管癌患者两肺多发转移瘤,类圆形,大小不等,边界光整,密度均匀,
分布以外周肺野为主

### (一)食管癌外侵的 CT 表现与判断

CT 具有较高的密度分辨率, 癌肿组织与周围组织之间有不同 CT 密度值, 不同的密度差别, 使 CT 能够清楚分辨, 特别是 CT 增强扫描, 不同组织强化的程度不同, 使不同组织和脏器具备更明显的密度差, 有利于判断癌肿对周围脏器的侵犯。食管癌粘连或侵犯的纵隔组织和器官包括胸膜、气管、支气管、纵隔大血管(主动脉、肺动脉、奇静脉等)、椎前筋膜、心包等。正常情况下由于食管周围有纤维脂肪间隙, CT 上表现为低密度, 增强扫描强化不明显, 而心包壁、主动脉、奇静脉等在平扫时呈软组织密度, 增强扫描时有明显的强化, 故易于将食管和周围器官做出区分。当食管癌外侵时, 早期表现为病灶与这些邻近纵隔脏器间的脂肪层消失, 分界模糊不清。当癌肿进一步外侵, 可压迫主动脉、气管、支气管或心包等, 引起相应脏器的推移、变形, 甚至病灶包绕上述结构, 与侵犯的脏器紧密粘连。具体表现为:

(1)气管、支气管受侵:当气管、支气管后壁、气管隆凸受压变窄或推挤移位, 食管肿瘤病灶与气管、支气管间的脂肪间隙消失或与气管、支气管长段邻贴, 则提示食管肿瘤与气管、支气管有粘连的可能, 但仅有这些征象是不够的, 它们并不能作为气管、支气管受侵的肯定证据。有学者提出胸上、中段食管癌气管、支气管及隆凸受侵早期的 CT 诊断标准为:CT 图像中连续两个以上层面出

现肿瘤与气管或支气管隆凸间的脂肪层消失,邻近病灶的上下层面仍存在脂肪层,气管、支气管后壁变平直或略向前凸。但按照上述标准判断气管、支气管及隆凸受侵的敏感度仅为82.4%,特异度为72.7%,准确度为78.6%。同时对极度消瘦或曾接受放射治疗的食管癌患者来说,食管周围的脂肪层已不明显或完全消失,故使气管、支气管隆凸受侵的早期CT诊断变得困难。只有在CT图像上见到紧贴病灶的局部气管、支气管壁呈锯齿样改变、气管壁成角凹陷,或肿瘤病灶突破气管、支气管壁向腔内生长,在空气的衬托下可显示不规则的软组织肿块,甚至肿物堵塞气道,引起肺不张等改变时,才是气管、支气管受侵的明确征象。

(2)主动脉、肺动脉受侵:食管与主动脉间正常存在着脂肪间隙,它可以因肿瘤的外侵而消失(图8-11、8-12)。文献报道如果肿瘤与主动脉接触面不超过45°,则可认为主动脉未受侵;如果肿瘤与主动脉接触面超过90°,则应认为主动脉已受侵。但食管与主动脉间的脂肪间隙可以因为病人较瘦缺少脂肪而显示不清,肿瘤与主动脉仅在一个层面的接触角度超过90°,也不能完全确认主动脉受侵,只有当同时伴有肿瘤与主动脉接触面毛糙或多层面主动脉受压变形时,才认为是主动脉受侵的可靠征象(图8-13)。

(3)椎前筋膜:当食管肿物与椎前筋膜间多层面的脂肪间隙消失,食管与脊

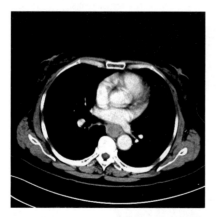
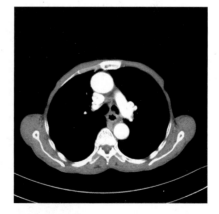

图8-11　食管中下段管壁增厚呈软组织肿块影,压迫主动脉及心包后缘,与主动脉间脂肪间隙部分消失,与主动脉接触面小于45°

图8-12　食管中下段管壁增厚,肿瘤与食管、主动脉之间脂肪间隙消失,肿瘤与主动脉接触面超过90°,提示主动脉受侵

柱间的低密度三角区被软组织密度充填,则可提示椎前筋膜受侵或粘连(图 8-14)。

(4)心包:食管肿物与心包间多层面的脂肪间隙消失可怀疑有粘连,心包受压凹陷、心包增厚或伴有心包积液可提示心包受侵(图 8-15)。有学者研究显示病变食管壁的厚度对判断癌肿外侵具有重要的临床意义,当病变食管壁厚度大于 2cm 时,癌肿外侵率高达 95%以上。

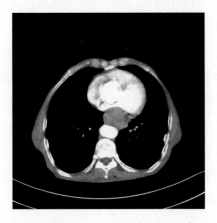

图 8-13　食管中下段管壁不规则增厚,局部呈软组织肿块影,病变外侵,食管、主动脉间脂肪间隙消失,肿瘤包绕、压迫主动脉

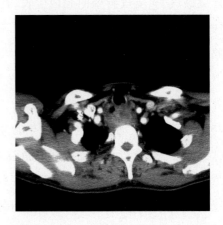

图 8-14　食管上段管壁不规则增厚,肿瘤与椎前筋膜间的脂肪间隙消失,食管与脊柱间的低密度三角区被软组织密度填充,提示椎前筋膜受侵

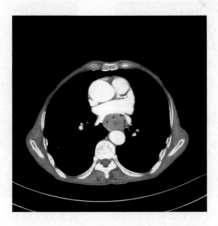

图 8-15　食管中下段占位灶,呈软组织肿块样,肿瘤与心包间脂肪间隙消失,心包受压凹陷,提示心包受侵

(二)食管癌淋巴结转移的 CT 表现

淋巴结转移是影响许多实体肿瘤长期生存的独立预后因素,就食管癌而言尤其如此。CT 用于食管癌检查的重要作用之一就在于显示有无肿大的淋巴结,淋巴结归属的具体区组,判断这些肿大淋巴结是否为肿瘤转移,从而为食管癌的分期评估和治疗方案的选择提供依据。目前食管癌胸内淋巴结分组标准主要有 2 个系统,即美国癌症联合会(AJCC)与国际抗癌联盟(UICC)的 JACC-UICC 分组标准和日本食管疾病协会(JEOG)分组标准,目前多采用 AJCC-UICC 分组标准。

1. 食管癌胸内淋巴结分组标准

(1)AJCC-UICC 标准(1997):

上纵隔淋巴结:1~4 组淋巴结。

    第 1 组淋巴结群:在上纵隔胸腔内上 1/3 气管的周围,其双侧以锁骨下动脉的上缘作水平线以上,中间与左无名静脉上缘以上为界。

    第 2 组淋巴结群:气管旁淋巴结,位于第一组淋巴结与第四组淋巴结之间的气管旁两侧。

    第 3 组淋巴结群:分为气管前和气管后淋巴结两组。在气管后面的淋巴结又称为 3p 组,气管与上腔静脉、无名静脉之间的淋巴结为 3a 组。

    第 4 组淋巴结群:位于气管与左右主气管分叉后周围的淋巴结,右侧通常在奇静脉下方,而左侧常在纵隔内主动脉之下。

主动脉淋巴结:5、6 组淋巴结。

    第 5 组淋巴结群:位于主动脉之下的主肺动脉韧带的周围。

    第 6 组淋巴结群:位于升主动脉,主动脉弓的前面和两侧,迷走神经前面。

下纵隔淋巴结:7~9 组淋巴结。

    第 7 组淋巴结群:位于气管与左右主气管分叉下的淋巴结。

    第 8 组淋巴结群:位于气管与左右主气管分叉下,食管周围的淋巴结。

    第 9 组淋巴结群:紧贴下肺静脉之下缘,下肺韧带之内的淋巴结。

N₁淋巴结:10~14 组淋巴结。

第 10 组淋巴结群:从双侧主支气管开口第一个软骨环开始至其刚开始分叉为上下肺叶支气管的最后一个软骨环外的淋巴结。

第 11 组淋巴结群:位于肺内各肺叶支气管之间的淋巴结,在右侧,上肺叶与中肺叶支气管之间为 11s 群;中肺叶与下肺叶支气管之间为 11i 群。

第 12 组淋巴结群:位于肺叶支气管周围的淋巴结。

第 13 组淋巴结群:位于肺段支气管周围的淋巴结。

第 14 组淋巴结群:位于亚段支气管起远端周围的淋巴结。

(2)日本食管疾病协会(JEOG)分组标准:

颈部的淋巴结:包括 101 组、102 组、103 组和 104 组淋巴结。

上纵隔的淋巴结:包括 105、106F、106L、106R、106TL、106TR、113 和 114 组淋巴结。

中纵隔的淋巴结:包括 107、108、109 及 112 组。

下纵隔的淋巴结:包括 110 和 111 组。

腹部淋巴结:包括胃的 1~16 组淋巴结。

淋巴结分组的具体定义:

No.100 颈浅淋巴结:在头颈部淋巴结分组中除颈深淋巴结以外的淋巴结。

No.100spf 颈浅淋巴结:位于颈浅筋膜下沿颈外静脉及颈前静脉分布的淋巴结。

No.100sm 下颌下淋巴结:位于下颌下腺、腮腺及下颌舌骨肌之前的淋巴结。

No.100tr 颈部气管旁淋巴结:位于气管前脂肪组织,从舌骨前方延伸至左头臂静脉,包括甲状腺旁及喉旁的淋巴结。

No.100ac 副神经淋巴结:沿副神经分布的淋巴结及斜方肌前面的淋巴结。

No.101 颈部食管旁淋巴结:颈部食管周围的淋巴结,包括沿喉返神经分布的淋巴结及颈部气管旁的淋巴结;其向两侧的分界线为颈动脉鞘。

No.102 颈深淋巴结:为沿颈内静脉及颈总动脉分布的淋巴结。

No.102up 颈上深淋巴结:从二腹肌尾侧到颈动脉分叉以前的淋巴结。

No.102up 颈中深淋巴结:从颈动脉分叉到环状软骨下界以前的淋巴结。

No.103 咽周淋巴结:颈深淋巴结群之内,存在于咽后和咽旁的淋巴结。

No.104 锁骨上淋巴结:颈深淋巴结群之内,存在于锁骨上窝的淋巴结。

No.105 胸上段食管旁淋巴结:沿胸部上段食管旁分布的淋巴结。

No.106 胸部气管旁淋巴结:从气管与头臂动脉的交叉部至气管隆突正上方,气管前面及两侧分布的淋巴结。

No.106rec 喉返神经链淋巴结:在纵隔内沿喉返神经链分布的淋巴结,其上界为从锁骨下动脉的头部到颈静脉切迹,下界为喉返神经尾侧向两侧的反正部。

No.106recL 左喉返神经链淋巴结:沿左喉返神经链分布的淋巴结。

No.106recR 右喉返神经链淋巴结:沿右喉返神经链分布的淋巴结。

No.106pre 气管前淋巴结:胸段气管前壁的前方,右侧喉返神经的前面。

No.106tb 气管支气管淋巴结:位于气管分叉部位的淋巴结。

No.106tbL 左气管支气管淋巴结:其前界为主动脉弓的下壁,淋巴结位于主动脉弓内侧壁环绕的范围内。

No.106tbR 右气管支气管淋巴结:其上缘为奇静脉的下壁。

No.107 气管隆突淋巴结:即隆突下淋巴结,其外侧缘为两侧气管内侧缘的延长线。

No.108 胸中段食管旁淋巴结:沿胸中段食管分布的淋巴结,位于后纵隔。

No.109 肺门淋巴结:由主支气管周围及肺门部为中心所分布的淋巴结。

No.110 胸下段食管旁淋巴结:沿胸下段食管分布的淋巴结,属后纵隔淋巴结。

No.111 膈上淋巴结:位于横膈、心包及食管所围成的区域内的淋巴结。

No.112 后纵隔淋巴结:即紧靠降主动脉、下肺静脉下缘及心包分布的淋巴结。

No.112ao 胸主动脉旁淋巴结:沿降主动脉分布的淋巴结,包括沿胸导管分布的淋巴结。

No.112pul 肺韧带淋巴结:包括心包旁及靠近下肺静脉的淋巴结。

No.113 主肺动脉窗淋巴结:位于动脉韧带左侧的淋巴结。

No.114 前纵隔淋巴结:位于上腔静脉前方的淋巴结,包括头臂静脉及胸腺周围的淋巴结。

2. 食管癌胸内淋巴结分组 CT 判断方法　在 CT 检查中,肿大淋巴结区组归属的判断对食管癌的诊治十分重要, 常在 CT 扫描图像上采用 6 条假定的解剖水平线将淋巴结进行区组的归属,这 6 条假定的解剖水平线为:①左头臂静脉上缘;②主动脉弓上缘;③右上叶支气管开口上缘;④左上叶支气管开口上缘;⑤气管隆突角;⑥右中叶支气管开口上缘。第一线以上为 1 区,第 1、2 线之间气管旁为 2 区,血管前、气管后为 3 区,第 2、3 线间之中线右侧为 4R 区,第 2、4 线间之中线左侧为 4L 区,第 5 线以下至中叶开口处之隆突下为 7 区,第 6 线以下为 8 区,第 2 线下方升主动脉、主动脉弓或无名动脉前、外侧者为 6 区,在主肺动脉窗内靠内侧者属 4L 区,靠外侧者为 5 区,其余各区根据相应的解剖结构也非常易于辨别。

3. 食管癌淋巴结转移的 CT 评判与价值　目前临床上 CT 诊断食管癌淋巴结转移主要依据淋巴的大小,CT 对异常淋巴结的判断始终存在争论,异常淋巴结从 5~15 mm 各家标准不一,常用标准是在食管周围区域、纵隔和其他部位见到肿大淋巴结,该肿大淋巴结的短径超过 10 mm。但手术清扫的淋巴结病理检查经常发现 CT 图像上短径在 10mm 以下的淋巴结,不少也发生了肿瘤转移。多项研究显示以淋巴结短径>10 mm 作为淋巴结转移的诊断标准, 其诊断敏感性为 11%~77%,特异性为 71%~95%。Holger Pettersson 等综述多个中心的研究结果显示,以上述标准诊断淋巴结转移敏感性为 90%,特异性仅为 40%,可见特异性并不高,认为其主要的局限性在于:①CT 不能诊断大小在正常范围内的淋巴结隐匿性的转移灶;②淋巴结周围缺乏脂肪对比时,CT 图像上淋巴结不被发现而造成漏诊;③单纯依据淋巴结大小,不根据形态和密度鉴别淋巴结的转移、反应性增生和炎症。王岩等对 43 例早期胸段食管癌患者进行前瞻性分析,通过对食管癌患者颈胸腹淋巴结进行严格的分组, 用 CT 图像上轴面短径≥10 mm

及轴面短径≥8mm 两个标准来诊断淋巴结转移,研究各自对淋巴结转移诊断的敏感性、特异性、Youden 指数及准确性,结果显示使用短径≥8mm 标准对比短径≥10mm 标准对各组淋巴结转移诊断的敏感性增大(31.0%~61.9%),而特异性(98.8%~95.1%) 和准确性(94.6%~93.0%) 则无明显变化,表明短径≥8mm 标准对淋巴结转移的诊断能力明显增强,且不影响诊断的准确性。Youden 指数 J 值明显增大且更接近 1,说明该诊断标准更具有诊断价值。

因此, 在 CT 诊断淋巴结转移的过程中, 除淋巴结大小是主要的诊断依据外,应同时考虑其形态学改变,这些形态学指标包括形态变圆、长短径之比下降、淋巴结边缘模糊、淋巴结融合、增强扫描显示肿大淋巴结呈不均匀强化、环形强化及与原发肿瘤一致的强化。

在食管癌淋巴结转移的区组归属上, 食管的淋巴回流具有特殊的解剖结构,食管黏膜下层的淋巴管除横向穿透食管壁引流至附近的淋巴结外,还存在垂直的纵向交通,因此食管癌具有广泛的跳跃性淋巴结转移的特点。各段食管癌均以病变食管周围淋巴结转移的发生率最高,即所说的第一站。从部位上看,上段食管癌向气管周围,锁骨上及隆突下转移较多,气管周围及隆突下转移居第二站首位,第三站则以颈部食管旁、肺门淋巴结为高。中段食管癌沿食管纵轴上下转移,以向上转移为多,胸上部和下部食管旁及隆突下淋巴结为第二站。下段癌主要以胃大弯、胃小弯、胃左动脉淋巴结组转移为多,多无颈部淋巴结转移,而显示明显向下转移为多的倾向。CT 扫描对食管癌淋巴结转移诊断的准确率依次为胸上段>胸中段>胸下段,如果采用颈、胸、腹三分区方法,CT 扫描对上腹区淋巴结转移诊断的准确率高于全纵隔区及下颈区。

因此,总的来说,在食管癌的 CT 检查中,对发现的肿大淋巴结宜结合食管原发病灶,客观地描述其大小、形态、增强方式、所在区组并进行综合分析,做出是否考虑淋巴结转移的诊断,提高 CT 诊断食管癌淋巴结转移的敏感性、特异性和准确性。

**(三)食管癌的 CT 分期**

对食管癌的 CT 分期临床上做了许多的研究, 主要有 1981 年 Moss 等提出的 CT 分期,1989 年 Tio 等制定的 T 分期和国内 2002 年李彩英等提出 CT 的改

171

良 T 分期。

1. Moss C 分期标准(将食管癌分为四期):Ⅰ期:CT 表现为食管腔内肿块或局部管壁增厚在 3 ~5mm 之间;Ⅱ期:局部或环形食管壁增厚大于 5mm;Ⅲ期:食管壁增厚伴邻近纵隔结构侵犯,包括气管、主支气管,主动脉或心包等;Ⅳ期:任何局部病变伴有远处脏器和淋巴结转移。

2. Tio T 分期标准 (分为三期):$T_1$:(包括 $T_1$ 与 $T_2$) 食管壁厚 5~10mm 无明显纵隔侵犯;$T_2$:食管管壁厚度大于 10mm,纵隔伴有明显侵犯,但无侵犯邻近结构;$T_3$:明显侵犯纵隔,与主动脉夹角大于 90°,提示主动脉受侵。

3. 李彩英改良 T 分期标准:$T_1$:食管壁无明显增厚或<5mm,腔内肿块病变厚度<10mm;$T_2$:食管壁局限或环状增厚>5mm 但<10mm,或腔内肿块<20mm;$T_3$:食管壁厚度>10mm,食管与周围组织脂肪间隙消失,溃疡型食管癌管壁厚度>5mm;$T_4$:包括任何 T,病变延伸融合纵隔结构。

以上食管癌的 CT 分期各有优缺点,Moss 的 CT 分期标准, 根据 CT 扫描显示食管壁的厚度进行分期,但该标准缺乏严格的手术病理对照,制定Ⅲ期病变侵犯纵隔结构,缺乏具体统一的标准。Tio 将 CT 中 T 分期分为 3 期,虽与病理分期一致性较好,但与国际 TNM 分期中 T 为四期不符,改良 T 分期尽管有所进步,但仍待临床与病理的验证。由于 CT 仅从食管厚度来判断肿瘤情况,无法很好地分辨正常组织及肿瘤组织,很难发现早期食管癌,也不能准确分辨食管癌的浸润深度, 故对 T 分期的准确率较低。文献报道 CT 对 T 分期的敏感性为 58%~69%,特异性为 40%~80%,准确性为 43%~68%。但 CT 扫描对于判断周围组织器官受侵仍有绝对优势,诊断 $T_4$ 准确率可高达 94%。随着高精度多排螺旋 CT 及三维重建技术的不断完善,CT 对食管癌术前临床分期的作用有所提高。Onbas 报道应用多排 CT 扫描和三维重建后, 术前预测食管癌 T、N 分期的准确度高达 91.6% 和 83.3%,能够比较准确地进行 T 分期的判断。CT 与 EUS 结合将大大提高对食管癌分期的准确性。

## 三、食管癌的 MR 表现

病变段的食管在 MRI 上表现为食管横径的增大,管壁不规则增厚,管腔狭窄或闭塞，伴或不伴病变上方食管管腔扩张。肿瘤在 T1WI 上呈等信号或低信号（图 8-16），T2WI 呈稍高信号，脂肪抑制的 T2WI 可表现为高信号（图 8-17）。在 DWI 序列上，食管肿瘤表现为不同程度的弥散受限的高信号，ADC 图上呈等或低信号影，增强扫描病灶呈明显不均匀强化（图 8-18、8-19）。肿大淋巴结在 T1WI 表现为等低信号，在 T2WI 上表现为略高信号，增强扫描可见不同程度的强化。矢状位和冠状位上能够直观地观察纵隔是否有肿大淋巴结。

　　食管癌的 MRI T 分期判断主要依据肿瘤侵犯的食管壁深度来判定。由于目前临床所用的 MRI 成像分辨率的限制，MRI 图像无法区分黏膜固有层和黏膜下层，也就是说依据 MRI 表现无法区分 $T_{1a}$ 和 $T_{1b}$ 期。同时，MRI 对食管癌的

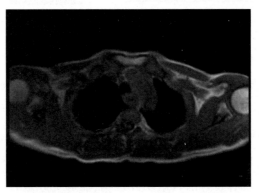

**图 8-16　食管上段管壁环形增厚，横断位 T1WI 呈等低信号**

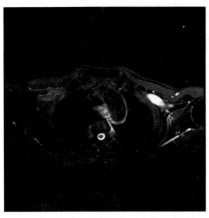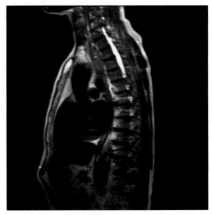

**图 8-17　病灶在横断位 T2WI 脂肪抑制序列呈高信号，食管壁肌层呈线状低信号，
内侧及后方不同程度中断、破坏，评价为 $T_3$ 期**

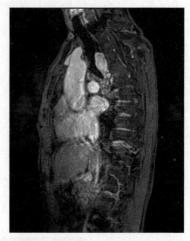

图 8-18　增强扫描 T1WI 显示病变不均匀强化，向内侧及后方侵及食管周围　　图 8-19　矢状位的增强扫描 T1WI 可以较好显示异常强化的病变范围

T₁、T₂ 期病变显示准确性依然较低，多数临床评价将 T2WI 上肿瘤周围肌层的线状等低信号尚未中断时评价统一归为 $T_{1-2}$ 期。病灶周围肌层线状低信号中断或消失时评价为 $T_3$ 期，肿瘤与邻近结构之间脂肪间隙消失并伴有邻近结构受侵征象时评价为 $T_4$ 期。MRI 对 $T_3$、$T_4$ 期病变的显示准确率要高于 $T_1$、$T_2$ 期。在鉴别 $T_3$、$T_4$ 期时，由于 MRI 具有良好的软组织分辨率，能够更好地评价肿瘤与周围组织的关系。在非脂肪抑制序列中，食管周围脂肪间隙显示为高信号，当肿瘤与周围组织间的脂肪间隙消失，与邻近器官接触面较宽时常常提示肿瘤侵犯邻近组织的可能。评价肿瘤是否侵犯主动脉、气管—支气管等重要器官是判断肿瘤是否可行手术切除的关键。当 MRI 显示为食管、主动脉和脊柱间的脂肪三角消失，病变与主动脉接触面增宽、包绕主动脉(接触面大于 90 度)时，提示主动脉受侵可能。当气管—支气管与肿瘤间脂肪间隙消失，并被推挤、包绕时，考虑有气管—支气管受侵。增强扫描后受侵的组织可见与肿块同步强化等征象。

MRI 能够较好地显示纵隔内肿大淋巴结，由于流空效应，大血管表现为低信号区，纵隔内脂肪呈高信号，故在 MRI 上呈中等信号的淋巴结影较为清楚。但是用 MRI 检测是否有淋巴结转移仍然较为困难，目前对于是否发生淋巴结转移的主要评价标准仍然是其大小，通常以 10mm 作为淋巴结受侵的标准，但该标

准的敏感性、特异性及诊断符合率并不理想。在采用 STIR-TSE 序列的 T2WI
中,转移性淋巴结的信号常较非转移性淋巴结略高,同时,当淋巴结内出现明显
高信号(伴有坏死区)时,通常提示为转移性淋巴结可能。此外,全身多部位的
DWI 研究均提示,转移性淋巴结的 ADC 值要低于非转移性淋巴结,DWI 也能够
为淋巴结定性提供帮助。

## 四、食管癌 PET 或 PET-CT 表现

　　食管癌的原发灶与转移均表现为 $^{18}$F-FDG 的高摄取,病变处呈较高的放射
性浓聚灶(图 8-20),通常以最大标准摄取值(SUV max)>2.5 作为判定恶性病变
的阈值。食管癌的 PET 或 PET/CT 检查除帮助诊断原发疾病外,重点在于发现
食管癌的转移病灶(图 8-21、8-22),评估食管癌的分期,指导临床治疗方案的选
择和进行治疗后的疗效评价。尤其是 PET/CT 的应用,其结合了螺旋 CT 和 PET
的优势, 将 PET 代谢图像与 CT 断面图像合二为一。张建东等研究显示,$^{18}$F-
FDG PET/CT 和 CT 发现区域淋巴结转移的敏感性分别为 83.33%和 69.05%、特
异性 93.69%和85.18%、准确性 92.78%和83.54%,对于区域淋巴结转移的诊断,
$^{18}$F-FDG PET/CT 在敏感性、特异性及准确性均比 CT 高。同时有文献报道与 CT
比较,PET/CT 明显提高了 N 与 M 分期的准确度。PET/CT 检查对 N 分期灵敏
度、特异度及准确度分别为 96%、81%和 90%,M 分期的灵敏度、特异度及准确
度分别为 78%、93%和84%,PET/CT 是目前食管癌影像学分期评估的最好方法。
但 PET/CT 也存在一些不足,它对癌旁淋巴结的检测容易出现假阴性,原因可能
为:(1) 癌旁受累淋巴结的 PET/CT 图像易被示踪剂高度浓聚的原发灶掩盖,下
纵隔的区域淋巴结可能受心脏搏动及生理性摄取干扰,胃肠蠕动造成的生理性
摄取可影响腹部,特别是胃周淋巴结的显像;(2)直径较小(如直径<5mm)的病
灶未达到设备的系统分辨率或空间分辨率,产生部分容积效应而使图像模糊难
辨;(3)局部病灶的肿瘤负荷低,处于增殖周期的肿瘤细胞比例少,或肿瘤分化
较好,均可导致对 FDG 的摄取低下。此外,存在较高的假阳性也是 PET 或 PET/
CT 存在的不足。

175

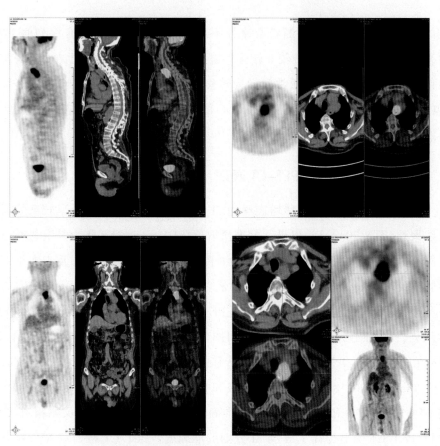

图 8-20　食管上段管壁环形增厚,食管外膜毛糙,周围脂肪间隙模糊,$^{18}$F-FDG
代谢水平显著升高

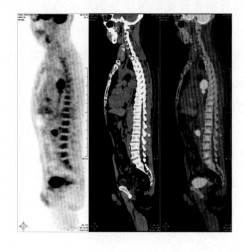

图 8-21　食管中段类圆形占位
灶,$^{18}$F-FDG 代谢水平显著升高,
后腹膜淋巴结 $^{18}$F-FDG 代谢水
平显著升高

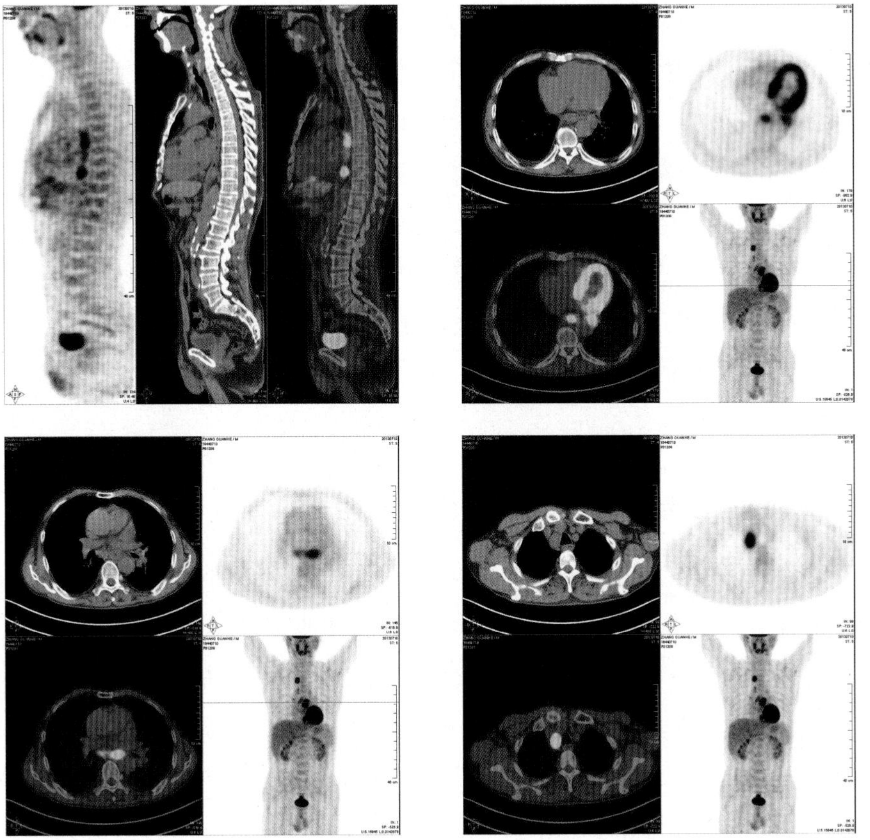

图 8-22 食管中下段管壁环形增厚,右侧气管食管沟旁、气管隆突下、主动脉前方可见多发肿大淋巴结影,上述病变 $^{18}$F-FDG 代谢水平均显著升高

# 第四节 食管癌的鉴别诊断

## 一、食管癌与反流性食管炎的鉴别

反流性食管炎是指当食管下端抗反流机制被削弱或消失时,胃酸或胃消化酶反流进入食管,对食管的鳞状上皮发生消化作用所引起的炎症。又称消化性食管炎,其主要的病理表现为早期食管下端的黏膜充血、水肿、渗出和糜烂,病

情发展后引起黏膜皱襞增粗、颗粒样改变、线样溃疡形成甚至引起黏膜脱落、缺损，管腔狭窄等。反流性食管炎与食管癌影像学鉴别主要手段在于食管造影，反流性食管炎病灶多位于食管胃接合部附近，常同时存在食管裂孔疝和胃食管反流，并常有明显的食管功能性改变，表现为食管下端痉挛性收缩，出现第三收缩等，如果是早期凹陷型反流性食管炎，由于在食管胃接合部附近形成多数纵形、横形的线状溃疡，连同溃疡周围水肿的黏膜和黏膜下层，在 X 线造影片上表现为树枝样影像中夹杂卵石样影像，较具有特点。而食管癌形成的溃疡常位于食管的一侧壁，附近的管壁有僵硬现象。但有时两者鉴别十分困难，需要依靠胃镜检查和活检。

## 二、食管癌与局限的食管静脉曲张相鉴别

食管任何部位的静脉回流障碍均可引起食管静脉的曲张。按其起始部位可分为两种：(1)起自食管下端的上行性食管静脉曲张；(2)起自食管上端的下行性食管静脉曲张。临床上所见的食管静脉曲张多数为上行性食管静脉曲张，故一般食管静脉曲张指的是上行性食管静脉曲张。在与食管癌的鉴别诊断中，食管静脉曲张具有以下特点：(1) 往往有肝硬化的相关病史并伴有脾脏的肿大；(2)食管造影时呈现"串珠状"或"蚯蚓状"充盈缺损，食管壁仍柔软，管腔可扩张；(3)曲张的静脉可随体位、呼吸状态及造影剂充盈程度不同而有改变；(4)CT或 MR 增强扫描可见明显强化的粗大静脉影，位于食管壁内。

## 三、食管癌与食管贲门失弛缓症的鉴别

食管贲门失弛缓症系一种明显的神经、肌肉功能紊乱性疾患，使食管下端和贲门丧失正常弛缓，因食物不能通过食管下端，致使以上食管逐步扩张、增宽、扭曲。食管造影表现为扩张的食管下端呈鸟嘴状逐渐变细，长度一般 2~5cm，直径数毫米至 1cm，但边缘一般光滑，狭窄段管壁柔软，腔内有平行纤细的黏膜存在。而食管癌近端与正常食管分界往往较截然，可呈肩胛状，狭窄段僵硬，黏膜皱襞破坏、消失。

## 四、食管癌与食管平滑肌瘤的鉴别

食管平滑肌瘤是最常见的食管良性肿瘤,约占食管良性肿瘤的90%,多见于食管下段、其次为中段,少数在上段。大多单发,少数可多个。当平滑肌瘤局限于食管壁内或向食管外生长,食管造影可无异常表现,当平滑肌瘤向食管腔内生长,造影时可见边界清楚锐利的充盈缺损,其上下端与正常食管壁分界清楚,正面观表现为类圆形的充盈缺损,有清楚的轮廓线环形围绕肿瘤,或在肿瘤的上下缘呈弓形积钡,而肿瘤区黏膜完整、皱襞被展平,钡剂经过肿瘤区时可见钡柱分流或偏流。CT或MR扫描平滑肌瘤呈轮廓光滑、边缘清楚的软组织影,局部食管壁可呈偏心性增厚,管腔变形,增强扫描软组织影可见明显强化,与周围结构分界清,钙化罕见。

## 五、食管癌与其它恶性肿瘤的鉴别

除与良性疾病鉴别外,食管癌尚需与食管淋巴瘤、食管癌肉瘤、食管转移性肿瘤等恶性肿瘤鉴别。临床上,发生在食管的淋巴瘤、食管癌肉瘤、食管转移性肿瘤非常少见,影像学检查不具有特异性,无法单独作出正确的诊断,需结合患者病史及其它相关检查资料,最终诊断需要依靠病理学检查。

(邵国良　石　磊　毛伟敏)

## 参考文献

[1] 尚克中,陈九如.胃肠道造影原理与诊断[M].上海:上海科学技术文献出版社,1995.134-146.

[2] 杨正汉,冯逢,王霄英.磁共振成像技术指南[M].第2版.北京:人民军医出版社,2010.71-121.

[3] 李果真.临床CT诊断学[M].北京:中国科学技术出版社,1994.485-487.

[4] 闫圆圆,李文武.CT灌注成像在食管癌中的应用[J].中华肿瘤防治杂志,2011;18(13):1054-1056.

[5] 黎庶,王天君,蔡台生.食管癌淋巴结转移途径及CT诊断的探讨[J].中国医科大学学报,1997;26(3):317-318.

[6] 王岩,王欣,何振宇,等.食管癌淋巴结转移的 CT 诊断标准与病理对照研究[J].影像诊断与介入放射学,2007;16(3):115−118.

[7] 孙伟,张国庆,庞作良.胸段食管癌气管、支气管及隆凸浸润早期的 CT 诊断与术后病理对照研究[J].肿瘤研究与临床,2006;18(2):108−110.

[8] 李彩英,刘明,彭俊杰,等.CT 食管癌改良 T 分期与病理对照研究[J].中国医学影像技术,2002;18(3):236−237.

[9] 傅剑华,黄伟钊,黄植藩,等.不同 N1 状态对胸段食管鳞癌预后的影响[J].中华胸心血管外科杂志,2007;23(1):28−30.

[10] 贺伟,徐金萍,周新华,等.DWI 评估肺癌术前纵膈淋巴结状态的研究[J].临床放射学杂志,2013;32(6):802−806.

[11] 徐海东,阮新忠,朱勇猛.磁共振矢状位 T1 加权像对胸段食管癌的诊断价值[J].浙江医学,2000;22(7):447−448.

[12] 马林,高元桂,梁燕,等.MRI 对食管癌可切除性的评价[J].中华放射学杂志,1996;30(1):53−55.

[13] 张焱,程敬亮,高剑波,等.食管癌侵犯气管−支气管的术前 MRI 探讨[J].实用放射学杂志,2007;23(4):557−558.

[14] 刘祥治,黄宏辉,洪瑞,等.食管癌 MRI 表现与手术切除的可行性研究[J].中国医学影像技术,2004;20(1):46−48.

[15] 李新平,徐文玲,于海英,等.食管癌的 MRI 诊断[J].中国临床医学影像杂志,2001;12(3):164−166.

[16] 叶泳松,陈棣华,蒋光愉,等.食管癌分期的 MRI 评估[J].临床放射学杂志,2006;25(9):828−831.

[17] 郭洪波,于金明,张百江,等.18 FDG PET−CT 在术前检测食管癌淋巴结转移及分期中的应用[J].中华胸心血管外科杂志,2006;22(1):28−31.

[18] 张建东,于金明,郭洪波,等.PET/ CT 确定进展期食管癌临床分期价值的探讨[J].中华肿瘤防治杂志,2009;16(23):1875−1877.

[19] Japanese Society for Esophageal Diseases. Clinicopathological aspects [A]. Guidelines for clinical and pathologic studies on carcinoma of the esophagus [M]. 9th ed. Tokyo: Kanehara & Co,Ltd,1999.1−34.

[20] Holger Pettersson.From the Encyclopaedia of Medical Imaging,The head and neck imaging [M]. Sweden:University of Lund University,2000.

[21] Djuric-Stefanovic A, Saranovic DJ, Masulovic D, et al. Comparison between the deconvolution and maximum slope 64-MDCT perfusion analysis of the esophageal cancer: is conversion possible?[J]. Eur J Radiol, 2013;82(10):1716-1723.

[22] Sgourakis G, Gockel I, Lyros O, et al. Detection of lymph node metastases in esophageal cancer[J]. Expert Rev Anticancer Ther, 2011;11(4):601-612.

[23] Puli SR, Reddy JBK, Bechtold ML, et al. Staging accuracy of esophageal cancer by endoscopic ultrasound: a meta-analysis and systematic review [J]. World J Gastroenterol, 2008;14:1479-1490.

[24] Kakegawa T. Forty years'experience in surgical treatment for esophageal cancer [J]. Int J Clin Oncol, 2003;8(5):277-288.

[25] Yamabe Y, Kuroki Y, Ishikawa T, et al. Tumor staging of advanced esophageal cancer: combination of double-contrast esophagography and contrast-enhanced CT [J]. AJR Am J Roentgenol, 2008;191(3):753-757.

[26] Lower VJ, Booya F, Fletcher JG, et al. Comparison of positron emission tomogsaphy, computed tomography, and endoscopic ultrasound in the initial staging of patients with esophageal cancer[J]. Mol Imaging Bid, 2005;7(6):422-430.

[27] Fang WT, Chen WH. Current trends in extended lymph node dissection for esophageal carcinoma[J]. Asian Cardiovasc Thorac Ann, 2009;17(2):208-213.

[28] Yamada I, Murata Y, Izumi Y, et al. Staging of esophageal carcinoma in vitro with 4.7 T MR imaging[J]. Radiology, 1997;204(2):521-526.

[29] Yamada I, Hikishima K, Miyasaka N, et al. Diffusion tensor MRI and tractography of the esophageal wall ex vivo[J]. J Magn Reson Imaging, 2014;40(3):567-576.

[30] Neumann H, Neurath MF, Vieth M, et al. Innovative techniques in evaluating the esophagus: imaging of esophageal morphology and function; and drugs for esophageal disease[J]. Ann N Y Acad Sci, 2013;1300:11-28.

[31] Kumar P, Damle NA, Bal C. Role of 18F-FDG PET/CT in the staging and restaging of esophageal cancer: a comparison with CECT[J]. Indian J Surg Oncol, 2011;2(4):343-350.

[32] Choi J, Kim SG, Kim JS, et al. Comparison of endoscopic ultrasonography (EUS), positron emission tomography(PET), and computed tomography(CT) in the preoperative locoregional staging of resectable esophageal cancer[J]. Surg Endosc, 2010;24(6):1380-1386.

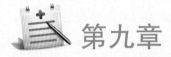

# 第九章

## 食管癌内镜诊断与鉴断诊断

## 第一节　消化内镜发展简介

"内镜"由"endoscopy"翻译而来,后者源于希腊语,系由字首"endo"(内部)与动词"skopein"(观察)组合而成,意为通过器械观察人体内部腔道的一种方法。得益于内镜功能的发展以及胃镜、超声胃镜、放大内镜、窄带成像内镜、共聚焦激光内镜等等内镜系统的出现,为食管癌的内镜诊断和鉴别诊断提供了有力的支持。

食管癌起源于食管黏膜,由于其解剖位置的特殊性,影像学检查往往只能提供间接的诊断或鉴别诊断依据,而通过胃镜检查,可以肉眼观察食管病变的情况,也可在染色技术的辅助下进一步明确病变的范围,也可通过放大胃镜、共聚焦激光胃镜进一步观察病变细微的变化,也可通过超声系统,更进一步了解病变的浸润层次以及淋巴结转移情况,同时也为内镜下治疗早期食管癌提供依据。

### 一、胃镜发展史简介

根据胃镜的特点、成像原理及结构,一般可分为:硬管式胃镜、软式(半可屈式)胃镜、纤维胃镜、电子胃镜等几个阶段。

#### (一)硬管式胃镜

1868 年德国的 Kussmaul 受到艺人吞剑表演的启发, 将一根直的金属管放入人的胃内来观察胃腔,试制出第一台硬管式内镜。1880 年爱迪生发明电灯后出现了用电灯作为光源的硬管式胃镜。但由于早期硬式胃镜灵活性差,操作困难,视野不清晰,盲区较多,患者痛苦大,因而其使用大受限制。

(二)半可屈式胃镜

半可屈式胃镜随着光导纤维的问世而出现。1932 年 Wolf 和 Schindler 合作研制出第一个半屈式胃镜,定名为 Wolf-Schindler 式胃镜,它的创制开辟了胃镜检查术的新纪元。但是,半可屈式胃镜也有很多缺点,它未能很好解决内镜照明不足问题,灵活度也不高,易出现穿孔等并发症,使用仍然大受限制。

(三)纤维胃镜

1957 年 Hirschowitz 和他的研究组制成了世界上第一个用于检查胃、十二指肠的光导纤维内镜原型,为纤维内窥镜的发展拉开了帷幕,使消化内镜提高到一个新水平,标志着现代消化内镜技术的诞生。但纤维胃镜也有其不足之处。理论上,纤维胃镜的导像束数目已经达到极限,不可能再增多,也就是其清晰度难以再有大的提高空间;如果纤维断裂则图像中出现黑点;另外对图像的处理系统也落后于现代计算机办公系统。

(四)电子胃镜

1983 年美国 Welch Allyn 公司研制并应用微型图像传感器 CCD(charge coupled device)代替了内镜的光导纤维导像束,宣告了电子内镜的诞生,实现了内镜发展史上又一次飞跃。随即日本的富士(Fujion)公司、奥林巴斯(Olympus)公司、东芝-町田(Toshiba-Machida)公司、宾得(Pentax)公司等也研制出电子内镜。人们一般称电子内镜为第三代内镜。

## 二、胃镜的基本原理以及基本结构

(一)纤维胃镜导像导光原理

纤维内镜是利用具有全反射特征的光导纤维来完成导像、导光功能的。光导玻璃纤维是纤维内镜的主要组成部分。导像束的每一根纤维只能传递一个光点或像素,因此,需要用多根纤维黏合在一起,并且相互间无折射干扰,每根光导纤维的位置在两端必需固定即首尾对应,才能组成完整的图像。导光束的任务是把冷光源发出的光导入胃腔,它是连接内镜和光源装置的部分,起到照明作用,对玻璃纤维的排列无特殊要求,随机排列即可。导像束的光导纤维如果断裂,则此处光线传导中断,在目镜中形成一个黑点。少数几个黑点,并不影响观察;但随着黑点数目的增多,光亮度下降,图像清晰度亦下降(图9-1,9-2)。

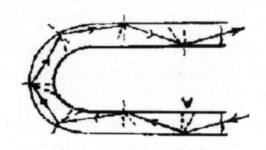

图 9-1　玻璃纤维光反射原理

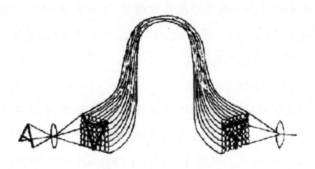

图 9-2　导光束传像原理

### (二)电子胃镜的成像原理

该型内镜的镜头有一个很小的光敏感集成电路块即CCD,它代替了纤维内镜的导像束。以其作为微型电视摄像机,把探查到的图像以电子信号的方式,通过内镜传至视频信息处理设备,把电子信号转变成电视显像机上的可视图像。利用电子内镜,检查者可以一边观看监视器屏幕上的图像,一边进行操作,必要时可按下固定按钮将图像固定,以便仔细观察。由于CCD将光信号转变为电信号,通过视频处理器处理后所得图像可以用多种方式记录和保存,便于检索和资源共享以及远程会诊或教学。

**(三)胃镜的结构**

尽管纤维胃镜和电子胃镜的成像原理不同，各型胃镜的结构也不尽相同，但其基本的结构是类似的，大致包括操作部、镜身、弯曲部、端部、导光缆以及光源插头等部分。

操作部：操作部是操作胃镜的主要部位，有活检钳通道、吸引按钮、送水送气按钮、上下左右旋钮及相应的固定旋钮。纤维胃镜还装有目镜、调焦装置、相机装置等。

镜身：镜身又称播入部或软管部，近端为操作部，远端为弯曲部，内部为导光束、导像束、送水送气管道、活检/吸引管道及弯角牵引钢丝等；外包不锈钢软管或蛇骨管及金属网管；再以聚乙烯或聚氨酯塑料管包覆，表面标有指示刻度。

弯角部：弯角部由蛇骨关节组成，操纵相应的牵引钢丝能做上、下、左、右四个方向弯曲，减少或基本上消灭了观察盲点。

端部：端部的端面有导光窗、物镜、活检钳管出口、送气送水出口孔等结构。导光窗由导光束末端及密封玻璃组成，照明光线由此射出；吸引和活检管为同一管口，当腔内有液体或气体需要吸出时，按压吸引按钮，液体或气体经由此孔吸出，活检钳及其他诊疗器械亦从此孔进入腔内；送水送气孔也称喷嘴，是送水送气管道的共同出口，当注气时，气体由此孔进入腔内，使腔扩张，当注水时，水从此孔出来冲洗物镜镜面，保持清晰视野。

导光缆及其光源插头：导光缆是内镜和光源装置的连接部分。它在操作部与镜身相接，光源插头与光源装置连接。内有导光束、送气送水管、吸引管、各种电线及光源连接插头等，其外层包有塑料套管。光源插头比较复杂，除了电线及光源连接插头，还有摄影自动曝光装置的电线插头及送气送水装置的插头；在光源插头的两侧各有一个接头，分别接至储水瓶及吸引器上。

综上所述，电子胃镜和纤维胃镜的主要差异在于它们的导像系统，前者的导像系统由 CCD、视频处理器及监视器组成，后者则是由目镜、导光纤维及物镜构成。纤维胃镜的导像束由光导纤维组成，光导纤维断裂则图像中出现黑点；而 CCD 的像素多于导光纤维束 3 倍以上；随着技术的改进，CCD 像素可能更高，像素越高,图像越清晰,失真越小,因此电子内镜显示图像逼真,清晰度高。电子胃镜对所得图像可以用多种方式记录和保存,可以以数字的形式储存图像和动画,光学纤维胃镜只能通过照相或将光纤传像所得的荧光屏图像录制后保存,方法单调且不便于保存和使用。两者的导光系统都是由光导纤维及冷光源组成,其他的机械系统如活检、吸引,送水送气和上、下、左、右弯角及相应的弯角固定原理相同,装置相似。

随着技术的进步,目前电子胃镜已经占据主流,而且更新换代日益频繁,也正是在电子胃镜发展的基础上,近年来新的内镜设备以及内镜技术不断涌现,并在食管癌的诊断以及鉴别诊断中发挥了重要作用。

## 三、胃镜设备以及技术的进展

### (一)超细经鼻胃镜(TNE)

超细经鼻胃镜(transnasal endoscopy,TNE)由于其镜身较普通胃镜直径更细,可通过鼻腔插入,对患者舌根刺激小,咽喉反射以及恶心呕吐感大大减轻,特别适合于年老体弱或有心肺疾患不能耐受传统胃镜检查者,以及部分食管癌伴有狭窄的患者进行内镜下治疗时,尤为合适(图 9-3)。

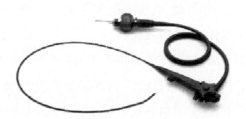

图 9-3　超细内镜

### (二)超声内镜(EUS)

超声内镜(endoscopic ultrasonography,EUS)是指将微型超声探头安置在内镜顶端,这样既可通过内镜直接观察消化表面形态,又可进行实时超声扫描,以获得管道壁层次的组织学特征及周围邻近脏器的超声图像。可分为环扫型以及线阵型 2 种方式。超声微探头(mini-probe endoscopic ultrasonography)可以经胃镜活检孔道插入后使用。EUS 引导下细针针吸活检(fine needle aspiration,FNA)是在 EUS 的基础上发展起来的诊断以及治疗的新技术。通过 EUS 以及 EUS-FNA 我们可以对食管癌的 TNM 分期做出比较准确的判断。

(三)染色内镜与窄带成像(NBI)

染色内镜实际上是一种染色技术,根据正常或异常消化道黏膜对各类染色剂的反应有很大差异的特点,设计出此检查法以提高内镜的诊断能力。在食管疾病的诊断检查中,碘染色(Lugol 液染色)使用广泛,其本质是化学反应染色法,正常食管上皮中富含糖原,可与碘发生发应呈现棕褐色,而病变黏膜常缺乏糖原,染色后可出现淡染或不染。但碘染色也有一定不足:不能全程喷洒,对于颈段食管、碘过敏者、肾病、甲亢、孕妇及哺乳期妇女不宜应用;碘有很强的刺激作用,可引起胸骨后疼痛、呛咳、恶心、烧心、呕吐等副作用;碘染特异性低,并不是所有不染区域均为不典型增生及食管癌,食管黏膜不着色只能说明食管上皮细胞缺少糖原,多种原因均可以导致食管鳞状上皮的糖原缺失,如炎症或上皮角化。

窄带成像(narrow band imaging,NBI)是利用滤光器过滤掉内镜光源所发出的红蓝绿光波中的宽带光谱,仅留下窄带光谱用于诊断疾病。其具体的的工作原理是通过滤光器过滤掉普通内镜氙灯光源所发出红、蓝、绿中的宽带光谱,选择 415nm、540nm 的窄带光,415nm 的蓝光穿透黏膜表浅,有利于显像消化道黏膜表面腺管开口和表浅血管;540nm 的绿光穿透力强, 对于黏膜下层的血管显示效果好。

NBI 观察正常食管黏膜呈淡青色, 放大下可清晰看到表浅血管呈褐色;黏膜下层血管呈蓝绿色,因此 NBI 又被称为电子染色内镜,它能清晰观察病变部位的范围、表面结构、黏膜下血管及腺管形态,尤其强调蓝光着重显示黏膜表面毛细血管的形态结构。无论是早癌、恶性息肉、还是黏膜异常增生、炎症或多或少都伴有血管增生,病灶表面的纹理和周边正常的组织也不相同 。由于良性病变血管增生相对较少,病变区域褐色不明显或较淡,而食管癌的毛细血管异常丰富,在病变早期即出现,NBI 下显示病变区域呈明显的褐色,与周围正常黏膜有着明显对比,通过放大观察可以更清晰识别界限,能够观察到在褐色区域内密集增生的乳头内毛细血管环(intrapapillary capillary loops,IPCL)的形态,IPCL的改变是鉴别癌与非癌组织和诊断癌浸润深度的主要手段(图9-4)。

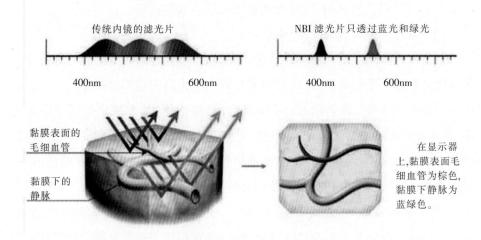

传统内镜的滤光片

400nm          600nm

NBI 滤光片只透过蓝光和绿光

400nm          600nm

黏膜表面的毛细血管

黏膜下的静脉

在显示器上,黏膜表面毛细血管为棕色,黏膜下静脉为蓝绿色。

图 9-4　NBI 机理示意图

(四)放大内镜(ME)

放大内镜(magnifying endoscopy,EM)最初问世于 50 余年前,早期为纤维内镜,由于操作性能的限制,未能在临床广泛使用。近年来,随着电子内镜技术的进步,放大胃镜在机械性能、放大倍数及图像清晰度等方面均有了很大改进,特别是带有变焦性能的放大胃镜,其纤细的先端部与普通胃镜完全相同,既可作放大细微观察,又可作常规检查使用。研究表明 80 倍左右的放大胃镜,结合碘化学染色或 NBI 电子染色,通过对乳头内毛细血管环(IPCL)的观察,有助于发现食管的微小病变以及判断食管癌的浸润深度。

(五)荧光内镜(AFI)

荧光内镜(autofluorescence imaging,AFI)也是一项内镜成像技术。由于人体病变组织与其相应的正常组织相比,组织的物理和化学特性都发生了变化,因此对应的自体荧光光谱在荧光强度、峰位位置、峰值变化速率和不同峰值之间的比值等方面存在差异,这些反映了病变组织的特异性。当激光照射在黏膜下组织结构的荧光物质上时,荧光就被激发出来。而早期癌症和癌变前期病灶处黏膜厚度和血管密度的增加，使得它们与正常组织相比要吸收更多的荧光（图9-5）。随着荧光内镜研究不断深入,荧光内镜性能指标不断提高,荧光内镜在发现食管癌前病变、早期癌的检查中发挥重要作用。

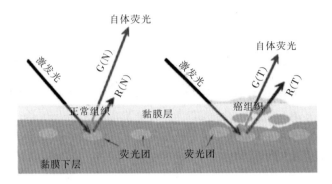

**图 9-5　荧光内镜机理示意图**

### (六)共聚焦激光内镜(CLE)

共聚焦激光内镜(confocal laser endoscopy,CLE) 其原理与共聚焦激光显微镜相同,即成像时,由主机产生一定波长的蓝色激光束,经镜身内部的光导纤维介导，通过内镜插入部头端的物镜聚焦射向紧贴于内镜头端的被观察组织,被检测组织中的荧光物质在激光的激发下向各个方向发出荧光,一部分荧光经物镜和分光镜准确地聚焦到检测针孔,并通过检测针孔被探测器所接受,只有物镜共焦点平面发出的荧光能通过探测针孔到达探测器而成像,共焦点上下平面发出的荧光未能通过探测针孔,不能成像。组织内的荧光物质被激光束激发产生的信号经内镜探头检测到并送回主机,经一系列信号转换过程而形成该焦平面的图像,它可在一定的深度逐层观察活体组织黏膜并实时成像,得到相应层面类似于病理横切面图像的光学横断面图像。其可将待检组织放大1000倍。CLE 镜头整合于普通白光内镜，形成整合式共聚焦激光显微内镜(endoscope based CLE,eCLE)；而将可活动性微探头插入普通白光内镜活检钳道对靶组织进行检查,可与大多数不同种类的内镜相兼容,则形成微探头式共聚焦激光显微内镜(probe based CLE,pCLE)。通过这种活体病理诊断,有可能将单纯依靠内镜检查就能获得黏膜组织病理学结果的想法成为现实。

189

## 四、结语

内镜发展日新月异，只有将这些设备与技术科学合理的应用于食管癌患者，才能更好地为临床医生提供有价值的诊断以及鉴别诊断信息。

# 第二节　食管癌的内镜诊断和鉴别诊断

## 一、食管癌的内镜诊断

电子内窥镜检查可直接观察到癌肿，较直观地观察黏膜改变，并能钳取组织进行病理检查，是现今发现和诊断食管癌的首选手段。

内镜下根据食管癌的不同表现，可以分为浅表型食管癌和进展期食管癌。

（一）浅表型食管癌的内镜分型

肿瘤细胞未侵及固有肌层，不论有无淋巴结转移，称为"浅表型食管癌"，内镜下分为下述亚型：(1)0-Ⅰ型：表浅隆起型，病变轻度隆起>1mm。(2)0-Ⅱ型：表浅平坦型，即隆起及凹陷均不显著，又分为以下几个亚型：①0-Ⅱa型：轻度隆起型：隆起高度<1mm；②0-Ⅱb型：平坦型：即隆起与凹陷均不明显，仅有少许色泽变化；③0-ⅡC型：轻度凹陷型：凹陷深度在0.5mm以内。(3)0-Ⅲ型：表浅凹陷型，凹陷深度>0.5mm。(4)0-Ⅳ型：无法分类型。见图9-6。

早期食管癌通常病变较小，仅有小的隆起或糜烂及浅溃疡形成，少数仅有色泽改变，色素内镜、NBI窄带成像技术等可以提高检出率。

（二）进展期食管癌的内镜分型

进展期食管癌内镜分型常分为以下5型：(1)隆起型：以增生、结节、坏死性病灶为主。(2)溃疡型：以溃疡为主，周围浸润<溃疡面积。(3)溃疡浸润型：溃疡周围浸润面积>溃疡面积。(4)弥漫浸润型：食管壁隆起，病变与坏死型溃疡交替出现，常致食管腔狭窄。(5)无法分类：即上述形态特征不显著，但病理活检阳性。见图9-7。

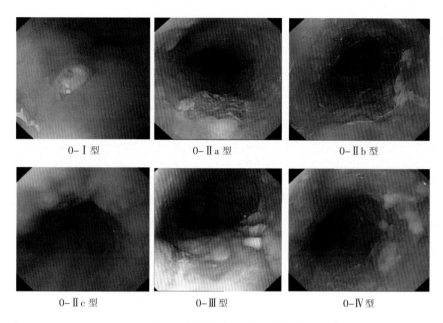

0-Ⅰ型 0-Ⅱa型 0-Ⅱb型

0-Ⅱc型 0-Ⅲ型 0-Ⅳ型

**图 9-6 浅表型食管癌内镜分型**

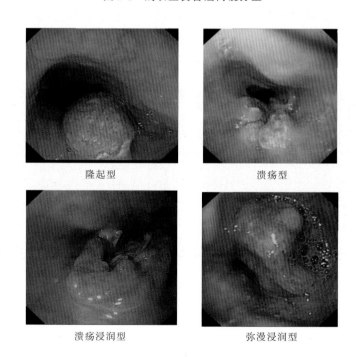

隆起型 溃疡型

溃疡浸润型 弥漫浸润型

**图 9-7 进展期食管癌内镜分型**

## 二、内镜下食管癌与食管常见疾病的鉴别诊断

### (一)食管黏膜下肿瘤

食管黏膜下肿瘤(submucosal tumors,SMTs)并不少见,包括了平滑肌瘤、间质瘤、平滑肌肉瘤、颗粒细胞瘤等间叶源性肿瘤以及脂肪瘤、神经纤维瘤、淋巴管瘤等一大类肿瘤,最常见的是平滑肌瘤和间质瘤等间叶源性肿瘤,其次为平滑肌肉瘤、脂肪瘤等。上述病变常见内镜表现大致相同,为向食管腔内突出的新生物,表面黏膜光滑完整。判断食管黏膜下隆起性病变的性质,是超声内镜(EUS)检查的主要适应证之一,由于EUS可以清晰显示食管壁的5层结构及壁外情况,因此EUS可以明确病变位于食管壁的层次。而上述病变在超声内镜的声像学各有特点,且能在EUS引导下行细针活检(FNA),可得到病理结果,使诊断更加可靠。

1. **食管平滑肌瘤** 食管平滑肌瘤是最常见的黏膜下肿瘤,内镜表现为圆形、类圆形或分叶状,病变较小时,表面常光滑;较大时可出现溃疡或糜烂。由于肿瘤组织位于黏膜下,因此活检阴性并不能排除。EUS有特征性表现,即起源于肌层或黏膜肌层的低回声肿瘤,呈圆形或类圆形,可向腔内外突起,边界清晰(见图9-8)。

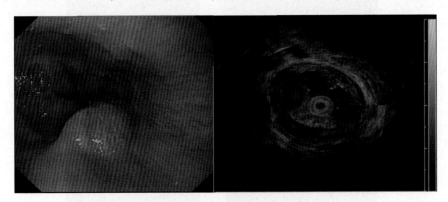

**图9-8 食管平滑肌瘤内镜及超声内镜表现**

2. **食管间质瘤** 食管间质瘤多位于食管下段,大小不一,与食管平滑肌瘤在内镜下表现极其相似,常难以鉴别;内镜下表面黏膜光滑完整,可向食管腔内外突出。较大者肿瘤能延伸到纵隔,并形成明显的纵隔肿块(见图9-9)。

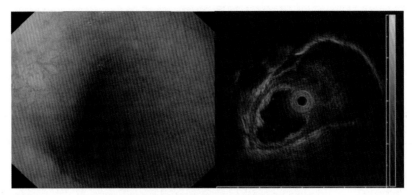

**图 9-9　食管间质瘤内镜及超声内镜表现**

3. 平滑肌肉瘤　平滑肌肉瘤体积多较大,内镜表现为向食管腔内明显突出的的黏膜下隆起,有时可出现表面黏膜破溃呈火山口样凹陷,超声内镜显示包膜完整性差,其内部呈不均匀的回声,其所在壁多有"断壁征",病灶周围还可出现肿大的淋巴结,EUS 对于平滑肌瘤与肉瘤的鉴别需谨慎, 有时较大的平滑肌瘤也会出现上述类似改变(见图 9-10)。

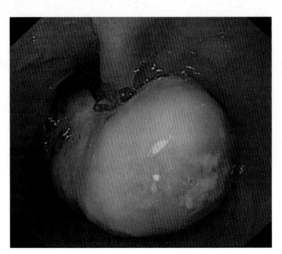

**图 9-10　平滑肌肉瘤内镜表现**

4. 食管脂肪瘤　内镜表现为黏膜下肿瘤,表面黏膜光滑完整,触之质软,可活动,超声内镜多显示为黏膜下层的高回声影(见图 9-11)。

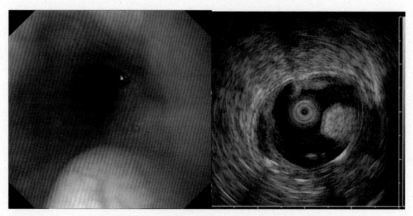

**图 9-11　食管脂肪瘤内镜及超声内镜表现**

5. 食管静脉结节　食管静脉结节多位于食管中上段,单发较为多见,表面黏膜光滑完整,多呈暗蓝色,囊性样黏膜下隆起,超声内镜图像表现为黏膜或黏膜下层的无回声结构(见图 9-12)。

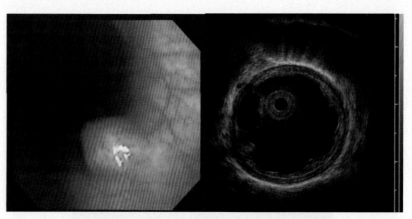

**图 9-12　食管静脉结节内镜及超声内镜表现**

6. 食管颗粒细胞瘤　颗粒细胞瘤是一种罕见的软组织肿瘤,生长缓慢,一般为孤立性结节,形态不规则,可见于全身各个部位,消化道仅占 4%~6%,其中食管占 2% 左右,且以食管下段居多,超声内镜表现与平滑肌瘤相似,较难鉴别,确诊有赖于整体切除行病理诊断(见图 9-13)。

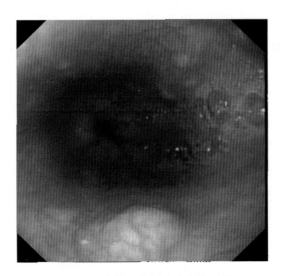

**图 9-13　食管颗粒细胞瘤内镜表现**

7. 食管囊肿　食管囊肿是较少见的食管良性肿物,是胚胎期的残余组织。因其形态类似良性肿瘤,一般将其列入食管良性肿瘤。食管囊肿内镜检查最重要的表现为突出食管腔的病变表面的食管黏膜完整无损,色泽正常,同时,通过内镜检查,可以证实病变表面的食管黏膜有无溃疡形成,也可以排除恶性病变。食管超声内镜检查对食管囊肿的诊断有一定意义,可以显示囊肿的大小及其组织层次,而且根据其超声结构可以准确地提示食管黏膜下肿瘤的病因(见图 9-14)。

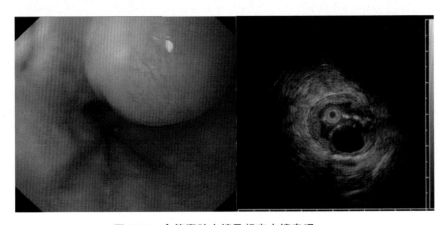

**图 9-14　食管囊肿内镜及超声内镜表现**

8. 其他少见的食管黏膜下肿瘤　如神经纤维瘤、类癌在食管肿瘤中非常少见,内镜表现相似,超声内镜表现也无明显特异性,较难判断,确诊有赖于病理诊断。

(二)反流性食管炎

反流性食管炎常由胃-食管反流病所致, 主要是因下食管括约肌屏障功能不全,使富含胃酸和胃蛋白酶的胃液反流入食管,主要在食管下段,使食管黏膜受损而致病。内镜检查是反流性食管炎的主要诊断方法,内镜下可判断反流性食管炎的病变形态、程度、范围及有无并发症。

内镜下反流性食管炎的病变多发生在食管下段,早期食管黏膜发红、充血、水肿、糜烂,呈点状或条状,齿状线模糊、血管网络不清晰,有时伴伪膜状渗出物。随着损害加剧,食管下段黏膜充血,水肿或糜烂加重,并有不同程度的融合,甚至可达食管管腔全周,有时可形成溃疡或不同程度的出血。随着炎症的好转、溃疡的愈合,可出现瘢痕、狭窄、或演变为 Barrett 食管而成为食管腺癌的癌前病变之一。

内镜活检一般无肿瘤证据。超声内镜检查无特征性改变,有时可见黏膜层缺损,以及由黏膜层明显增厚等改变(见图 9-15)。

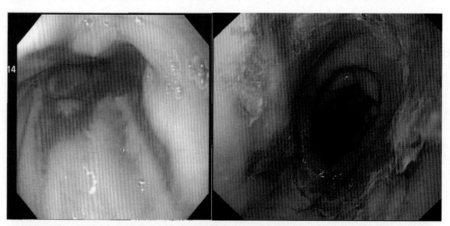

图 9-15　反流性食管炎内镜表现

### (三)食管其他溃疡性病变

1. 食管白塞病 白塞病是一种原因不明的慢性复杂性多系统损害性疾病。青壮年女性多见。复发性口腔溃疡、生殖器溃疡和葡萄膜炎三联征为其主要表现,次要表现可累及全身各系统。消化道为较少受累的部位,约占 8.4%~27.5%;食管发病甚少,其内镜下缺乏固定的特征性表现,容易漏诊。白塞病食管病变的形态学改变呈多样化表现,溃疡仍为白塞病食管病变的内镜下主要表现,溃疡多位于食管中下段,但也可弥漫分布于整个食管并延及咽部。溃疡可发生于正常、局部隆起或结节不平的食管黏膜基础之上;溃疡境界清楚,周边黏膜隆起;溃疡呈圆形、类圆形、纵行及不规则多种形态,单发或多发,大小相差明显;溃疡或表浅或深至穿孔,底部或平坦或结节不平,但其组织弹性好于癌,并可藉此与癌鉴别。除食管溃疡外,常并发弥漫性食管炎、多发糜烂、食管狭窄等多种内镜表现。在临床诊断中需注意病史的采集,对内镜检查中发生于食管中下段、境界清楚、具有一定组织弹性的溃疡及原因不明的弥漫性食管炎、糜烂或食管狭窄者,应考虑白塞病食管病变的可能,尤其对有复发性口腔溃疡、生殖器溃疡、葡萄膜炎等病史的患者更需考虑白塞病食管病变的可能(见图9-16)。

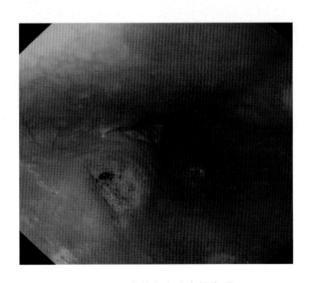

图 9-16 食管白塞病内镜表现

2. 药物性食管溃疡 常在服药后数小时、数天甚至数周出现胸骨后疼痛，疼痛常呈持续性，进食后疼痛加重，可向颈、背、上肢放射。有些患者出现吞咽疼痛、咽下困难、低热以及呕血、黑便等，可伴有咽喉部异物感以及紧缩感。正常情况下经口服药时，药物从口腔经过食管很快到达胃，很少引起食管的不良反应。但是如果食管本身存在异常，如受压、狭窄、运动障碍、胃-食管反流等，以及服药方法不当，如卧位服药、服药时进水太少，致使药物在食管滞留时间延长，某些药物则可引起食管损伤。

内镜下可见食管圆形、椭圆形、地图状溃疡，表面覆盖少许白苔，溃疡边缘增厚，病变与周围黏膜界限清晰，周围黏膜正常（见图 9-17）。

3. 少见食管溃疡 如异物吞咽损伤、高温食管摄入或化学性物质摄入均可引起食管溃疡性病变，常有较为明确的病变，内镜检查可发现食管损伤，局部溃疡形成，病理活检常提示炎性改变（见图 9-18）。

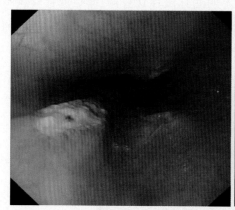

图 9-17 药物性食管溃疡内镜表现

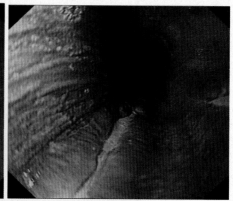

图 9-18 食管溃疡性病变

（四）食管息肉

食管息肉较少见，约占食管良性肿瘤的 15%~20%，多见于颈段食管，食管其他部位也可发生。食管息肉起源于黏膜层，并向腔内突出生长，息肉表面为正常的食管黏膜，但肿瘤组织内部结构并不相同，病理上常以息肉结构的主要组织来命名。内镜下食管息肉表现为向食管腔内突出的黏膜层新生物，或广基，或有蒂，肿块表面黏膜光滑，有时可有充血、水肿或糜烂。食管息肉在食管良性肿瘤中居第 2 位,其发生率仅次于食管平滑肌瘤。由于食管息肉的瘤体由数量不等的纤维血管组织、脂肪组织以及来自食管黏膜和黏膜下组织的基质构成,表面覆盖有正常的食管黏膜,容易继发溃疡和出血,瘤体的纤维成分或为疏松纤维组织,或为致密胶原纤维组织,故又有称纤维血管瘤、纤维脂肪瘤、黏液纤维瘤、或有蒂脂肪瘤等。

内镜检查对食管息肉的诊断具有重要价值(见图 9-19),通过内镜检查,一般能明确诊断,并有可能发现息肉蒂的部位,有助于治疗。有的病例在做内镜检查时不易发现息肉的蒂部。因食管息肉在食管腔内的位置往往与食管纵轴平行,表面为正常的食管黏膜,在息肉表面咬取活体组织进行病理检查,也往往报告为正常食管黏膜组织。超声内镜表现为起源于黏膜层的低回声灶,突向腔内,无包膜。

### (五)食管乳头状瘤

食管乳头状瘤为鳞状上皮的息肉样良性肿瘤。发生率为 0.01%~0.05%,男女均可发病,多为中老年人。起病隐袭,临床表现无特异性,以上腹和胸部症状居多,如胸骨后痛、吞咽困难、胃灼热感等,还可出现便血、缺铁性贫血。以呕吐为主要症状者少见,患者往往因胃部疾病做胃镜检查时偶然发现。

内镜下绝大部分食管乳头状瘤呈球形或半球形隆起,多无蒂,呈浅桃红色,质软,弹性尚可,大小 0.4~0.6cm,罕有超过 1cm,多为单个,常位于食管中下段。内镜下如见上述表现,应高度怀疑本病(见图 9-20)。少数食管乳头状瘤为扁平

199

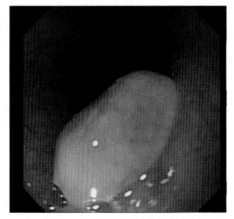

图 9-19 食管息肉内镜表现

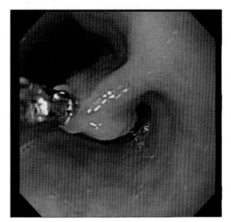

图 9-20 食管乳头状瘤内镜表现

状隆起,呈白色,或因充血、糜烂而呈红色。与HPV有关的食管乳头状瘤则较多见于食管上段并呈多灶性。

(六)食管黏膜不典型增生

内镜下主要征象为黏膜颜色改变、黏膜增厚、透明度和血管结构改变,以及黏膜糜烂、斑块、粗糙和结节等形态改变(见图9-21)。色素内镜、窄带成像技术可以提高病变的检出率。食管黏膜不典型增生病变与早期食管癌尤其是0-Ⅱ型早期食管癌在内镜下很难辨别,需根据病理诊断确诊鉴别。

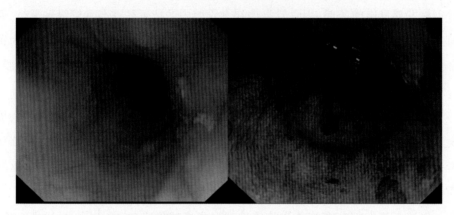

**图9-21　食管黏膜不典型增生内镜及染色内镜表现**

(七)Barrett食管

食管下段的鳞状上皮被柱状上皮覆盖,称Barrett食管。普遍认为该病是获得性,并与反流性食管炎相关,并有发生腺癌的可能。其症状主要是胃-食管反流及并发症所引起,胃-食管反流症状为胸骨后烧灼感、胸痛及反胃。

典型的Barrett食管在内镜下表现是在胃食管交界上方出现红色的柱状上皮区,部分患者可见反流性食管损伤的征象(见图9-22)。活检可证实,找到柱状上皮化生有助于明确诊断。

(八)贲门失迟缓症

贲门失弛缓症属食管神经肌肉功能障碍性疾病,多认为与食管壁内神经肌间神经细胞较少、退化有关,从而导致食管蠕动较少,食管下端括约肌压力增高及对吞咽动作的松弛反应减弱有关。

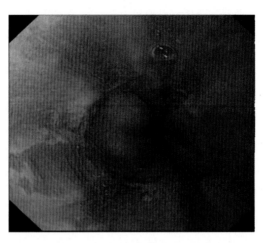

图 9-22　**Barrett** 食管内镜表现

　　在内镜下贲门失迟缓症表现特点有：①大部分患者食管内见残留有中到大量的积食，多呈半流质状态覆盖管壁，且黏膜水肿增厚致使失去正常食管黏膜色泽。②食管体部见扩张，并有不同程度扭曲变形。③管壁可呈节段性收缩环，似憩室膨出。④贲门狭窄程度不等，直至完全闭锁不能通过（见图 9-23）。应注意的是，有时检查镜身通过贲门感知阻力不甚明显时易忽视该病。

　　超声内镜在贲门失弛缓症的作用目前尚有争议，有些患者食管壁第 4 层（固有肌层）增厚，但也有些食管壁结构完全支持，但超声内镜检查的意义还在

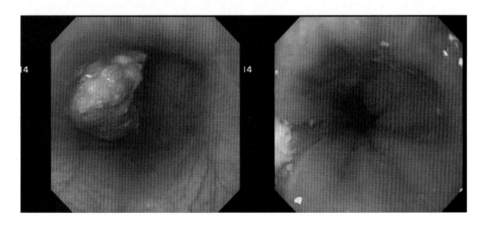

图 9-23　贲门失弛缓症内镜表现

于排除食管壁外压迫所致的贲门部狭窄。

（九）食管结核

食管结核比较少见，诊断较为困难，内镜表现不一，有赖于活检病理（见图9-24）。

（十）其他食管狭窄性病变

多由腐蚀性或反流性食管炎所致，也可由长期留置胃管、食管损伤或食管胃手术引起，内镜检查加病理检查一般可以确诊，超声内镜表现为食管管腔狭小，黏膜层增厚，而其余各层次基本正常。

（十一）食管其他恶性肿瘤

1. 食管恶性黑色素瘤  内镜下肿瘤呈黑色、棕色或灰白色，多为呈有蒂的大息肉状，结节状或分叶状，可见于食管各段，但中段多见（见图9-25）。超声内镜检查提示病变一般局限于黏膜下层以上，少数严重病例肿瘤可侵犯肌层。内镜活检时病变易出血，且可发生血道转移。

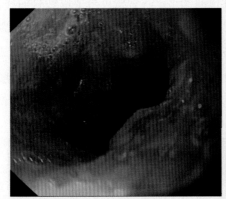
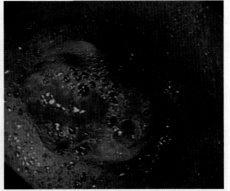

图9-24　食管结核内镜表现　　　图9-25　食管恶性黑色素瘤内镜表现

2. 胃或贲门恶性肿瘤侵犯食管  食管腔内内镜表现与食管恶性肿瘤难以鉴别，但病变起源于胃体中上部，病变沿食管壁向上浸润生长，容易引起贲门部和食管壁的狭窄（见图9-26）。

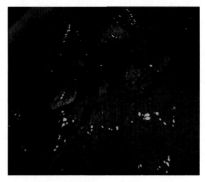

**图 9-26　胃或贲门恶性肿瘤侵犯食管**

# 第三节　食管癌超声内镜诊断

食管癌是我国的常见病和多发病,今年来,随着内镜技术的发展,食管癌的诊断已不再困难,由于微创治疗技术的发展和对不必要开胸探查术危害性认识的进一步加深,临床迫切需要一种无创的检查技术判断肿瘤是否是早期,是否适合微创治疗、肿瘤与邻近重要脏器和结构的关系,有无累及,以及手术能否切除。近20年来出现不断发展的超声内镜技术正好能满足这一需要,使食管癌治疗方式决策更加科学化、个体化。

食管位于胸骨的后方,又与气管、支气管和肺紧密相连,因此体表超声不能显示食管,而超声内镜正好克服了这些缺点,故对食管及食管周围疾病的诊断具有重要意义。

## 一、超声内镜简介

20 世纪 80 年代,超声内镜(endoscopic ultrasonography,EUS)开始出现。美国的 Di Magno 首先报道了应用线阵超声胃镜所做的动物实验, 而 Olympus 公司生产的 GF-UM3 是最先应用于临床的成熟机型。随着进一步运用发现,EUS 在胃肠道肿瘤的分期及判断方面具有极大的优势。经过多年的实践和改进,

EUS 成为胃肠道肿瘤临床诊断的重要或是首选工具。

超声内镜是指将超声探头安装于内镜顶端,即可通过内镜直接观察体腔内形态,同时又可进行实时超声扫描,以获得管壁层次结构的组织学特征及周围邻近脏器的超声影像,从而进一步提高了内镜和超声的诊断水平。由于探头可以接近病变,探头频率可大大提高,使图像分辨率明显提高,特别对表浅或细小病变的显示, 远优于常规超声检查。近来,EUS 引导下细针穿刺活检(fine-needle aspiration,FNA)已经成为胃肠道肿瘤分期的强有力手段。

## 二、超声内镜的原理

所用超声波类型为 B 型超声波, 将 B 型超声波探头与内镜有机结合起来,构成超声内镜。B 型超声波探头在超声内镜的应用中有两种扫描方式:

### (一)机械性单极振动扫描法

利用该方法所制造的超声波仅有一个振动子,所以振动子可以较大,质量也随之增大,振动所产生的能量大,超声波的穿透能力也越大。同时由于是单极振动,其超声波的发射角几乎为零,回射波的范围也小于 2mm,其近点或远点的超声图像显示都比较清晰。单极振动子可在马达的驱动下,以 6.67 次/s 的转速,围绕一纵轴做环形 360°的全方位扫描,此扫描方法特别适用于管道型的空腔脏器检查。

### (二)电子线阵扫描法

利用该方法所制造的超声波探头内, 有多个电子元件构成的多个振动子,这些振动子结构简单,排列容易,因此制造费用也低。由于其振动子的质量轻,因此产生的超声能量小,穿透能力弱,探测距离近。同时由于振动子呈线阵排列或凸阵排列,须由电子驱动依次激活,然后振动聚焦,因此限制了其扫描范围,并容易产生杂波,其清晰度较差。而且只能进行一个面的单方向扫描,对管道型的空腔脏器非常不适用,仅适合作为穿刺探头用。

经过多年的发展,目前超声内镜的性能已大大提高。根据超声内镜的主要用途,大体可分为诊断用超声内镜和穿刺用超声内镜。超声扫描方式前者多采用机械环形扫描方式,后者多采用扇形扫描方式。

（三）微型超声探头的原理与构造

近来来,随着腔内超声新器械的不断开发和应用,使内镜大约 2.0mm 消化管腔均可经各种介入性手段导入微型超声探头进行腔内超声检查（见图 9-27,图 9-28）。

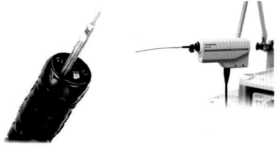

**图 9-27 微型超声探头突出内镜头端**　**图 9-28 微型超声探头外端装置**

微型超声探头由外鞘和换能器芯组成。由于探头接近病变,缩短声路而降低声衰减,故可采用高频技术。工作频率一般为 12~30MHz,其动力由专用驱动器马达提供。

微型超声探头扫查方式多为环扫式,声束与导管长轴垂直,成 10°角发射和接收,扫查范围为 360°,轴向分辨率 0.07~0.18mm,穿透深度 2~3cm。最新的三维腔内超声探头扫描产生的图像经计算机三维重建可以获得相应的三维图像。

（四）穿刺用超声内镜的原理和构造

超声内镜引导下应用细针行靶器官病变穿刺、针吸和活检技术(fine-needle aspiration,FNA)已经成熟,其临床应用也日益广泛,不仅在腹腔和腹膜后淋巴结病变、胃肠道病变、纵隔病变、胸腹水的诊断穿刺中具有独特的优势,而且在腹腔神经丛阻滞、门静脉高压、贲门失弛缓症和胰腺囊肿胃十二指肠内引流术等治疗中也取得了理想的效果。目前所用的穿刺超声内镜一般为电子线阵式扫描超声内镜,扫描方向与内镜长轴平行,可直视穿刺针的针道,使穿刺操作准确安全。

## 三、食管及纵隔的解剖学和组织学在超声内镜中的关系

（一）横断面显示

食管为一管状器官,当超声内镜进入食管开始扫描时,其超声束与食管长

轴垂直,因此超声显示的图像为食管及其周围结构的横断面。

在超声内镜声像图上,食管可分为上段、中段及下段三部分。

食管上段:从食管上括约肌至主动脉弓上缘。当内镜位于食管上段时,除了食管壁本身外,超声能显示的周围结构很少,主要是因为前方有气管的气体,两侧是肺尖的气体,后方又有脊柱阻挡;然而,通常左侧颈总动脉和颈静脉可以部分显示,右侧因气管位置而显示不清;当探头接近主动脉弓时,可以显示从主动脉弓发出的主干,甲状腺位于气管下方,因而难以显示。

食管中段:从主动脉弓到隆突下缘。在此段,超声内镜最容易定位的结构是主动脉弓,一般位于距门齿25cm。再往下插入,降主动脉的横断面紧靠食管的左侧,并且在此平面,奇静脉弓从后面的上腔静脉发出,升主动脉和上腔静脉因气管气体遮盖而无法显示。在隆突水平,左右支气管为两团气影,随着探头深入而向两侧移动,右肺动脉位于前方,降主动脉和奇静脉分列左右两侧;在肺动脉和食管之间,隆突下淋巴结常可显示。

食管下段:为隆突下缘至贲门。超声内镜在此段显示的主要是心脏及其大血管,左心房上口正好位于肺动脉下方,接下来可显示心脏的最大截面,离心脏最近的是左心房,左右肺静脉回流入内,在此平面还可显示典型的二尖瓣;可在右肺静脉旁发现右肺门淋巴结,而降主动脉和奇静脉仍位于食管两侧较固定的位置。由于超声内镜的超声频率较高,穿透性较差,除非儿童,否则很难同时显示心脏的四个心腔。在心底部水平,可观察到下腔静脉进入右心房,这个区域由于夹在两肺之间,实际上很难显示。再往下,肝左叶出现,表明即将进入胃。

(二)组织学及正常食管声像图

食管及胃肠道的组织结构有共同特点,均有黏膜、黏膜下层、固有肌层和外膜构成。黏膜由上皮、固有膜和黏膜肌层组成,食管为复层扁平上皮。黏膜下层主要由疏松结缔组织构成。肌层,除食管中段以上是骨骼肌外,均由平滑肌组成;平滑肌为两层:内环肌和外纵肌。外膜由结缔组织构成。

正常食管管腔直径用水囊扩张至3cm时,壁的厚度为2~3mm,其全长较均匀一致。若将正常食管标本浸泡在生理盐水中进行超声扫描。可观察到5层结构:第1层为薄的高回声影,第2层为低回声影,第3层为高回声影,第4层为较厚的低回声影,第5层为最外侧的高回声影。第1层的高回声影相当于表浅黏膜,第2层低回声影相当于深黏膜,第3层高回声影相当于黏膜下层,第4层低回声影相当于肌层,第5层高回声影相当于外膜。当探头频率高(≥20MHz)且与黏膜间的距离合适时,第4层低回声影就可被一条很纤细的高回声影一隔为二,这时管壁就可显示为7层结构(图9-29)。由于超声探头直接与管壁接触,不可能将超声束准确聚焦于管壁,故通常食管壁的5层结构往往显示不出来。同时,因超声探头水囊的扩张压迫,致管壁变薄,因此,有时只能见到3层回声:即,第1层的高回声影相当于水囊壁、黏膜层及黏膜下层,第2层低回声影相当于肌层,第3层高回声影相当于外膜。

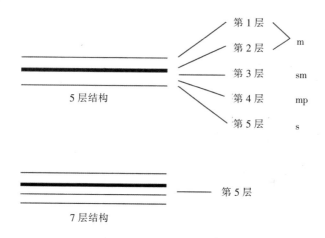

图 9-29  食管壁正常结构示意图

## 四、食管癌超声内镜诊断的适应证

所有食管局限性变厚均是 EUS 检查的适应证,但其对于食管癌的深度、分期、食管黏膜下肿瘤的鉴别诊断有重要价值。主要有以下几个方面:(1)用于食管癌可疑病变的诊断;判断已确诊食管癌病变的侵犯深度、周围淋巴结有无转移,以及与周围器官的关系;术前或放疗前的 TNM 分期;术后及/或放疗后复发的判断;放疗的疗效评估。(2)食管静脉曲张及孤立性静脉瘤的判断。(3)食管黏膜下肿瘤的诊断及性质判断,并鉴别食管息肉。(4)判断食管壁外压迫的起源和性质,显示肺门及隆突部肿大的淋巴结。(5)Barrett 食管。(6)贲门失迟缓症。

## 五、超声内镜的选择

对于大部分食管病变,都可以使用常规的超声内镜。

当病变浅小或病变导致食管腔狭窄时,可使用超声小探头,但是小探头频率高,穿透力弱,对于大病灶的外侧边缘常显示不清,特别是判断食管癌周围淋巴结转移及病变是否侵犯纵隔及其他结构有困难。

## 六、超声内镜在食管癌临床诊断中的作用

超声内镜检查不仅用于食管癌的诊断和鉴别诊断,而且应用于术前分期、可切除性判断、术后复发判断、放化疗疗效评估等多个方面,已成为临床上重要的检查手段。

绝大多数食管癌病变的超声内镜声像图表现为低回声结节,边界不清,内部回声不均匀;极个别表现为混合回声。根据病变侵犯的深度,又表现为:①局限性黏膜层增厚,回声减低;②黏膜层的低回声或偏低回声结节;③低回声结节侵及黏膜下层,固有肌层和外膜层回声正常;④低回声结节侵及固有肌层,外膜层回声正常;⑤病变侵及食管壁全层,病变部食管壁正常结构和回声消失,病变向食管腔外突出。部分病例食管旁可发现表现为低回声结节的肿大淋巴结。

(一)浸润深度的判断

1. 声像学特征

正常食管在超声内镜下可显示 5 层结构,而食管癌的声像学表现为低回声灶取代了几层或全层,所以形成缺损、不规则、中断等现象。

食管癌浸润深度的判断标准(图 9-30)如下:

(1)m 癌:病变局限在第 1 层和第 2 层,增厚、欠规则,第 3 层连续性好。m 层癌根据浸润的深度还可分为 m1 癌(上皮内癌)、m2 癌(黏膜固有层癌)和 m3 癌(癌浸润黏膜肌层)。

(2)sm 癌:第 3 层出现狭窄、不规则,但无中断。

(3)mp 癌:第 3 层中断,第 4 层有点状高回声。

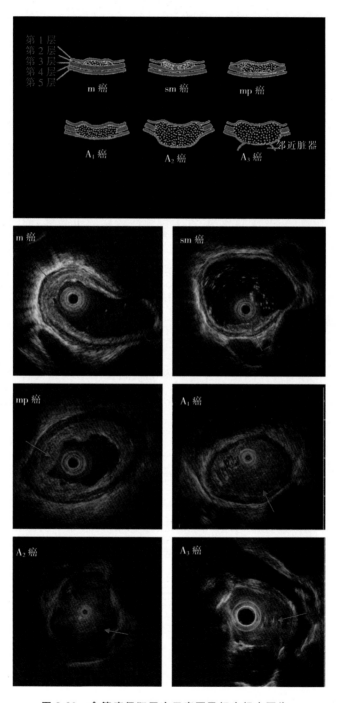

209

图 9-30 食管癌侵犯层次示意图及相应超声图像

(4)$A_1$癌:第4层中断,第5层狭窄。

(5)$A_2$癌:第5层中断,边缘不整。

(6)$A_3$癌:食管全层破坏并侵犯邻近脏器。

(二)淋巴结转移的判断

食管癌淋巴结转移与正常的淋巴引流基本一致,主要的规律是区域性和上下双向性转移。上段食管癌大部分沿着食管旁向上至颈部淋巴结,中段则向上到胸上段食管旁、气管旁淋巴结、甚至到颈部淋巴结,也可向下至贲门旁、胃左动脉干周围淋巴结,以上行为主;下段也是上下双向转移,但以下行为多。跳跃性转移是另一特点,病变浸润越深,发生连续性转移的机会多,而浸润浅,则发生跳跃转移的机会多。

转移性淋巴结的声像学特征:类圆形,5mm以上,境界清楚,内部为低回声或不均匀。10mm以上或多个融合的,转移的可能性更大。正常淋巴结为扁平,5mm以下,境界不清楚,有时在中央显示线状或圆形高回声,而因炎症肿大淋巴结也显示类圆形的低回声,有时与转移性阳性淋巴结鉴别有困难。

由于受超声内镜检查深度和食管—淋巴结间含气结构如气管的遮挡,以及操作者经验等因素的限制,超声内镜检查N分期准确性不如T分期,除超声内镜检查外,还需结合其他检查如纵隔CT等,方可做出准确的N分期。

(三)TNM分期

超声内镜可以比较准确地判断食管癌浸润深度和周围淋巴结转移,已经成为食管癌术前TNM分期的主要手段之一。

1. T分期　T分期标准与超声内镜浸润深度的关系如下:$T_1$:第1、2和3层受侵犯;$T_2$:第3层中断,第4层被关在增厚,但第5层光滑;$T_3$:第5层向外突出,断裂,不规则;$T_4$:侵犯临近结构。

超声内镜用于食管癌T分期具有较高的准确性。影响其分期准确性的因素有:①水囊充盈太大,管壁受压,使浅表病灶显示不清;②探头与病灶太近,病变模糊;③病灶部明显狭窄,内镜未能通过;④由于难以鉴别肿瘤与周围的炎症反应,此时常导致过度分期;⑤有时因操作问题或对于食管周围解剖的认识不足,而未能显示病变是否侵犯周围邻近结构。

2. N 分期　在食管癌中,任何区域淋巴结转移都被定为 $N_1$,而远处的淋巴结转移则被认定为 $M_1$,影响 N 分期的主要因素有:①衡量分期准确性的标准是外科手术结果,但手术本身就存在不完整性;②严重的肿瘤性狭窄,使超声不能扫描肿瘤全长;③较小的转移性淋巴结缺少特征性声像学表现,而肿大的炎性淋巴结很难与转移性淋巴结鉴别。

3. M 分期　超声内镜对于食管癌的 M 分期有很大的限制,偶然可以发现位于左的转移灶或腹腔动脉旁的肿大淋巴结。

## 六、鉴别诊断

本章节中食管癌内镜下的常规鉴别诊断中所述病变的影像学特征即是鉴别诊断的要点。

(一)超声内镜引导细针穿刺术

超声内镜引导细针穿刺术(fine-needle aspiration,FNA)已经成为一种有效的诊断方式,它可以确定胃肠道内以及与胃肠道毗邻的原发恶性病变的组织学诊断,可以检查是否存在淋巴结的恶性转移,可以评估病变处液体的含量以及评价是否存在肝脏转移。同时,FNA 技术还推动了其他新技术的发展。

1. FNA 技术在食管癌诊断中的适应证　(1) 食管黏膜下肿瘤的良恶性诊断;(2)食管壁外肿大淋巴结的性质判定;(3)少数黏膜下食管癌的病理确诊。

2. FNA 的并发症　EUS-FNA 的并发症发生率高于普通胃镜检查的并发症发生率,明显低于其他部位内镜检查的并发症发生率。EUS-FNA 在临床上应用渐多,但关于其并发症的报道甚少,其发生率在 0.5%~1%。综合文献报道,常见的并发症为出血、穿孔,偶见气胸和感染,均可通过对症治疗或外科手术治疗好转或治愈。理论上可发生针道种植转移,但至今尚无 EUS 引导下的 FNA 发生针道种植转移的报道。

(二)超声内镜在食管癌诊断中的临床评价

食管癌诊断的金标准是病理检查, 单纯 EUS 检查是不能诊断食管癌的。EUS 检查能提供病灶的浸润深度及其与周围重要脏器和结构的关系,有助于在非手术条件下判断肿瘤病变的 T 分期和 N 分期,尤其是 T 分期,也可在 EUS 引导下行 EUS-FNA,来获得病理诊断和淋巴结转移的确切证据。EUS 是目前判断肿瘤 T 分期最好的非手术方法,能为食管癌治疗方案的选择提供重要依据。由于部分淋巴结隐藏在气管等含气结构的后面, 使 EUS 不能显示这些部位的病变,另外由于设备扫查深度受限从而影响其对 N 分期判读的准确性。

# 第四节　消化内镜在食管肿瘤诊治中的应用

食管肿瘤分为良性和恶性两种。食管良性肿瘤少见,以平滑肌瘤为主,多无明显临床症状。食管恶性肿瘤以食管癌为主,是我国常见的恶性肿瘤之一,总体 5 年生存率不高, 但早期食管癌经外科手术切除 5 年生存率可达 90% 以上,而中晚期患者仅为 6%~15%,因此对食管癌的早发现、早诊断、早治疗是改善患者预后和提高生存率的关键。目前消化内镜在食管肿瘤诊断方面已经发挥出不可替代的作用,近年来,随着内镜操作器械及治疗技术的飞速发展,其在食管癌前期病变、早期食管癌及食管良性肿瘤等疾病的治疗方面亦发挥出了独特的作用,越来越多的食管肿瘤可通过内镜微创手段得到有效治疗。

## 一、消化内镜在食管癌前期病变及早期食管癌诊治中的应用

### (一)相关概念

食管癌的发生需要经历一个相当长的演变阶段,即癌前期病变。食管的癌前病变是鳞状上皮细胞的不典型增生, 按照轻度不典型增生—中度不典型增生—重度不典型增生—原位癌的顺序依次发展,并最终发展成为不同程度的浸润癌。不典型增生即异型增生(dysplasia),是癌前病变的形态学改变,主要指上皮细胞异乎常态的增生,表现为增生的细胞大小不一,形态多样,核大而浓染,核浆比例增大,核分裂可增多,但多呈正常核分裂相,细胞排列较乱,细胞层次增多,极向消失,但一般不见病理性核分裂,还不足以诊断为癌。根据不典型增生累及上皮层内的不同程度分为 3 级,并据此评价癌前期病变的严重程度:(1)轻度不典型增生(mild dysplasia),异型增生细胞分布不超过上皮全层的下 1/3。

为可逆转性病变。(2)中度不典型增生(moderate dysplasia),异型增生细胞累及上皮全层的下 2/3,表层细胞分化成熟,排列规则。应密切随访。(3)重度不典型增生(severe dysplasia)和原位癌,上皮全层或几乎全层被异型增生的细胞所取代,不除外有时表面仍可见有成熟分化的表层细胞,上皮基膜结构完整清晰,是真正意义上不可逆转的癌前病变。

早期食管癌是指癌组织局限于食管黏层以内且无淋巴结转移及远处转移者,包括原位癌(Tis)、黏膜内癌(m 癌)和黏膜下癌(sm 癌)(亦称浅表癌),日本食管疾病学会(JESD)又将早期食管癌分为 m1(限于黏膜上皮层)、m2(侵及黏膜固有层)、m3(侵及黏膜肌层)、sm1(侵及黏膜下层上 1/3)、sm2(侵及黏膜下层中 1/3)、sm3(侵及黏膜下层下 1/3)等类型。早期食管癌可在 3~4 年内处于相对稳定状态,为早期诊断及治疗提供了极为有利的条件。

(二)常见食管癌前病变及内镜表现

1. 慢性食管炎    慢性食管炎是食管鳞状细胞癌高发地区人群中最常见的病变,是正常食管黏膜长期接触粗糙温热食物或烟酒刺激及维生素缺乏而产生的一种慢性非特异性炎症,多发于食管中下段,以下段为主。其内镜主要表现为:①食管黏膜局限性充血水肿,黏膜下血管纹理模糊,这是慢性食管炎最常见和最早期的表现。②食管黏膜糜烂或白色斑块形成,触之易出血。③食管黏膜隆起肥厚呈颗粒样改变。④食管浅小溃疡形成。

食管反流是引起慢性食管炎的重要因素之一,根据中国反流性食管炎诊断及治疗指南(2003),其内镜诊断分级标准分为 0 级:正常(可有组织学改变);Ⅰa 级:点状或条状发红、糜烂<2 处;Ⅰb 级:点状或条状发红、糜烂≥2 处;Ⅱ级:有条状发红、糜烂,并有融合但非全周性,融合<75%;Ⅲ级:病变广泛发红、糜烂、融合呈全周性,融合≥75%。

长期慢性炎症刺激可导致食管上皮的异型增生及癌变,因此如果内镜发现食管黏膜有充血糜烂、颗粒状改变、白色斑块或触之易出血现象,需积极进行活组织检查,以便尽早发现不典型增生及癌变,使患者早期及时治疗。

2. Barrett 食管    Barrett 食管(Barrett's esophagus,BE)是指食管下段复层鳞状上皮被化生的单层柱状上皮所替代的一种病理现象,可伴肠化或无肠化。伴有特殊肠上皮化生者属食管腺癌的癌前病变,癌变率可达10%,在食管腺癌中有50%来自Barrett食管。

Barrett食管内镜下典型表现为食管下段淡粉色光滑鳞状上皮中出现橘红色柱状上皮区,呈天鹅绒样红色斑块,形态不一,与鳞状上皮分界清晰。按照内镜下形态可将Barrett食管分为3型:①全周型:橘红色黏膜由胃向食管延伸,累及全周,与胃黏膜无明显界限,不伴食管炎或狭窄时多单纯表现为齿状线上移,但形状不规则;②岛型:齿状线以上出现一处或多处斑片状橘红色黏膜,与齿状线不相连,多为圆形或椭圆形;③舌型:齿状线局限舌型向上突出,红色黏膜呈半岛状。

Barrett食管发生食管癌的危险性较普通人群明显升高,一般认为与其病灶的大小有关,2cm以上的Barrtt黏膜癌变的发生率较对照人群高30~40倍。异型增生是Barrett食管癌变的先兆,无特征性内镜表现,确诊需依靠病理活检,因此内镜监测非常重要,对伴有轻度异型增生者应3~6个月复查内镜一次,而中、重度异型增生者应每1~2个月复查内镜一次。

3. 早期食管癌的内镜表现 早期食管癌内镜下的主要征象为黏膜颜色改变,黏膜会有白色区域和红色区域两种表现,红色区域主要是以红色为主,一般边界较清晰,黏膜略微粗糙浑浊;白色区域有稍隆起的黏膜白斑,且无光泽。黏膜增厚,不再呈现出半透明状,黏膜下面的血管模糊,不能透见。按照大体形态可分为5型:①糜烂型:最常见,占早期食管癌的60%左右,局部充血,黏膜失去正常光泽,病变周围边界清楚。②斑块型:多呈局灶性、灰白色,稍高出黏膜平面,表面粗糙或糜烂,有时并发微小癌性结节或似沙粒样小颗粒。③结节型:表现为直径在1cm左右的孤立病灶,病变表面黏膜粗糙呈颗粒状或可见小糜烂灶,质脆,触之易出血,病变周围绕以正常黏膜。④粗糙型:表现为黏膜粗糙、增厚、不规则或呈颗粒样改变,失去正常黏膜组织形态。⑤隐匿型:有少数病例,食管黏膜无明显形态改变,经碘染色后发现(图9-31)。

4. 食管癌前期病变及早期食管癌的内镜诊断 食管癌前期病变及早期食管癌患者可出现咽部不适、进食哽噎、胸骨后烧灼痛、上腹部不适、食管内异物感、食物通过缓慢、停滞感等一系列消化道症状,但并无特异性,故临床诊断相

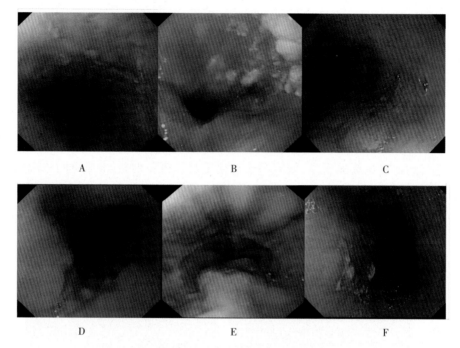

（A:充血型，B:粗糙型，C:斑块型，D:溃疡型，E:结节型，F:糜烂型）

**图9-31　各型早期食管癌内镜表现**

215

对困难。目前通过内镜下活检,特别是对可疑部位采取多点多块活检是提高早期检出率的关键。近年来随着科技的不断发展,各种消化内镜技术不断更新,极大程度上提高了食管癌前期病变及早期食管癌的诊断率。

（1）普通内镜

普通内镜即平时最常用的胃镜检查,对早期食管癌及癌前的病变检出率不高,且常易导致漏诊。为避免漏诊,一般需由有经验的内镜医师检查,必须仔细观察食管黏膜表面色调的变化、性状的变化和有无异常血管等。当食管表面有黏液及残渣附着时,会影响内镜观察效果,因此检查前需充分实施预处理,目前理想的方法是先用蛋白酶处理以分解黏液,观察时再用二甲硅油清洗祛泡。

使用普通内镜观察时,首先要注意黏膜色调的变化,大部分食管早期病变会呈现红色调或白色调;其次要注意的是黏膜表面的结构,浅表病变多呈现黏膜表面浅表凹陷,但也存在扁平隆起或平坦的病变。平坦病变常难以辨识,但可观察到黏膜的粗糙、光泽消失和黏膜下血管模糊中断等现象。普通内镜观察黏膜表面结构的细微变化时,注气量的调节很重要,食管腔内过度充气或注气过少均不利于早期病变的正确诊断。

(2)染色内镜

染色内镜又称色素内镜,主要是通过采用各种不同的途径(如直接喷洒、注射、口服等)将色素等染料导入内镜下需要进行观察的黏膜上,从而使正常黏膜颜色与病灶对比更加明显,既有助于对病变目标进行活检,也有利于提高早期癌的检出率(图9-32)。目前应用于食管的有以下染色法:①复方碘染色法:是目前临床上用于检测早期食管癌及癌前病变的最常用方法, 常用染色剂浓度为

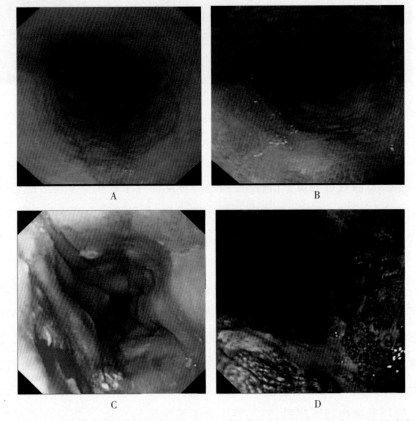

A B

C D

(A:食管中下段黏膜充血粗糙,边界不清;B:卢戈氏液染色后病变呈不染区,边界清晰;
C:食管下段黏膜充血糜烂,边界不清;D:卢戈氏液染色后病变不染,边界清晰)

**图 9-32 早期食管癌卢戈氏液染色后改变**

1.2%~1.5%,原理为正常食管鳞状上皮组织糖原的含量较病变组织明显高,糖原在与碘液接触后可呈现棕褐色,而病变组织如癌变、不典型增生等由于糖原含量减少或消失,与碘液混合后染色较浅或不染色。研究表明,食管癌及癌前病变主要表现为碘染色黏膜不染色或浅染,其中不染和浅染诊断食管癌和癌前病变的准确率为61.5%;而不染区诊断食管癌准确率为82.2%,诊断食管癌和重度不典型增生的准确率为95.6%。该法的优点是操作简单,易于实施,能准确指导内镜下活检定位,大大提高早期食管癌及癌前病变的检出率,并明确病变范围,同时提高多发癌灶的检出率。碘染色最大的缺点是碘剂刺激引起食管炎,造成患者胸骨后疼痛、烧灼感等不适,甚至出现食管痉挛等严重的并发症,进入气管可造成生命危险,对有碘过敏史或甲亢的患者不宜采用此方法。值得注意的是短时间内反复碘染色可因伴发食管炎而使病变界线变得不清晰,一般会持续1个月左右,故内镜治疗前至少1个月内不建议使用碘剂。②亚甲蓝染色法:亚甲蓝又称美蓝,在其作用下正常食管鳞状上皮细胞不染色,却可被肠化细胞等吸收而成蓝色,主要用于食管腺癌的早期诊断,但染色耗时长,对操作者的技术水平要求高,临床应用价值不高。③甲苯胺蓝染色:甲苯胺蓝是一种嗜酸性的异性染液,它的作用部位主要对细胞核内物质进行染色,其原理是肿瘤细胞增殖活跃,核内遗传物质DNA和RNA增多,甲苯胺蓝对其亲和力高而染成蓝色,而正常细胞核内遗传物质相对较少,遇甲苯胺蓝着色不明显。与碘染色相比,甲苯胺蓝染色对操作人员技术要求更高,耗费的时间长,根据染色程度无法区分癌变和重度不典型增生,出现假阳性率高,此染色方法在国内并不多见。④双重染色法:利用不同染色剂的作用原理,弥补单一染色的不足,对食管观察更为准确,目前临床上使用的有甲苯胺蓝—复方碘溶液染色法和亚甲蓝—复方碘溶液染色法,但以亚甲蓝—复方碘溶液染色法在早期食管癌及癌前病变的检出上效果表现得更加突出,亚甲蓝染色可使癌灶着蓝色,复方碘液染色癌灶不着色,双重染色后,蓝色区域为早期癌病灶,棕褐色区域为正常食管黏膜,两种染色区域之间为肿瘤浸润区。

(3)超声内镜

超声内镜(endoscopic ultrasonography,EUS)是内镜与超声结合而成的一种全新的影像设备,通过 EUS 检查,能提供病灶的浸润深度及其与重要脏器和结构的关系,有助于在非手术条件下判断肿瘤病变的 T 分期和 N 分期,其对食管癌 T 分期的准确率达 85%~95%,是目前判断肿瘤 T 分期最好的非手术方法,能为食管癌治疗方案的选择提供重要依据。对于早期食管癌,EUS 的意义在于能精确区分癌灶的浸润深度,鉴别黏膜内癌和黏膜下癌。黏膜内癌是指癌细胞突破上皮基膜,向下浸润生长达固有膜或浸润黏膜肌层,发生淋巴结转移的概率小,可行内镜下根治;而黏膜下癌指癌细胞突破基膜,向下穿透黏膜肌层到达黏膜下层,发生淋巴结转移的概率显著增加,内镜治疗存在一定难度与风险,手术治疗为最佳选择(图 9-33)。

(4)放大内镜

放大内镜兼有放大观察和常规内镜双重功能,可将常规观察到的病变放大 35~170 倍,显示黏膜的细微结构。放大内镜对早期食管癌的应用主要是观察食管黏膜血管网透见情况,上皮内癌时可见上皮乳头内毛细血管环(intra-papillary capillary loop,IPCL)的扩张、蛇形、口径不同、形状不均;当癌浸润黏膜固有层时,除上述 4 种变化外,还伴有 IPCL 的延长;癌浸润至黏膜肌层时,IPCL 明显破坏,但可见连续性;癌浸润到黏膜下层时,IPCL 几乎完全破坏、消失,出现异常的肿瘤血管。异常血管的出现是癌浸润到黏膜下层的特征。日本多家医疗中心报道,放大内镜观察诊断早期食管癌的准确率为 80% 左右。放大内镜还有助于识别 Barrett 食管柱状上皮中出现的肠上皮化生和高度不典型增生的部位,并可指导活检,明显提高 Barrett 食管的诊断率。

(5)窄带成像技术

内镜窄带成像技术(narrow band imaging,NBI)是一种新型内镜成像技术,利用通过红、绿、蓝滤光器后将氙气灯光的波长窄化成为普通内镜的照明灯光,强化蓝光,限定了红光和绿光的穿透深度,使光线主要集中在黏膜表层,着重显示黏膜表面形态结构,降低了光线的散射,图像更为清晰,从而可清晰观察到黏膜腺管开口形态,结合放大内镜效果更佳。蓝光的穿透力弱,对黏膜表浅血管观察效果好,内镜下呈现褐色;红光的穿透能力强,可以深达黏膜下层,黏膜下层血管在内镜下呈现为绿色。NBI 技术为早期发现消化道异常病变,提高病理检

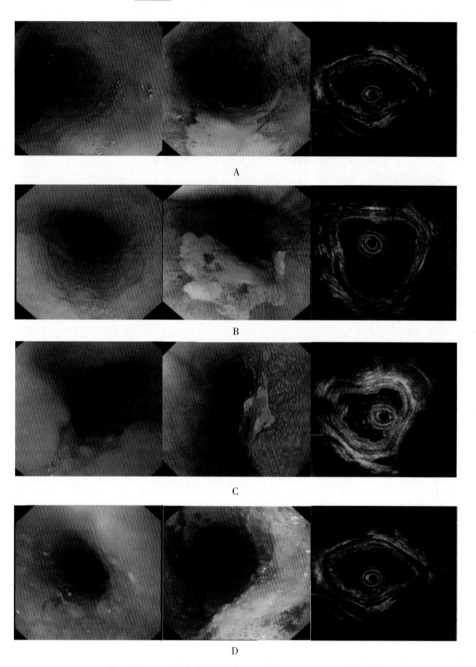

219

(A:0~Ⅱa 型,MPS 示黏膜层增厚;B:0~Ⅱb 型,MPS 无明显改变;
C:0~ⅡC 型,MPS 提示 m3 侵犯;D:为 0~Ⅱa+0~Ⅱc 型,MPS 提示 m3 侵犯)

**图 9-33 各类型早期食管癌及癌前病变的内镜、染色、EUS 图**

出率提供了一种全新的途径,因其观察到的图象类似染色剂的内镜图象,故又称为电子染色内镜。NBI 操作简单,对血管显示较好,可使整个食管均匀显色,且避免染色内镜对人体潜在的危害,可以对碘过敏者、食管入口、颈段及下咽等无法应用碘染色观察者进行检查,且有助于判断癌变浸润深度,对消化道疾病的诊断有很大的帮助(图 9-34)。

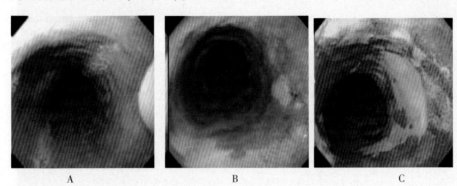

(A:普通内镜下食管病灶不明显;B:NBI 下病灶清晰可见;C:卢戈氏液染色后病灶边界清晰)

**图 9-34　普通内镜窄带成像技术及染色内镜对比**

(6)荧光内镜

荧光内镜(florescenceendoscopy)是利用彩色成像技术,在普通内镜内附加上单色激光源和特定的滤光器或检测相机以构成一个内镜荧光成像系统,即用氦-镉激光、氪激光等作为激发光源照射人体组织后,能诱发出较照射光波长长的荧光,有的辅以光敏剂加强肿瘤色带,同时用高敏摄像机摄取人体组织红色和绿色荧光光谱,利用成像颜色的差异判别良、恶性组织。有研究表明其对早期癌灵敏度高, 尤其对癌前病变即不典型增生的检出率大大优于常规的诊断方法,可能与早期癌,特别是癌前期病变处于新生期,血供丰富,卟啉代谢旺盛,因此敏化荧光也最强有关。Jedo 等研究发现普通内镜对食管早期癌和重度不典型增生检出率为 55.0%,而荧光内镜为 100.0%,普通内镜下容易被漏诊的平坦型癌灶和黏膜色泽改变不明显的早期癌灶在荧光内镜下均得到清晰显示,且可以更精确引导活检,明显提高病变诊断率。

(7)激光共聚焦内镜

共聚焦激光内镜(confocal endomicroscope)是由共聚焦激光显微镜和传统

电子内镜组合而成,其原理是通过对图像检测器前的针孔进行定位,阻止所有的面外光线而仅允许从焦平面反射而来的光线到达检测器,使激光共聚焦显微内镜在内镜基础上兼有共聚焦显微镜的作用,可在实体达到 1000 倍的放大效果,获得细胞和亚细胞结构的图像,能对最大深度约 250μm 的细胞结构及形态特征进行观察,分辨率不到 1μm,其最大优点在于内镜检查时无需行活检和组织病理学检查即可获取活体内表面及表面下结构的组织学图像,对黏膜做高分辨率的即时组织学诊断,并根据组织学诊断及时采取治疗措施。Pech 等对 21 例疑为早期食管鳞状细胞癌的患者行前瞻性研究显示,共聚焦激光显微内镜对早期食管鳞状细胞癌诊断的总准确率为 95%, 敏感性和特异性分别为 100% 和 87%。激光共聚焦内镜检查时要求操作者熟知消化道组织的显微结构,以区分正常和病变结构。

5.食管癌前期病变及早期食管癌的内镜治疗 我国早期食管癌一直以外科手术为主,近年来,随着内镜诊治技术的飞速发展,早期食管癌及癌前病变的检出率逐年提高,通过内镜下微创治疗已经逐渐成为一种趋势,与外科手术相比,内镜治疗具有创伤小、痛苦少、并发症少、患者生活质量好、费用低等优势,且治疗效果与外科手术无明显差异。理论上,只要没有淋巴结转移的早期食管癌均可行内镜下治疗,但考虑到内镜操作难度、并发症等情况,目前多数学者认为其绝对适应证为 m1 癌(上皮内癌)和 m2 癌(黏膜固有层癌),癌灶<3cm,累及食管周径 1/3 以内,无脉管和淋巴结转移;相对适应证为 m3 癌(黏膜肌层癌)和 sm1癌(黏膜下层上 1/3 癌),直径≥3cm。2006 年日本食管学会制定的指南认为内镜治疗的绝对适应症为透壁深度在m1/m2,边缘性为 2/3 以下的病变;相对适应证为透壁深度在 m3/sm1,边缘性为2/3 以上,影像学诊断不怀疑有淋巴结转移的病变。随着内镜技术的提高,其治疗适应证不断扩大。

(1)内镜下黏膜切除术

内镜下黏膜切除术 (endoscopic mucosal resection,EMR) 是通过黏膜下注射、透明帽负压吸引等手段将病变黏膜套扎切除的方法,包括 EPMR(分块切除法)、EMR-C(透明帽吸引法)、EMR-L(结扎切除法)等,是内镜治疗早期食管癌及癌前病变的重要方法,其 5 年生存率达 86.0%~96.7%,有较好的远期疗效。随着消化内镜设备的改进和内镜技术的提高,早期食管癌 EMR 治疗适应证为:无脉管和淋巴结转移,浸润深度为 m1、m2、m3、sm1,病变大小≤5.0cm,病灶数为 1~5 个,累及食管周径范围不受限制。EMR 的优点在于操作相对简单,治疗时间短,安全性高,在切除病变的同时保留了原有食管结构的完整性,极大的改善了患者的生存质量;缺点是整块切除受病变大小限制,当病变>2.0cm 时,需采取分块切除的方式,容易造成病变残留及复发,且不能提供完整的病理学诊断资料而影响治疗的可靠性,因此限制了其在临床的进一步应用。

(2)内镜黏膜下剥离术

内镜黏膜下剥离术(endoscopic submucosal dissection,ESD)是在 EMR 的基础上发展起来的一项新兴技术,能实现对大型病变的一次性完整切除,并提供完整的组织病理学资料。早期食管癌 ESD 治疗适应证为:无脉管和淋巴结转移,浸润深度为 m1、m2、m3、sm1,对病变大小、侵犯食管周径情况及病变个数无明确限制。与 EMR 相比,ESD 在切除病变的大小、范围和形状方面所受限制较小,对多发病变、直径≥3cm 的病变及全周型早期食管病变可弥补 EMR 治疗的不足,具有与外科手术相同的治疗效果,比 EMR 治疗早期癌更彻底,且不易残留及复发;但 ESD 技术要求高,操作难度大,容易发生出血、穿孔等并发症,当病变周径超过 3/4 周时,ESD 治疗后极易并发食管狭窄,需要引起重视。见图 9-35。

(3)氩离子凝固术

氩离子凝固术 (argon plasma coagulation,APC) 是一种非接触性电凝固技术,主要原理是氩气在 APC 探头远端电极与组织之间的电场中产生离子化,氩气离子束可以自动导向未治疗的组织表面,一旦由于局部组织干燥导致该区域的电阻增加,氩离子束便转向电阻较低的非干燥区域发挥作用。APC 治疗特点是不产生黏连,可连续发挥作用,电凝深度限于 2~3mm 内,治疗早期食管癌及癌前病变可防止食管穿孔,且无炭化,利于组织修复;缺点是不能获得病理标本,对其治疗效果缺乏及时、准确的判断,残留和复发率较高,主要用于经 EMR 或 ESD 治疗后残留及复发病例。

(4)光动力学疗法

光动力学疗法(photo dynamic therapy,PDT)是利用光敏剂可选择性潴留于

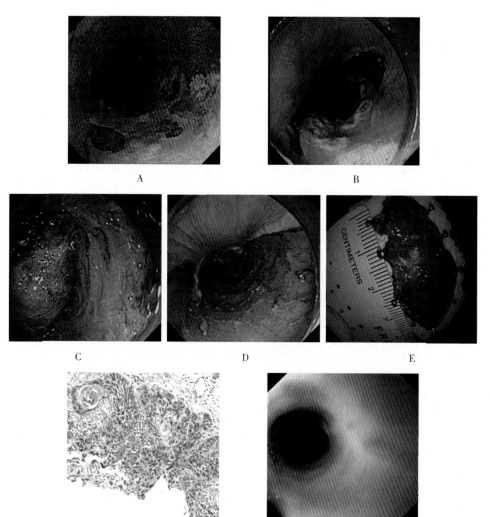

(A:卢戈氏液染色明确病变范围;B:氩气标记后对病变行环周切开;C:沿固有肌层对病变黏膜下层进行剥离;D:完整剥离病变,创面干净整洁;E:对切除标本进行测量;F:术后病理(HE×100)提示高分化鳞状细胞癌,浸润黏膜肌层,无脉管侵犯,基底及切缘阴性;G:ESD 术后 2 个月复查胃镜,创面愈合良好。)

**图 9-35 ESD 治疗过程**

肿瘤组织中的特点,在特定波长的光照激发下,光敏剂产生氧自由基或单价态氧导致细胞毒性作用,杀伤肿瘤组织,从而达到治疗肿瘤的目的。PDT 的光化学反应主要作用在肿瘤细胞,对正常组织创伤较少,可使早期食管癌达到微创根治目的,提高患者的生活质量。目前多用于治疗 Barrett 食管并重度异型增生或表浅癌,病变范围大且不能耐受其他治疗的患者。对光敏药物过敏、凝血功能异常、肝肾功能差者不适用。

(5)射频消融

射频消融(radiofrequency ablation,RFA)利用电磁波生物物理中的热效应使组织脱水、干燥和凝固坏死,从而达到治疗目的。该技术在治疗多发、病变较长或累及食管全周的早期食管癌及癌前病有明显的优势,且其治疗的深度可以控制,避免了治疗后狭窄、穿孔的发生。其缺点是不能获得完整的病理学标本,无法准确评价疗效。

(6)激光治疗

内镜激光治疗是指经内镜活检钳道内插入激光光导纤维,利用激光的凝固、气化、烧灼、切割等作用治疗癌肿等消化道疾病。食管癌的激光治疗一般用Nd:YAG 激光,治疗功率为 40~90W,每次时间 0.5~2s,适用于隆起型或浅表隆起型早期食管癌及晚期食管癌的姑息治疗。激光治疗的缺点在于照射深度控制较难,容易引起即时穿孔或迟发性穿孔,且仪器设备较昂贵,临床应用少。

## 二、消化内镜在食管良性肿瘤诊治中的应用

食管良性肿瘤较少见,在食管肿瘤中仅占 1%,分为上皮性和非上皮性。上皮性起源的称之为息肉,而非上皮性包括平滑肌瘤、间质瘤、脂肪瘤、神经纤维瘤、血管瘤、颗粒细胞瘤、囊肿以及消化道异位组织和炎性肉芽肿等。食管良性肿瘤以平滑肌瘤最为常见,约占 52.1%~83.3%,其次为食管息肉,多见于青壮年,肿瘤生长缓慢,早期可无任何临床症状,部分病人可有吞咽不适、咽部异物感和胸骨后疼痛等症状,很少有吞咽困难,全身症状少。

(一)食管良性肿瘤的内镜诊断

1.普通内镜　食管良性肿瘤常无明显临床症状,绝大多数患者在胃镜检查时偶然发现。食管息肉在内镜下常表现为黏膜的结节状隆起,可单发或多发,可以有蒂或无蒂,但少有长蒂,息肉表面覆盖上皮,含有纤维基质、黏液样物质或混杂脂肪组织及血管等。对于非上皮起源的黏膜下病变常表现为半球形或扁平

状隆起,小部分呈哑铃状、长条形或不规则隆起,黏膜面常覆盖完整,广基,活动度好(图9-15)。

2.超声内镜(EUS) EUS检查不仅能观察食管黏膜表面,而且能将食管壁的全层厚度及五层结构清晰显示,故既能准确诊断黏膜及黏膜下病变,又能对源于食管壁的黏膜下病变及壁外压迫等作出准确判断;EUS还可以根据所在管腔层次及其超声图像特点,对肿瘤组织起源作出大致判断,对食管良性肿瘤特别是食管黏膜下肿瘤(submucosal tumor,SMT)的诊断意义重大,是目前公认诊断消化道黏膜下病变的最佳方法。食管息肉在EUS下常表现为源于食管黏膜层的低回声结节,突向腔内,边界清晰,管壁无明显增厚。不同的食管黏膜下病变EUS表现出明显差异,平滑肌瘤常表现为源于黏膜肌层或固有肌层的低回声占位影,呈梭形或椭圆形,边界清晰;脂肪瘤则常表现为源于黏膜下层的高回声占位影;神经源性肿瘤表现为起源于黏膜下层或固有肌层的低回声占位影,内部回声不均,边界不规则;颗粒细胞瘤常表现为黏膜下层的低回声影,边界光滑清晰;食管囊肿及血管瘤则常表现为源于黏膜下层的无回声结构,边界清晰。通过EUS检查,可对病变性质作出初步判断,并为治疗方案的选择提供可靠依据(图9-36)。

### (二)食管良性肿瘤的内镜治疗

**225**

1.内镜高频电切术 内镜高频电切术是用圈套器将病变从根部套扎后直接电凝切除的方法,绝大多数食管息肉及部分源于黏膜肌层的平滑肌瘤可通过该方法得到有效治疗。该法操作简单,有发生出血、穿孔等并发症可能,但极其少见;该方法最大的缺点是对广基病变及来源层次较深的食管病变无法行治疗。

2.内镜黏膜下挖除术 内镜黏膜下挖除术(endoscopic submucosal excavation,ESE)是在ESD技术上发展起来的一项新兴技术,主要用于治疗黏膜下层及固有肌层肿瘤。ESE技术的出现,使大部分来源于消化道固有肌层的黏膜下肿瘤可以实现内镜下切除,并达到外科手术治疗效果。理论上讲,任何大小的黏膜下肿瘤均可通过ESE技术得到有效切除,但因受到食管腔内镜操作的空间限制,目前ESE技术切除的最大食管病变为3.0cm。该技术的主要治疗并发症为

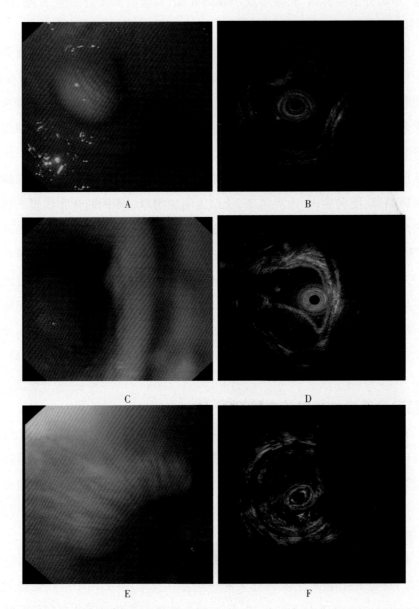

（A：食管下段黏膜下隆起病变，半球形；B：EUS 提示源于黏膜下层的低回声影，边界清晰；C：食管中段黏膜下隆起病变，椭圆形；D：EUS 提示源于固有肌层的低回声影，边界清晰；E：食管下段黏膜下隆起病变，肾形；F：EUS 提示源于黏膜肌层的低回声影，边界清晰）

**图 9-36　食管黏膜下肿瘤内镜与EUS 图像**

出血和穿孔,特别是穿孔,由于食管缺乏浆膜层,固有肌层外只有一层薄薄的外膜,ESE 治疗过程中更易发生穿孔,且因食管腔相对狭窄,管壁张力较大,常难以用钛夹封闭穿孔,容易造成食管瘘、纵隔感染等并发症,严重时需行外科手术干预,因此限制了其应用。ESE 治疗过程见图 9-37。

3. 内镜经黏膜下隧道肿瘤切除术 内镜经黏膜下隧道肿瘤切除术(submucosal tunneling endoscopic resection,STER)于 2010 年由中国学者徐美东率先提出,其引人注目的创新之处在于通过内镜技术建立黏膜下隧道,即将黏膜开口之后使黏膜下层与固有肌层分离,从而在黏膜下层与固有肌层之间形成一隧道结构,通过隧道将肿瘤挖除。当完整切除肿瘤后即使出现穿孔,由于黏膜下隧道的开口到穿孔处尚有一定的距离,同时穿孔处表面的黏膜是完整的,所以只需

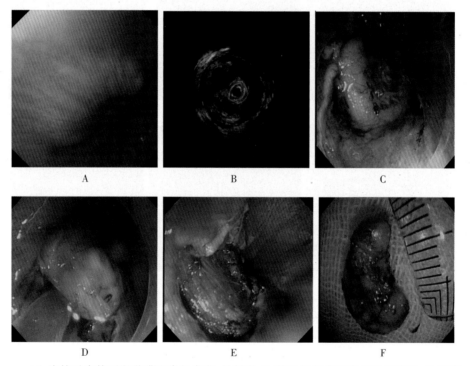

(A:内镜示食管下段黏膜下隆起病变,呈肾形;B:EUS 提示病变源于黏膜肌层,边界清晰;C:切开黏膜后沿固有肌层剥离瘤体;D:圈套器套扎完整切除瘤体;E:切除瘤体后创面干净整洁,未见残留;F:切除瘤体质韧感,长径约 1.5cm)

**图 9-37　ESE 治疗过程**

闭合隧道开口,就不必担心出现全层穿孔及其引起的一系列并发症。STER 技术作为一种更加微创的内镜下切除术为上消化道固有肌层肿瘤的治疗开辟了新的途径,其最大的优势在于完全切除病灶后还能维护消化道管壁的完整性,并且与传统的内镜下切除术相比降低了术后消化道瘘和纵隔及胸腔感染的发生率。STER 治疗的主要并发症为纵隔及皮下气肿,严重并发症为气胸,因该技术刚处于起步阶段, 需要进一步的大样本临床随机对照试验并长期随访研究以评估该方法的价值和局限性(图 9-38)。

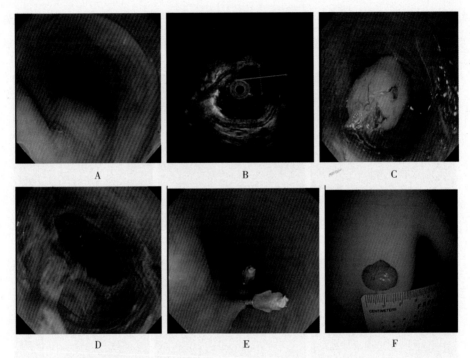

(A:内镜示食管中段黏膜下隆起病变,半球形;B:EUS 提示病变源于固有肌层,边界清晰;C:建立黏膜下隧道,沿瘤体边缘缓慢剥离;D:完整切除瘤体后隧道内干净整洁,未见明显渗血及肿瘤残留;E:取钛夹缝合隧道入口;F:切除瘤体质韧感,长径约 1.8cm)

**图 9-38　STER 治疗过程**

(王　实　刘永军　俞江平　阮荣蔚)

## 参考文献

[1]　郭长青,曹新广.胃镜图谱[M].河南:河南科学技术出版社,2007.1–10.

[2]　Borgulya M,Ell C,Pohl J. Transnasal endoscopy for direct visual control of esophageal stent placement without fluoroscopy[J]. Endoscopy,2012;44(4):422–424.

[3]　戈之铮,姜智敏,萧树东,等. 自体荧光内镜对消化道肿瘤的诊断价值[J]. 胃肠病学,2010;15(5);267–270.

[4]　王贵齐,魏文强,吕宁,等. 应用内镜下碘染色在食管癌高发区进行普查的意义[J]. 癌症,2003;22(2);175–177.

[5]　黄锦,卢忠生. 窄带成像放大内镜在消化道早癌及癌前病变中的应用[J]. 胃肠病学和肝病学杂志,2012;21(11);981–985.

[6]　杨建民. 放大胃镜的临床应用进展[J]. 浙江医学,2006;28(10);874–876.

[7]　戈之铮,胡春玖. 共聚焦激光显微内镜在上消化道早期癌及其癌前病变中的应用[J]. 现代实用医学,2012;24(3);241–243.

[8]　龚帅,戈之铮.微探头共聚焦激光显微内镜临床应用进展[J].胃肠病学,2014;(1);43–46.

[9]　张月明,王贵齐. 早期食管癌的内镜诊断与治疗进展[J].中国消化内镜,2008;2(2);21–29.

[10]　王国清,刘韵源,郝长青,等. 食管黏膜碘染色图像和浅表食管癌及癌前病变组织学的关系[J].中华肿瘤杂志,2004;26(6);342–344.

[11]　张月明,贺舜,郝长青,等. 窄带成像技术诊断早期食管癌及其癌前病变的临床应用价值[J]. 中华消化内镜杂志,2007;24(6);410–414.

[12]　孙曦,王向东,卢忠生,等. 消化内镜技术用于消化道早癌诊断治疗价值研究[J].中国实用内科杂志,2013;33(3);207–209.

[13]　武育卫,彭贵勇,胡文华,等. 食管早期癌和癌前病变超声内镜诊断及内镜下食管黏膜切除术的临床研究[J].胃肠病学和肝病学杂志,2011;20(9);785–788.

[14]　黄平晓,谭诗云,黄亚冰,等. 内镜超声示强回声食管平滑肌瘤病例分析[J].中国内镜杂志,2010;16(10);1119–1120.

[15]　Muto M,Sano Y,Fujii S,et al.Endoscopic diagnosis of intraepithelial squamous neoplasia in head and neck and esophageal mucosal [J]. Digestive Endoscopy,2006;(Supple S1);S2–S5.

[16] Kuznetsov K,Lambert R,Rey JF.Narrow-band imaging:potential and limitations [J]. Endoscopy,2006;38(1):76-81.

[17] Kawai T,Takagi Y,Yamamoto K,et al. Narrow-band imaging on screening of esophageal lesions using an ultrathin transnasal endoscopy[J]. J Gastroenterol Hepatol,2012;Suppl 3: 34-39.

[18] Okada K,Fujisaki J,Kasuga A,et al.Endoscopic ultrasonography is valuable for identifying early gastric cancers meeting expanded-indication criteria for endoscopic submucosal dissection[J]. Surg Endosc,2011;25(3):841-848.

[19] 龚帅,戈之铮.微探头共聚焦激光显微内镜临床应用进展[J].胃肠病学,2014;(1):43-46.

[20] 金震东,李兆申.消化超声内镜学(第2版)[M].北京:科学出版社,2011.

[21] 日本消化内镜学会编,汪旭译.消化内镜指南(第3版)[M].沈阳:辽宁科学技术出版社,2014.

[22] 胡鸿,相加庆,张亚伟,等.微探头超声内镜和CT扫描在胸段食管癌术前分期中的应用[J].中华肿瘤杂志,2006;28(2):123-126.

[23] Vazquez-Sequeiros E,Levy MJ,Clain JE,等.常规与选择性的超声内镜引导下细针穿刺术在食管癌术前淋巴结分期中的应用比较 [J].世界核心医学期刊文摘 (胃肠病学分册),2006;(5):35.

[24] 崔键,刘轶男,张凯,等.超声内镜术前评价食管癌研究[J].中国内镜杂志,2007;13(9):927-929.

[25] 程贵余,苏凯,张汝刚,等.内镜超声检查术在食管癌术前分期的临床应用[J].中华消化内镜杂志,2004;21(5):22-24.

[26] 尔丽绵,张立玮,徐志彬,等.超声小探头对高发区早期食管癌及癌前病变术前治疗的评估及其影响因素[J].中国内镜杂志,2013;19(3):21-24.

[27] Lowe VJ,Booya F,Fletcher JG,et al. Comparison of positron emission tomography, computed tomography,and endoscopic ultrasound in the initial staging of patients with esophageal cancer[J]. Mol Imaging Biol,2005;7(6):422-430.

[28] Tsendsuren T,Jun SM,Mian XH.Usefulness of endoscopic ultrasonography in preoperative TNM staging of gastric cancer[J]. World J Gastroenterol,2006;12(1):43-47.

[29] Okada K,Fujisaki J,Kasuga A,et al.Endoscopic ultrasonography is valuable for identifying early gastric cancers meeting expanded-indication criteria for endoscopic submucosal

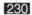

dissection[J]. Surg Endosc,2011;25(3):841-848.

[30] Li Z,Rice TW. Diagnosis and staging of cancer of the esophagus and esophagogastric junction[J]. Surg Clin North Am,2012;92(5):1105-1126.

[31] Misra S,Choi M,Livingstone AS,et al. The role of endoscopic ultrasound in assessing tumor response and staging after neoadjuvant chemotherapy for esophageal cancer[J]. Surg Endosc,2012;26(2):518-522.

[32] Puri R,Khaliq A,Kumar M,et al. Esophageal tuberculosis:role of endoscopic ultrasound in diagnosis[J]. Dis Esophagus,2012;25(2):102-106.

[33] 姚礼庆,周平红.内镜黏膜下剥离术[M].上海:复旦大学出版社,2009.41-48.

[34] Wang GQ.Long-term results of operation for 420 patients with early squamous cell oesophageal carcinoma discovered by screening[J]. Ann Thorac Surg,2004;77(5):1740-1744.

[35] Liu ZR,Wei WQ,Huang YQ,et al.Economic evaluation of "early detection and treatment of oesophageal cancer"[J]. Chinese Journal of Cancer,2006;25(2):200-203.

[36] Moreto M.Diagnosis of esophagogastric tumors[J].Endoscopy,2003;35(1):36.

[37] 芳野纯治,乾和郎,若林贵夫,他.消化管壁の组织像と超音波像との比较[J].胃と肠,2001;36(3):276-282.

[38] Lasen A,Hallas I,Muckadell OB.Esophagitis:incidence and risk of esophageal adenocarcinoma a population-based cohort study[J].Am J Gastroenterol,2006;101:1193-1199.

[39] Wang GQ.Histological precursors of oesophageal squamous cell carcinoma:results from a 13 year prospective follow up study in a high risk population [J].Gut,2005;54 (2):187-192.

[40] Miros M,Kerlin P,Walker N.Only patients with dysplasia progress to adenocarcinoma in Barrett's esophagus[J].Gut,1991;32(12):1441-1446.

[41] Anderson LA,Watson RG,Murphy SJ,et al.Risk factors for Barrett's esophagus and oesophageal ahenocarcinoma:results from the FINBAR study[J].World J Gastroenterol,2007;13:1585-1594.

[42] Musana AK,Resnick JM,Torbey CF,et al.Barrett's esophagus:incidence and prevalence estimtes in a rural Mid-Westem population[J]. Am J Gastroenterol,2008;103:516-524.

**231**

[43] 小山恒男,刘正新(译).食管癌和胃癌的 ESD 策略与实践[M].北京:人民卫生出版社,2011.96-100.

[44] 方晓松,周鞏,汪宇鸣,等.内镜下卢戈氏液染色对早期食管癌及癌前病变的诊断研究[J].重庆医学,2009;38(11):1365-1366.

[45] Curvers W L,Kiesslich R,Bergman JJ.Novel imaging modalities in the detection of oesophageal neoplasia[J].Best Pract Res Clin Gastroenterol,2008;22(5):687-720.

[46] Ngamruengphong S,Sharma VK,Das A.Diagnostic yield of methylene blue chromoendoscopy for detecting specialized intestinal metaplasia and dysplasia in Barrett's esophagus a meta-analysis[J].Gastrointest Endosc,2009;69(3):1021-1028.

[47] 彭贵勇,房殿春,赵京晶,等.卢戈液—美蓝双重染色在早期食管癌诊断中的价值[J].中华消化内镜杂志,2003;20(6):374-376.

[48] Rampado S,Bocus P,Battaglia G,et al. Endoscopic ultrasound:accuracy in staging superficial carcinomas of the esophagusp[J]. Ann Thorac Surg,2008;85(1):251-256.

[49] Kawano T,Ohshima M,Iwai T,et al.Early esophageal carcinoma:endoscopic ultrasonography using the Sonoprobe:early gastrointestinal cancers[J]. Abdom Imaging,2003;28(4):477-485.

[50] 金震东,李兆申.消化超声内镜学[M].北京:科学出版社,2006.212-227.

[51] Lowe VJ,Booya F,Fletcher JG,et al.Comparision of position emission tomography,computed tomography,and endoscopic ultrasound in the intial staging of patients with esophageal cancer[J].Mol Imagining Biol,2005;7(6):422-430.

[52] Kumagai Y,Inoue H,Nagai K,et al.Magnifying endoscopy,stereoscopic microscopy,and the microvascular architecture of superficial esophageal carcinoma[J].Endoscopy,2002;34(5):369-375.

[53] Mizuno H,Gono K,Takehana S,et al.Narrow band imaging technique [J].Techn Gastrointest Endosc,2003;5(2):78-81.

[54] Nakayoshi T,Tajiri H,Matsuda K,et al.Magnifying endoscopy combined with narrow band imaging system for early gastric cancer correlation of vascular pattern with histopathology [J]. Endoscopy,2004;36(12):1080-1084.

[55] GHEORGHE G.Narrow-band imaging endoscopy for diagnosis of malignant and premalignant gastrointestinal lesions[J].J Gastrointest in Liver Dis,2006;15(1):77.

[56] Jedo N,Lishi H,Tatsuta M,et al.A novel videoendoscopy system by using autofluorescence

and reflectance imaging for diagnosis of esophagogastric cancers[J].Gastrointest Endosc, 2005;62(4):521-528.

[57] 吴巧艳.Barrett 食管内镜诊断的研究进展[J].重庆医学,2010;39(19):2668.

[58] Tokar JL,Haluszka O,Weinberg DS. Endoscopic therapy of dysplasia and early-stage cancers of the esophagus[J].Semin Radiat Ncol,2007;17(1):10-21.

[59] Makuuchi H. Endoscopic mucosal resection for mucosal cancer in the esophagus[J].Gastrointest Endosc Clin N Am,2001;11(3):445-458.

[60] Katada C,Muto M,Manabe T,et al. Local recurrence of squamous cell carcinoma of the esophagus after EMR[J].Gastrointest Endosc,2005;61(2):219-225.

[61] Shimizu Y,Kato M,Yamamoto J,et al.Histologic results of EMR for esophageal lesions diagnosed as high-grade intraepithelial squamous neoplasia by endoscopic biopsy[J].Gastrointest Endosc,2006;63(1):16-21.

[62] 张蕾,郝长青,王贵齐,等.早期食管癌及其癌前病变食管黏膜切除术[J].中国消化内镜,2007;1(1):4-6.

[63] Kodashima S,Fujishiro M,Yahagi N,et al.Endoscopic submucosal dissection using Flex knife[J]. J Clin Gastroenterol,2006;40(5):378-384.

[64] Higuchi K,Tanabe S,Koizumi W,et al. Expansion of the indications for endoscopic mucosal resection in patients with superficial esophageal carcinoma[J]. Endoscopy,2007;39(1):36-40.

[65] 王实,刘永军,吴伟,等.内镜下黏膜剥离术治疗早期食管癌及癌前病变[J].中华胸心血管外科杂志,2012;28(9):549-550.

[66] Saito Y,Takisawa H,Suzuki H,et al.Endoscopic submucosal dissection of recurrent or residual superficial esophageal cancer after chemoradiotherapy[J].Gastrointest Endosc, 2008;67(2):355-359.

[67] Fujishiro M,Yahagi N,Kakushima N,et al.Endoscopic submucosal dissection of esophageal squamous cell neoplasms[J]. Clin Gastroenterol Hepatol,2006;4(6):688-694.

[68] Saito Y,Tanaka T,Andoh A,et al.Novel biodegradable stents for benign esophageal strictures following endoscopic submucosal dissection[J]. Dig Dis Sci,2008;53(2):330-333.

[69] 王贵齐,魏文强,郝长青,等.内镜下应用氩离子血浆凝固术治疗早期食管癌及其癌前病变的临床研究[J].中华消化内镜杂志,2004;21:365-367.

233

[70] Barr H, Kendall C, Stone N.Photodynamic therapy for esophageal cancer:a useful and realistic optionp[J].Technol cancer Res Treat,2003;2:65-76.

[71] 刘厚钰，姚礼庆. 现代内镜学 [M]. 上海：复旦大学出版社，上海医科大学出版社，2001.112-115.

[72] Shen EF, Aronott ID, Plevris J, et al.Endoscpic ultrasonography in the diagnosis and management of suspected upper gastrointestinal submucosal tumors[J].Br J Surg,2002;89(2):231-235.

[73] Hunt GC, Smith PP, Faigel DO.Yield of tissue sampling for submucosal lesions evaluated by EUS[J].Gastrointest Endosc,2003;57:68-72.

[74] 阮荣蔚,陶亚利,王实.上消化道固有肌层肿瘤的内镜治疗进展[J].肿瘤学杂志,2013;19(9):730-734.

[75] Saftoiu A,Vilmann P,Ciurea T.Utility of endoscopic ultrasound for the diagnosis and treatment of submucosal tumors of the upper gastrointestinal tract [J].Rom J Gastroenterol,2003;12:215-229.

[76] 钟芸诗,时强,姚礼庆,等.内镜黏膜下挖除术治疗食管固有肌层肿瘤[J].中华消化内镜杂志,2011;28(10):545-548.

[77] Shi Q,Zhong YS,Yao LQ,et al.Endoscopic submucosal dissection for treatment of esophageal submucosal tumor originating from the muscularis propria layer[J].Gastrointestinal Endoscopy,2011;74(6):1194-1200.

[78] 徐美东,姚礼庆,周平红,等.经黏膜下隧道内镜肿瘤切除术治疗源于固有肌层的上消化道黏膜下肿瘤初探[J].中华消化内镜杂志,2011;28(11):606-610.

[79] Xu MD,Cai MY,Zhou PH.Submucosal tunneling endoscopic resection:a new technique for treating upper GI submucosal tumors originating from the muscularis propria layer(with videos)[J].Gastrointest Endosc,2012;75(1):195-199.

# 第十章
## 食管癌临床症状学与鉴别诊断

　　我国是全球食管癌主要高发区之一,每年约平均死亡 15 万人。我国的食管癌发病也有一定的地域性,高发省份为太行山脉附近的河南省、河北省、山西省,另外还有福建省、安徽省、山东省、新疆维吾尔族自治区等。目前研究结果显示食管癌的发病及人群分布与年龄、性别、种族、职业、地理环境、饮食习惯、遗传易感性等因素有关。食管是人类进食的通道,由于对于刺激性食物的耐受,早期食管癌的临床症状往往不容易被感知,也容易被忽略,这也是早期食管癌不容易被发现且诊断率较低的重要原因。当早期食管癌进一步发展为局部晚期或晚期食管癌,就会出现一系列相关的临床症状,但这些表现有些不是食管癌所特有的,临床诊断时需要进一步的鉴别诊断。因此,临床医生特别是肿瘤科医生熟悉和掌握食管癌发生、发展过程中出现的各种临床表现,提高警惕并加以甄别,有利于食管癌的早诊早治,提高疗效;也有助于食管癌综合治疗过程中各种并发症的风险预测、防范和及时处理,提高疾病治疗的安全性。下面就食管癌的临床症状及其鉴别诊断进行概述。

### 一、早期食管癌的临床表现

　　早期食管癌病变一般比较局限,位于黏膜或黏膜下层,无明显肿块,常形成局部黏膜的凹陷或凸起。食管镜下表现为局部黏膜充血水肿、糜烂或小的斑块等。因此,早期食管癌的症状通常不明显,缺乏特异性,不容易引起人们重视。

235

临床症状随病变进展逐渐加重直至影响进食或难以忍受才会引起患者警觉。

**（一）感觉异常**

早期食管癌的症状多与进食有关。由于食管具有舒缩性，进流食、半流食通常无明显症状。吞咽较粗硬食物时可能有轻重不同的感觉异常或不适感，包括食物咽下通过病变部位时的轻度哽噎感、停滞感或烧灼感。环咽水平到胸中部的吞咽不适或异物感通常提示病变位于食管颈段或上胸、中胸段，如果上腹部出现进食不适或异物感，提示病变位于食管中下段。哽噎感及停滞感在饮水或进流食后可缓解消失，与正常人进食时偶尔的食物哽噎往往难以分辨，但发生的频率和程度往往随肿瘤的进展而渐进性加重。

**（二）疼痛**

食管黏膜完整时对食物刺激的耐受性很强。当早期病变主要位于黏膜下而黏膜未破坏时一般无疼痛感；当黏膜被肿瘤破坏时可能会出现食物咽下时针刺样或牵拉样疼痛，有时伴有摩擦感。黏膜破坏较深或范围较大时非进食状态也可能会有胸部轻度疼痛。早期食管癌引起的疼痛一般程度较轻，有时为一过性，不容易引起患者重视。

**（三）声嘶、气短、锁骨上结节**

局部病变处于早期的食管癌，若肿瘤侵犯黏膜下层仍有一定的几率发生淋巴结转移。当转移的淋巴结压迫喉返神经或支气管时可能引起声嘶、咳嗽、气短等不适。当锁骨上区出现淋巴结转移时，常能在该区域触及无痛性的质硬结节。当出现上述症状时常会引起患者的重视，但是这些症状往往也预示肿瘤已经为中晚期。

## 二、局部晚期食管癌的临床表现

进展期食管癌肿瘤侵犯超过肌层，形成了明显的局部肿块并常常伴有区域淋巴结的转移，因此局部和区域症状比较明显。大部分患者因为局部症状而就诊（表10-1）。

**（一）进行性吞咽困难**

患者从吞咽哽噎或异物感逐渐发展至吞咽困难并进行性加重，时间可以为

表 10-1　食管癌常见症状

| 症状 | 出现症状患者比例（%） |
| --- | --- |
| 吞咽困难 | 80~96 |
| 体重减轻 | 26~42 |
| 疼痛 | 6~20 |
| 恶液质 | 6 |
| 咳嗽、声音嘶哑 | 3~4 |
| 气管食管瘘 | 1~13 |

3~6 个月甚至更长。由于食管具有舒缩性，食管内径缩小至 10~13mm 以下时才会出现吞咽困难，通常最先出现进食干硬粗糙的食物咽下困难，进而发展为软食、半流食、流食，最后肿瘤完全堵塞食管腔后出现水及唾液也难以咽下。由于咽下困难，常会吐粘液样痰，主要成分为唾液及食管的分泌物。进行性的吞咽困难和进食梗阻是中晚期食管癌患者的典型临床表现，占就诊患者的 90% 以上。

另外，由于病变处食管腔狭窄，病变上方管腔通常会扩张引起患者餐后胸部闷涨感，食物残渣潴留时间过久导致口中有异味，老年患者有时可因梗阻后残留物反流误吸入呼吸道引起肺部感染。

（二）胸痛、肩背部痛

疼痛是中晚期食管癌较常见的临床症状，吞咽时疼痛明显或加重，特别是进食较硬食物时。肿瘤局部形成较深溃疡或侵犯食管全层或外侵至管腔外组织时胸痛常较明显，且通常为持续性。疼痛部位也与肿瘤或溃疡位置有关。肿瘤或溃疡位于食管后壁时常引起胸背部痛，位于食管前壁时常引起前胸部痛；若肿瘤侵犯胸主动脉，患者有时会感觉到搏动性疼痛。由于肿瘤部位常伴有瘤体坏死或感染，因此疼痛可以伴有感染发热症状，抗炎消肿处理能够减轻疼痛，但是疼痛不会完全消除。因此积极地向患者询问疼痛的特点有助于准确判定肿瘤侵犯的部位和严重程度。

若肿瘤侵犯或转移淋巴结较大压迫臂丛神经会引起患者患侧肩背部疼痛，上肢肌力及运动能力下降、上肢感觉减退等神经受损症状。

（三）咳嗽、气短、吞咽呛咳

胸上段及颈段的食管癌若向前侵犯较严重，侵犯气管、支气管会引起刺激

237

性咳嗽,干咳多见;若肿瘤压迫气管、气管壁会引起患者气短、胸闷;若肿瘤侵透气管或支气管壁会引起食管气管瘘、食管支气管瘘,出现进食、水时剧烈呛咳,很容易并发肺部感染,进行食管碘油造影发现造影剂通过瘘道进入气管及支气管树可以确诊。食管胸上段癌外侵或区域淋巴结压迫喉返神经也可以导致进食呛咳,详见下述。尤其进食流食和饮水时显著,进行直接或间接喉镜检查可以发现单侧或双侧声带活动度减弱或固定有利于诊断。

(四)声嘶

肿瘤直接侵犯至喉返神经或转移的淋巴结压迫喉返神经时可能引起声嘶,如果累及双侧喉返神经可导致发声困难。食管癌声嘶常伴进食呛咳,尤其进食流食和饮水时显著,进行直接或间接喉镜检查可以发现单侧或双侧声带固定有利于诊断。

(五)Horner 综合征

若肿瘤或转移淋巴结直接侵犯或压迫颈交感神经时会引起 Horner 综合征,表现为同侧上睑下垂、瞳孔缩小、眼球内陷、眼裂变小、同侧额面部无汗等。

(六)发热

食管癌本身引起的发热较少见。肿瘤局部坏死物形成以及积存食物残渣容易并发细菌感染,再加上患者营养状态差可引起发热,低热常见;若胸上段食管肿瘤侵透食管壁造成穿孔,容易引起纵隔障炎,患者出现高热不退,需要禁食并积极抗炎治疗。

(七)锁骨上或颈部结节

当锁骨上区或颈部出现淋巴结转移时,常能在该区域触及质硬结节,边界清楚,可单个或多个,可有固定或融合,可伴有上述 Horner 综合征,常常提示病期已较晚。

(八)呕血、黑便

食管癌可以表现为呕血、黑便,通常是瘤体溃破出血或肿瘤侵犯破坏周围血管壁导致的出血。

(九)消瘦及乏力

食管癌患者进食梗阻渐进性加重,后期可以导致进食不足或无法进食,长期营养不良会导致逐渐消瘦、乏力直至全身恶病质状态。另外肿瘤的快速进展或扩散往往消耗大量营养,也可以导致或加重体重下降或乏力。

## 三、晚期食管癌远处转移症状

晚期食管癌出现肝、肺、脑转移时会出现相应部位的症状,如黄疸、腹水、胸水、头痛、意识模糊等,症状往往缺乏特异性,如骨转移可以表现为骨骼部位疼痛,或是产生有高钙血症导致的副瘤综合征。

## 四、鉴别诊断

### (一)食管炎

常见有反流性食管炎及腐蚀性食管炎等。反流性食管炎指胃十二指肠内容物反流入食管引起的症状,常有烧心、吞咽后疼痛、上腹部不适等,伴有恶心、呕吐等不适,与进食无明显关系。而早期食管癌的咽下不适感与进食粗硬食物有关。腐蚀性食管炎有吞服强酸或强碱等化学性腐蚀剂的病史,或长期进食浓醋或酸性药物(如四环素、阿司匹林等)引起,这类食管灼伤引起的炎症往往范围较大,常有反射性呕吐,伴有咳嗽、胸部剧痛,严重者可出现昏迷,根据病史及临床表现可确立诊断。

239

### (二)贲门失迟缓症

多见于中青年女性。由于食管肌间神经丛病变等导致食管下端括约肌不能松弛,使食物滞留于下段食管内,主要表现为咽下困难、进食后胸骨后沉重感、阻塞感。病程常较长,症状时轻时重,发作常与精神好坏有关。

行食管钡餐造影可与早期食管癌鉴别。贲门失迟缓症常表现为食管下端及贲门部呈鸟嘴状,上端食管明显扩张,蠕动消失,钡剂不能通过或很少通过贲门。早期食管癌常表现为局部的小龛影或充盈缺损,局部黏膜紊乱、中断等,也可无明显异常表现。

### (三)食管静脉曲张

一般是由于肝硬化所致的门脉高压引起的食管和胃底黏膜下静脉曲张,是导致上消化道出血的重要原因。临床常有吞咽不适感,进食较硬食物容易划伤黏膜出现大出血,常有门脉高压导致的其他症状,如脾大、腹水及腹壁静脉曲张等,这些症状有时需与晚期食管癌鉴别。食管静脉曲张在上消化道造影上表现为黏膜串珠样改变,但黏膜仍光整,无中断、紊乱;食管镜可直观判断食管胃底静脉曲张。

### (四)食管憩室

食管壁的一层或全层局限性膨出,形成与食管腔相通的囊袋,称为食管憩室。根据发病机制可分为牵引型和膨出型。多发生在胸上段和颈段食管。根据食管壁膨出的结构不同又可分为真性憩室,指食管全层均膨出形成憩室;假性憩室指只有黏膜膨出形成的憩室。

憩室早期一般无症状,但增大后吞咽时可有咕噜声。憩室内容易食物潴留,引起局部压迫感,食物分解后可引起炎症并引发恶臭味,进而引起吞咽困难及疼痛。若憩室较大且位于喉返神经通路上可引起声嘶。上消化道造影检查可显示憩室的部位、大小,颈胸部 CT 检查可显示憩室与周围组织的关系及是否有内容物。通过辅助检查较易与食管癌鉴别。

### (五)食管结核

很少见。通常认为是患肺结核后,吞下了含有结核杆菌的唾液所致,因此常常有原发灶部位的症状,如咳嗽、低热、咯血等。食管黏膜被破坏后,可出现吞咽疼痛、吞咽困难等不适。上消化道造影可表现为不规则的龛影及充盈缺损,与食管癌无法鉴别,需要行食管镜取活检病理检查来鉴别。

### (六)食管良性肿瘤

较少见。根据组织来源可分为腔内型(息肉及乳头状瘤)、黏膜下型(血管瘤及肌母细胞瘤)及壁内型(平滑肌瘤)。良性肿瘤的症状主要取决于肿瘤的部位和体积大小。若肿瘤较小可以无症状或有与早期食管癌相似的症状;当肿瘤生长较大时可堵塞管腔,出现吞咽梗阻、进食困难、胸骨后疼痛,也可向外压迫气管或神经,出现咳嗽、气短、声嘶等。

由于无食管黏膜破坏,良性肿瘤在上消化道造影检查中常表现为多个大小不一的充盈缺损,可成圆形、椭圆形或螺旋形,有时有"半月状"压迹。胸部 CT 可见肿瘤横断面形态大小及与周围组织关系。影像学检查能提供重要信息与恶性肿瘤鉴别。

**(七)其他食管恶性肿瘤**

食管肉瘤、食管黑色素瘤等早期症状不明显,不易发现,当肿瘤已生长较大出现吞咽不适或胸部疼痛时才引起警惕,在影像学上也不易与食管癌鉴别,需要行食管镜活检病理检查进行鉴别。

**(八)其他非食管疾病**

患者有吞咽呛咳时需与口咽癌或下咽癌鉴别,行间接喉镜或电子喉镜检查可鉴别;声嘶需排除声带本身固有疾病和其他上呼吸道疾病(如鼻咽癌等);肺癌转移淋巴结较大时或纵隔肿瘤可压迫食管引起进食梗阻,需行胸部 CT 等检查鉴别;许多头颈部肿瘤及消化道肿瘤、肺癌等可引起锁骨上淋巴结肿大,因此单纯锁骨上结节或 Horner 综合征需要积极查找原发灶,排除食管癌。

(范诚诚　惠周光　王绿化)

## 参考文献

[1]　周脉耕,王晓风,胡建平,等.2004-2005 年中国主要恶性肿瘤死亡的地理分布特点[J].中华预防医学杂志,2010,44(4):303-308.

[2]　中国抗癌协会.食管癌规范化诊疗指南[M].北京:中国协和医科大学出版社,2011.

[3]　杜百廉.食管癌[M].北京:中国科学技术出版社,1994.

[4]　殷蔚伯,余子豪,徐国镇,等.肿瘤放射治疗学[M].北京:中国协和医科大学出版社,2007.

[5]　Devita VT,Hellman Jr S,Lawrence TS,et al. 癌:肿瘤学原理与实践[M].Philadelphia:Lippincott Williams & Wilkins,2012.

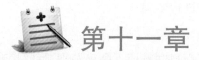

# 第十一章
## 食管癌临床诊断路径

## 第一节　食管癌诊断

### 一、病史询问

#### (一)高危因素

在我国,食管癌发病率男性明显高于女性,居消化道肿瘤死亡率的第二位,仅次于胃癌。以山西、陕西、河北、河南等地高发。高危因素主要包括食管损伤、食管疾病以及食物的刺激作用、亚硝胺类化合物和真菌毒素、酒精和烟草的作用、营养不良和微量元素缺乏、遗传因素等。

#### (二)症状

1. 早期症状　多不典型,易被忽略。主要症状为胸骨后不适、烧灼感、针刺样或牵拉样痛,进食通过缓慢并有滞留的感觉或轻度哽噎感,早期症状时轻时重,症状持续时间长短不一,患者往往不在意。

2. 中晚期症状　(1)进行性咽下困难:是绝大多数患者就诊时的主要症状,但却是本病的较晚期表现。由不能咽下固体食物发展至液体食物亦不能咽下,疾病过程呈进行性。而不同病理类型食管癌该症状差异明显,蕈伞型及溃疡型此症状较轻。而当感染、劳累时吞咽困难可加重。(2)食物反流:由食管梗阻近段有扩张与潴留,可发生食物反流,反流物含黏液,混杂宿食,可呈血性或可见坏死脱落组织块。 (3)咽下疼痛:系由肿瘤组织糜烂、溃疡、外侵或近段伴有食管炎所致,进食时尤以进热食或酸性食物后更明显,疼痛可涉及颈、肩胛、前胸和后背等处。(4)吐大量沫状液:是晚期食管癌患者经常伴随的症状,通常由于病灶加上炎症致反向性分泌液所致,需预防溢入呼吸道导致吸入性肺炎。(5)其他症状:如胸骨后不适感、异物感,全身症状可由长期摄食不足导致明显的慢性脱水、营养不良、消瘦与恶液质。有左锁骨上淋巴结肿大,或因癌肿扩散转移引起的其他表现,如压迫喉返神经所致的声嘶、骨转移引起的疼痛、肝转移引起的黄疸等。

需特别注意:当患者出现明显胸痛、咳嗽、发热等,应考虑有食管穿孔的可能,患者可发生食管支气管瘘、纵隔脓肿、肺炎、肺脓肿及主动脉穿破大出血,导致死亡。

## 二、体检

### (一)一般状况评价

患者一般情况检查与其他恶性肿瘤相同,包括 KPS 评分,生命体征测定以及全身系统检查。

### (二)体征

早期体征可缺如,晚期则可出现消瘦、贫血、营养不良、失水或恶液质等体征。当癌转移时,可触及肿大而坚硬的浅表淋巴结,或肿大而有结节的肝脏。

## 三、病理检查

### (一)病理活检

1. 食管病灶活检 主要是通过胃镜检查活检获得,胃镜检查是食管癌诊断中最重要的手段之一,对于食管癌的定性定位诊断和手术方案的选择有重要的作用。是对拟行手术治疗、放射治疗及化疗的患者必需的常规检查项目,同时也是治疗早期食管癌的重要手段。内镜检查前必须充分准备,建议应用去泡剂和去粘液剂,仔细观察各部位,采集图片,对可疑部位应用碘染色和放大技术进一步观察,进行指示性活检,这是提高早期食管癌检出率的关键。可用甲苯胺蓝染

243

色,正常食管黏膜不着色,但癌组织可染成蓝色。而用 Lugol 碘液,正常鳞状细胞棕褐色(因含糖原),病变黏膜则不着色。

2. 淋巴结活检　临床工作中,遵循有样必采原则,发现食管癌颈部或锁骨上可疑淋巴结肿大患者,可在超声引导下行淋巴结穿刺活检或者针吸细胞学活检,对确定疾病分期及明确诊断提供指导。对于纵隔淋巴结,有研究显示内窥镜超声引导下针吸活检(EUS-FNA)为确定区域淋巴结转移提供了可靠的诊断方法,准确率高达99%。对于拟行根治性放疗的患者,放疗科医生不可仅凭自身临床经验或者单纯的影像学诊断标准去判断转移灶,因此怎样评价纵隔淋巴结转移灶是一个值得思考的问题。

(二)病理学分析

1. 早期食管癌的病理形态分型　早期食管癌按其形态可分为隐伏型、糜烂型、斑块型和乳头型。

2. 中、晚期食管癌的病理形态分型　可分为髓质型 (58.1%)、蕈伞型(17%)、溃疡型(11%)、缩窄型(8.5%)、腔内型和未定型(5%)。其中髓质型比例最高。少数中、晚期食管癌不能为归入上述各型者,称为未定型。

3. 组织学分型　(1)鳞状细胞癌:最多见。(2)腺癌:较少见,又可分为单纯腺癌、腺鳞癌、粘液表皮样癌和腺样囊性癌。(3)未分化癌:较少见,但恶性程度高。食管上、中段癌肿绝大多数为鳞状细胞癌,食管下段癌肿则多为腺癌。

4. 免疫组织化学检查　*HER2* 基因和/或 HER2 蛋白在胃癌及 EGJ 腺癌发生发展中发挥重要作用。HER2 过表达常见于食管腺癌(15%~30%)与 EGJ 癌(2%~45%), 而在食管鳞癌中 HER2 表达率仅为 5%~13%。因此, 评估食管癌HER2 表达情况有利于赫赛汀靶向治疗的实施。

2011 年卫生部提出了食管癌标准化诊治指南。图 11-1 为食管癌诊断与治疗的一般流程。

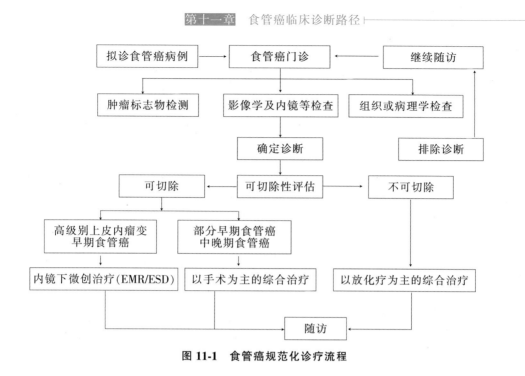

图 11-1　食管癌规范化诊疗流程

# 第二节　食管癌诊断方法

## 一、血液生化检查

对于食管癌,目前无特异性血液生化检查。

## 二、钡餐

食管钡餐造影是诊断食管癌的最简便实用的方法。采用该方法时需要注意钡剂的调制,使其具有良好的粘附性及流动性,且应选择显示病变最佳的时间和摄片,除了对局部病变拍摄左、右前斜位点片外,对颈段食管应拍摄侧位片,显示其与气管的关系。选择造影时以气钡双重对比造影为佳。可通过食管造影明确病变部位、范围、大体分型、溃疡大小及有无合并食管瘘道形成。食管钡餐优点在于可以准确显示病变长度、管腔梗阻程度以及了解食管癌的大体病理分型,缺点是造影检查只能观察和了解食管腔内情况,而无法了解肿瘤有无外侵和转移。

针对食管吞钡造影在临床上的应用,上述食管癌几种大体病理形态在食管钡餐造影中具有不同的征象:

1. 髓质型　表现为不规则充盈缺损,上下缘与食管正常境界呈斜坡状,管腔狭窄,病变部位黏膜破坏,常伴有大小不等的龛影。常可见软组织肿块影,钡剂通过常有梗阻。该型多外侵,手术切除率较低,外科治疗预后较差,放射治疗效果中等,复发率较高。

2. 蕈伞型　有明显充盈缺损,其上下缘呈弧形,边缘锐利,与正常食管分界清楚,可有条状龛影。病变部位黏膜中断,钡剂通过有部分梗阻。此型外侵多不明显,手术切除率高,放射治疗效果好。

3. 溃疡型　表现为较大的龛影,在切线位可见龛影深入食管壁内,甚至突出于管腔轮廓之外,溃疡边缘隆起者可见"半月征",钡餐通过时梗阻不明显。该型局部外侵明显,手术切除率中等,穿孔风险较大。

4. 缩窄型　管腔呈环形或者漏斗状狭窄,病变范围较短,常在3cm以下,梗阻较重,上段扩张明显。病变短而外侵重,手术切除率中等,放射治疗症状改善也最差。

5. 腔内型　病变部位管腔增宽,常呈梭形扩张,内有不规则息肉样的充盈缺损,肿瘤表面钡剂涂布呈斑片状,有龛影。病变上下界边缘较清楚锐利,有时可见清晰的弧形边缘,钡剂通过尚可。该型瘤体大而无明显外侵,手术切除率较高,放射治疗敏感性高。

## 三、内镜

内镜是诊断食管癌必不可少的检查项目,在食管癌明确诊断、分期、治疗以及疗效监测上发挥重要作用。通过定位病灶部位、长度及梗阻程度能够指导治疗。在放疗靶区勾画中,还能通过放置金属标记物起到指导靶区勾画的意义。内镜下治疗(EMR、ESD 或消融术)能够完整切除食管癌早期疾病(Tis 或者 $T_{1a}$)和癌前病变(Barrett 食管)。

2014 NCCN 指南指出内镜检查时最好明确病灶距门齿及胃-食管连接处距

离、病灶长度、累及周围区域范围及梗阻程度。如果存在 Barrett 食管,则需根据 Prague 标准明确病灶位置、长度和边界,并仔细记录黏膜结节情况。高分辨率内镜和窄带成像有助于提高 Barrett 食管和非 Barrett 食管的检出。内镜活检时,最好行 6~8 处活检,如果是 Barrett 食管则最好采用大号活检钳行活检。食管细胞学刷检较少用于初治诊断。

## 四、超声内镜(EUS)

内镜超声检查日益受到临床医生的重视, 尤其在术前,EUS 对疾病的分期提供指导意义。内镜超声检查在食管癌 T 和 N 分期中优于 CT 扫描,是食管癌局部分期判别肿瘤浸润深度和淋巴结范围的最好影像技术。以常用的 7.5MHz 超声探头为例,可探测食管周围 5cm 范围结构,提供详细精确的浸润深度分期(T),也能显现局部淋巴结(N),对指导食管癌的正确治疗有着至关重要的意义。EUS 判断 T 分期准确率高于 CT,尤其 T 早期明显高于 CT。值得注意的是,EUS 检查可能增加梗阻型肿瘤穿孔风险, 此时应用金属丝引导的 EUS 探头或者小探头可能可降低穿孔风险。

## 五、胸部增强 CT

增强扫描有助于显示邻近的心脏大血管,提高对比度,一般取仰卧位,吞服稀的碘溶液及气体以显示食管腔。参考食管造影片在病变部位采取薄层扫描或重建,减少部分体积效应使肿瘤与周围结构的关系显示清楚。CT 优点在于能够较 EUS 确定远处转移,局限性在于对于早期黏膜病变不能很好地鉴别。随着 CT 成像技术的发展,CT 仿真食管内镜(CTVE)在食管癌诊断中渐趋成熟,其在不能耐受纤维胃镜检查、放化疗疗效评价及手术治疗前明确病变范围及转移情况有一定优势。

## 六、胸部增强 MR

MR 作为一种无辐射的检查手段,在乳腺、肺部、肝脏等体部脏器已经逐步成熟使用,而有关食管癌 MR 的应用报道并不多见,原因在于胸腔的气性成分使得 MR 成像的组织分辨率较低,随着近年来 MR 线圈的改进,以及成像设备的发展,MR 成像的多参数、任意切面成像对食管癌的诊断分期和治疗带来极大的帮助。近来,Zhang 等尝试用食管吞水 MR 成像来显示食管结构,对 30 例食管癌患者和 10 例健康志愿者进行常规 MR 和食管吞水 MR 的对照分析,结果发现食管吞水 MR 成像检测食管癌长度、位置、肿瘤病理类型、肿瘤分期的准确率分别为 88%、100%、88% 和 80.8%,食管吞水 MR 成像可能成为常规 MR 的一种替代方式。国内有学者也研究了食管癌 MR 成像判断食管与周围器官受侵情况的研究,发现食管 MR 在诊断主动脉受侵,气管受累情况的准确性、敏感性及特异性均较增强 CT 高。随着 MR 功能成像手段的发展(动态增强 MR、弥散成像等),功能 MR 也开始在食管癌的诊疗中得到初步应用并取得一定的效果。如 DWI 成像在食管癌复发及疗效评价中作用尚在研究及探索阶段。日本学者 Shuto 等对术后复发食管癌进行了 DWI 与 PET 的对照研究。结果发现:DWI 在诊断食管癌复发的淋巴结方面敏感性、阳性预测值及准确性分别为 95% *vs* 97%、83% *vs* 90%、81% *vs* 87%,认为 DWI 检查在鉴别淋巴结复发方面的价值不低于 PET。MR 功能成像可能有助于鉴别放化疗后肿瘤未控、复发和瘢痕组织。

## 七、PET-CT

PET-CT 是利用肿瘤与正常组织之间生理、代谢和功能结构的差异,肿瘤细胞增殖速度快,葡萄糖利用率增高,并且恶性程度越高的肿瘤,糖利用率增高越明显。PET/CT 在判断 T 分期方面不具优势,而在判断 N 分期较 CT 敏感性和特异性均高。PET-CT 预测淋巴结转移准确率为 48%~92%,敏感性为 42%~52%,特异性为 79%~100%,而 PET-CT 局限性表现为不能评估 T 分期,因其无法显示食管壁的解剖层次。Manabe 等报道了 156 例食管癌患者 PET-CT 诊断淋巴结转移准确性,结果显示诊断的敏感性较低(29.3%~53.3%),而其特异性却高达 89.8%。另外转移淋巴结 SUV 值与原发灶 SUV 呈正相关,即当原发灶 SUV 值较低时,PET-CT 对淋巴结转移灶诊断的敏感性低。

上述各检查方法中,在显示病变长度与实际长度关系时,食管钡餐与 PET-CT 显示最为精确,而 CT 则往往高估了病变长度,胃镜则低估了病变长度。

# 第三节 食管癌分期诊断

## 一、食管癌的分段、分类和分期

### (一)食管癌的分段

采用美国癌症联合会(AJCC)2009分段标准。

1. 颈段食管　上接下咽,向下至胸骨切迹平面的胸廓入口,内镜检查距门齿15~20cm。

2. 胸上段食管　上自胸廓入口,下至奇静脉弓下缘水平,内镜检查距门齿20~25cm。

3. 胸中段食管　上自奇静脉弓下缘,下至下肺静脉水平,内镜检查距门齿25~30cm。

4. 胸下段食管　上自下肺静脉水平,向下终于胃,内镜检查距门齿30~40cm。

5. 食管胃交界　凡肿瘤中心位于食管下段、食管胃交界及胃近端5cm,并已侵犯食管下段或食管胃交界者,均按食管腺癌TNM分期标准进行分期;胃近端5cm内发生的腺癌未侵犯食管胃交界者,可称为贲门癌,连同胃其他部位发生的肿瘤,皆按胃癌TNM分期标准进行分期。

### (二)食管癌分期

目前最新版本的食管癌TNM分期是在2006年由NIH资助AJCC主导的一项旨在改进第6版分期的国际食管癌协作项目的基础上产生,并于2009生成新的第7版食管癌国际TNM分期。该分期对T、N、M均进行了重新修改,增加了癌细胞类型与分化程度等因素,能更好地反应预后情况。第7版相较第6版对以下方面做了改动:(1)第7版TNM分期主要修订内容提出了新的食管癌分段标准,新加入了食管胃交接及胃近端5cm发生的肿瘤;(2)对食管癌的TNM分期进行了修改(表11-1):分别为T分期中将$T_1$和$T_4$进一步细化,N分期按淋巴结数目划分,M分期将$M_{1a}$和$M_{1b}$合并为$M_1$,食管鳞癌和腺癌分别进行TNM

分期,TNM 分期按 T、N、M、G 进行。

**表 11-1  第 6 版与第 7 版食管癌分期比较**

| 指标 | 第 6 版(2002) | 第 7 版(2009) |
|---|---|---|
| T 分级定义: 原发肿瘤 (primary tumor) * | | * 至少应记录肿瘤的最大径,多原发癌记为 Tm |
| $T_x$ | 原发肿瘤不能确定 | 原发肿瘤不能确定 |
| $T_0$ | 无原发肿瘤证据 | 无原发肿瘤证据 |
| $T_{is}$ | 原位癌 | 高度不典型增生 (腺癌无法确定原位癌) |
| $T_1$ | 肿瘤侵及黏膜固有层或黏膜下层 | $T_{1a}$ 肿瘤侵及黏膜固有层或粘膜肌层 $T_{1b}$ 肿瘤侵及黏膜下层 |
| $T_2$ | 肿瘤侵及固有肌层 | 肿瘤侵及固有肌层 |
| $T_3$ | 肿瘤侵及纤维膜 | 肿瘤侵及纤维膜 |
| $T_4$ | 肿瘤侵及邻近器官 | $T_{4a}$ 肿瘤侵及胸膜、心包、膈肌 $T_{4b}$ 肿瘤侵及其他邻近器官 |
| N 分级定义 : 区域淋巴结 (lymph nodes) * | | *AJCC 建议清扫淋巴结总数不少于 12 枚,并应记录清扫的区域淋巴结总数 |
| $N_x$ | 区域淋巴结无法确定 | 区域淋巴结无法确定 |
| $N_0$ | 无区域淋巴结转移 | 无区域淋巴结转移 |
| $N_1$ | 有区域淋巴结转移 | $N_1$ 1~2 个区域淋巴结转移 $N_2$ 3~6 个区域淋巴结转移 $N_3$ ≥7 个区域淋巴结转移 |
| M 分级定义:远处转移 (distant metastasis)* | | * 锁骨上淋巴结和腹腔动脉干淋巴结不属于区域淋巴结,而为远处转移 |
| $M_x$ | 远处转移无法确定 | 远处转移无法确定 |
| $M_0$ | 无远处转移 | 无远处转移 |
| $M_1$ | $M_{1a}$ 上段转移到锁骨上淋结下段转移到腹腔淋巴结 $M_{1b}$ 其他远处转移 | $M_1$ 有远处转移 |
| H 细胞类型 | | |
| | $H_1$ 未规定 | $H_1$ 鳞状细胞癌 |
| | $H_2$ 未规定 | $H_2$ 腺癌 |
| G 分化程度 | | |
| | $G_x$ 未规定 | $G_x$ 细胞分化程度不能确定 |
| | $G_1$ 未规定 | $G_1$ 高分化 |
| | $G_2$ 未规定 | $G_2$ 中分化 |
| | $G_3$ 未规定 | $G_3$ 低分化 |
| | $G_4$ 未规定 | $G_4$ 未分化 |

## 二、非手术治疗食管癌分期

上述分期是基于手术之后病理分期，中国非手术治疗专家小组 2010 年提出了一个《非手术治疗食管癌临床分期标准(草案)》，提出了非手术治疗食管癌 TNM 分期。

1. 非手术治疗食管癌 T 分期标准　对于食管病变长度、病变最大层面直径及邻近器官受侵三项标准不一致的病例，按分期较高者划分。有腔内超声 T 分期时需单独注明(见表 11-2)。

表 11-2　非手术治疗食管癌 T 分期

| 期别 | 病变长度 [a] | 食管病变最大层面食管直径 [b] | 邻近组织或器官受累 [c] |
|---|---|---|---|
| $T_1$ | ≤3cm | ≤2cm | 无 |
| $T_2$ | >3~5cm | >2~4cm | 无 |
| $T_3$ | >5~7cm | >4cm | 无 |
| $T_4$ | >7cm | >4cm | 有(任何一处) |

注:a:病变长度以 X 线钡餐造影检查结果为准。b:应以 CT 所示食管病变最大层面的食管直径为准;对于全周型肿瘤管腔消失，应测阴影最大直径。c:邻近组织或器官包括气管、支气管、主动脉及心包。

2. 非手术治疗食管癌 N 分期标准　淋巴结肿大认为是癌转移的标准，一般标准为淋巴结短径≥10mm，食管旁、气管食管沟、心包角淋巴结长径≥5 mm，腹腔淋巴结长径≥5mm。$N_0$:无淋巴结肿大;$N_1$:胸内(食管旁、纵隔)淋巴结肿大，食管下段癌胃左淋巴结肿大，食管颈段癌锁骨上淋巴结肿大;$N_2$:食管胸中段、胸下段癌锁骨上淋巴肿大，任何段食管癌腹主动脉旁淋巴结肿大。

3. 非手术治疗食管癌 M 分期标准　$M_0$:无远处转移;$M_1$:有远处转移。

该草案分期仅为非手术治疗食管癌临床分期，仍需完善。待食管腔内超声及 PET-CT 普及后该分期方案需进一步改进。

## 三、T 分期检查方法

EUS 对 T 分期的评价是众多检查手段中最为准确、最符合病理标准的检查方式。由于其同时能够对转移淋巴结进行评价,且准确性较高,因此食管癌治疗前临床分期中 T、N 分期 EUS 作用不可替代。EUS 将食管壁分为 5 层:黏膜层、黏膜肌层、黏膜下层、固有肌层、外膜层。EUS 对 T 分期诊断的准确率为 81%~

251

92%,敏感性为82%~85%,特异性为82%~91%。值得一提的是EUS诊断早期食管癌的准确率高达97%。而EUS诊断淋巴结转移与手术标本或活检结果相比,准确性为71%~88%(其中$N_0$为64%~75%,$N_1$为68%~97%),敏感性为31%~68%,特异性为75%~89%,然而EUS用于诊断食管癌T分期仍存在局限性:当食管癌病变梗阻严重时,超声探头难以通过管腔,且常规诊断超声探头频率为5.0~7.5MHz,分辨率低,清晰度差,在鉴别$T_{1a}$与$T_{1b}$病变时困难,另外裸体探头易受肿瘤组织挤压,形成图像伪影。EUS对诊断食管癌分期(TNM)总体准确率仅达60%,其中Ⅱ、Ⅲ、Ⅳ期准确率分别为70%、95%和71%。CT诊断T分期准确率为42.9%~68.8%,其中$T_{1~2}$期准确率最高达33%,$T_{3-4}$期准确率为24%~94%。1989年Tio提出的食管癌CT分期:$T_1$:食管壁厚5~10mm,无明显纵隔侵犯;$T_2$:食管壁厚>10mm;$T_3$:食管壁厚>15mm;$T_4$:明显侵犯纵隔和邻近结构:主动脉、气管等。CT扫描在食管癌T分期中主要不足是不能很好地确定病变侵及管壁哪一层,对病变长度存在高估的可能,且部分原发瘤与食管旁淋巴结转移区分也较为困难。对M转移灶的诊断准确率为63%~90%,敏感性为8%~53%,特异性为86%~100%,腹腔淋巴结的准确率为67%~81%。CT对食管癌总体分期准确率为39%~94%,然而,当贲门癌不包括在内时,其准确性可达90%以上。MR增强检查对食管癌病变范围判断优于钡餐和CT检查,在T分期上具有优势。然而PET-CT在判断T分期时不具优势,因此不提倡用PET-CT行T分期。

## 四、N分期检查方法

食管癌淋巴结分组对于手术、放疗而言是至关重要的一环,正确足够认识和理解纵隔淋巴结和食管淋巴结分组显得尤为重要。食管癌淋巴结引流分组目前主要有两个观点,分别为日本食管疾病协会(JSED)和美国AJCC/UICC胸部淋巴结分组,其中国内较为常用的是后者。食管癌引流淋巴结分组如下:

1 锁骨上淋巴结:位于锁骨切迹与锁骨上。

2R 右上气管旁:气管与无名动脉根部交角与肺尖之间。

2L 左上气管旁:主动脉弓顶与肺尖之间。

3P 后纵隔淋巴结:气管分叉以上,也称上段食管旁淋巴结。

4R 右下气管旁:气管和无名动脉以上,血管前与胸骨后之间。

4L 左下气管旁:主动脉弓顶与隆突之间。

5　主动脉肺窗:主动脉弓下、主动脉旁及动脉导管侧面。

6　前纵隔淋巴结:升主动脉和无名动脉前方。

7　隆突下淋巴结:气管分叉的根部。

8M 中段食管旁:气管隆突至下肺静脉根部。

8L　下段食管旁:下肺静脉根部与食管胃交界之间。

9　下肺韧带:下肺韧带内。

10R 右气管支气管:奇静脉头端与右上叶支气管起始部之间。

10L 左气管支气管:隆突与左上叶支气管起始部之间。

15　膈肌淋巴结:膈肌膨隆面与膈角之间(膈上)。

16　贲门周淋巴结:食管胃交界周围(膈下)。

17　胃左淋巴结:胃左动脉走行区。

18　肝总淋巴结:肝总动脉走行区。

19　脾淋巴结:脾动脉走行区。

20　腹腔淋巴结:腹腔动脉周围。

肺叶间(11)、肺叶(12)、肺段(13)、肺亚段(14)不属于食管癌引流淋巴结,故未列出。

**253**

　　食管癌淋巴结转移灶通常位于颈部、纵隔及腹部,食管癌淋巴结转移具有上、下双向性和"跳跃性"转移的特点。淋巴结转移状态对食管癌手术后预后评估起到至关重要的作用。最新的 UICC/AJCC TNM 分期(第 7 版)采用了淋巴结转移数目作为 N 分期标准,然而此法判断预后仍较困难,这主要归因于食管癌淋巴结中存在较多的淋巴结微转移。影响淋巴结转移的因素为肿瘤浸润深度、分化程度和有无淋巴管浸润, 胸段癌表现出双向性转移和跳跃性转移的特点。因此,如何提高 N 分期诊断的准确性是临床工作中的难题。

　　EUS 评估 N 分期存在一定的局限性,主要是由于严重的肿瘤性狭窄使得超声不能扫描肿瘤全长,较小的转移性淋巴结缺少特征性声像学表现,而肿大的炎性淋巴结与转移性淋巴结难以鉴别。但这并不是否定了 EUS 在食管癌纵隔淋巴结转移灶中的诊断价值。Foley 等对 PET-CT 诊断为 $N_0$ 的食管癌患者应用 EUS 检查,得出 EUS $N_0$ 较 EUS N+患者具有更好的生存获益,提出 PET-CT 诊断纵隔淋巴结阴性情况下,EUS 诊断仍有必要性。

CT 对评估食管旁淋巴结有无转移意义不大,因为转移淋巴结体积不一定增大,且食管旁区域淋巴结转移并不是手术禁忌。术后 N 分期与术前 CT 对 N 分期比较,CT 对 N 分期的准确率为 40%~86%,敏感性 55%~77%,特异性为 79%~97%。得出临床 N 分期与病理 N 分期结果亦具有一致性,但一致性中等 (Kappa=0.615)。此时,多种检查手段的应用可能能够提高淋巴结转移灶的诊断准确性。

国内于金明通过 $^{18}$F-FDG PET-CT 对食管癌纵隔淋巴结转移灶评价的研究显示,PET-CT 诊断纵隔淋巴结转移灶的准确性、敏感性、特异性分别为 92.44%、93.9%、92.08%,较单纯 PET 具有明显优势。

## 四、M 分期检查方法

食管癌常见的转移途径主要有淋巴结转移、食管壁内扩散、直接浸润周围器官及血行转移等四种途径。其中淋巴结转移最常见,血行转移一般发生于晚期病例,转移部位依次为肝、肺、骨、肾、肾上腺、胸膜等,以肝转移和肺转移为最常见。治疗中需明确有无上述器官的远处转移情况。

1. 胸腹部 CT 平扫+增强扫描  在条件允许的情况下,初诊时建议行此检查,排除潜在的胸腹部转移。

2. 颈部淋巴结 B 超检查  建议常规行颈部及锁骨上超声检查,对诊断可疑转移病灶,可行超声引导下淋巴结穿刺活检。

3. 放射性核素骨显像  放射性核素骨显像(ECT)检查对骨转移的检测灵敏度高,可在骨转移症状出现前 3 个月或者 X 线平片检出骨质破坏前 3~6 个月内即有放射性浓聚表现。然而该检查假阳性率较高,需详细询问病史排除既往外伤或手术史,如高度怀疑,可行相应部位 MR 检查。

4. 全身 $^{18}$F-FDG PET-CT 扫描  该检查有利于发现远处转移病灶。Meta 分析显示 PET-CT 检查在临床分期中诊断的敏感性为 85%,特异性为90%。郭洪波等通过 PET-CT 诊断食管癌临床分期,敏感性达 94%,特异性达 92%。

# 第四节 复发食管癌的特点

食管癌的治疗手段主要包括内镜切除、消融、手术治疗、放疗、化疗、靶向治疗等。治疗原则是以手术治疗为主的综合性治疗,手术是食管癌治疗的首要选择。然而,食管癌的高复发性仍是食管癌治疗失败的主要特点。食管癌复发模式尚不完全清楚,针对不同治疗方式肿瘤复发模式的研究也正在开展之中。

中国医学科学院肿瘤医院报道所有单纯手术治疗患者 5 年总生存率为 37%,浙江省肿瘤医院报道术后淋巴结阳性患者 3 年总生存率为 37%。半数以上的患者手术后 2~3 年出现肿瘤复发。因此了解肿瘤复发模式,采取有针对性的辅助治疗对降低复发率,提高远期生存率具有重要的临床指导意义。Liu 等报道了 414 例行根治性手术的食管癌患者,中位进展时间为 11 个月,173 例存在局部区域复发,其中 160 例为淋巴结复发。而 160 例淋巴结复发病例中以锁骨上及上纵隔淋巴结转移为主,因此得出根治性手术患者淋巴结复发为主要复发模式,提出根治性术后预防性淋巴结照射的必要性。但是也有报道显示胸段食管癌根治性手术后吻合口复发居复发首位,淋巴结复发其次,强调吻合口辅助放疗的重要性。

Welsh 等开展了一项根治性放化疗治疗失败模式的研究,在 239 例接受根治性化放疗患者中,其中 119 例(50%)局部复发(照射野内复发),远处转移 114 例(48%)。同时指出局部复发中 107 例(90%)属于 GTV 层面复发,27 例(23%)属于 CTV 层面复发,14 例(12%)属于 PTV 复发。得出放化疗后局部失败绝大多数发生在 GTV 内,因此同步放化疗如何提高局部控制率仍是一个值得探讨的问题。而在几项经典的食管癌同步放化疗的 III 期临床研究中,如 RTOG85-01、RTOG94-05 等,其局部失败率大致在 43%~58% 之间。因此,怎样提高局部控制率仍然是根治性放化疗需要解决的问题。同时也得出了局部晚期食管癌根治性放化疗患者只需对淋巴结累及野照射而非预防性照射的理由。

食管癌术前同步放化疗联合手术治疗目前作为除颈部食管癌外可手术局部晚期患者的治疗方式被 2014 NCCN 指南作为 2A 级证据推荐。针对术前同步放化疗联合手术治疗的复发模式,CROSS 研究提到,单纯手术治疗和联合治疗组,局部复发率分别为 34% 和 14%,腹膜转移率分别为 14% 和 4%,远处转移率分别为 35% 和 29%。另外术前同步放化疗局部复发照射野内复发率仅为 5%。因此得出结论:术前同步放化疗减少了局部复发和腹膜转移,远处转移是其主要失败模式。Berger 等在比较同步放化疗+/−手术的研究中,发现手术组与非手术组 2 年局部控制率分别为 73.6% 和 21.2%($P=0.003$),而且手术组具有改善总生存的趋势($P=0.084$)。

(叶智敏　许亚萍　毛伟敏)

## 参考文献

[1] 葛均波,徐永健.内科学(第 8 版)[M].北京:人民卫生出版社,2013.360.

[2] Hechtman JF,Polydorides AD. HER2/neu gene amplification and protein overexpression in gastric and gastroesophageal junction adenocarcinoma:a review of histopathology,diagnostic testing,and clinical implications[J]. Arch Pathol Lab Med,2012;136(6):691–697.

[3] Shan L,Ying J,Lu N. HER2 expression and relevant clinicopathological features in gastric and gastroesophageal junction adenocarcinoma in a Chinese population [J]. Diag Pathol,2013;8:76.

[4] Manabe O,Hattori N,Hirata K,et al. Diagnostic accuracy of lymph node metastasis depends on metabolic activity of the primary lesion in thoracic squamous esophageal cancer [J]. J Nucl Med,2013;54(5):670–676.

[5] Lee G,I H,Kim SJ,Jeong YJ,et al. Clinical implication of PET/MR imaging in preoperative esophageal cancer staging:comparison with PET/CT,endoscopic Ultrasonography,and CT[J]. J Nucl Med,2014;55(8):1242–1247.

[6] Fernández-Sordo JO,Konda VJ,Chennat J,et al. Is Endoscopic Ultrasound (EUS) necessary in the pre-therapeutic assessment of Barrett's esophagus with early neoplasia? [J].J Gastrointest Oncol,2012;3(4):314–321.

[7] Onbaş O,Eroglu A,Kantarci M,et al. Preoperative staging of esophageal carcinoma with

multidetector CT and virtual endoscopy[J]. Eur J Radiol,2006;57(1):90-95.

[8]  van Vliet EP,Hermans JJ,De Wever W,et al. Radiologist experience and CT examination quality determine metastasis detection in patients with esophageal or gastric cardia cancer [J]. Eur Radiol,2008;18(11):2475-2484.

[9]  Jinping Zhang,Weijian Hu,Lin Zang,et al. Clinical investigation on application of water swallowing to MR esophagography[J]. Eur J Radiol,2012;81(9):1980-1985.

[10]  Edge SB,Byrd DR,Compton CC,et al. AJCC Cancer Staging Manual (7th edition)[M]. New York:Springer,2009.

[11]  中国非手术治疗食管癌临床分期专家小组.非手术治疗食管癌的临床分期标准(草案) [J].中华放射肿瘤学杂志,2010;19(3):179-180.

[12]  骆华春,林贵山,程惠华.非手术治疗食管癌的临床分期与手术病理分期一致性的初步 探讨[J].临床肿瘤学杂志,2011;16(9):823-825.

[13]  Lee G,I H,Kim SJ,et al. Clinical implication of PET/MR imaging in preoperative esophageal cancer staging:comparison with PET/CT,Endoscopic Ultrasonography,and CT [J]. J Nucl Med,2014;55(8):1242-1247.

[14]  Tekola BD,Sauer BG,Wang AY,et al. Accuracy of endoscopic ultrasound in the diagnosis of T2N0 esophageal cancer[J]. J Gastrointest Cancer,2014;45(3):342-346.

[16]  He LJ,Shan HB,Luo GY,et al. Endoscopic ultrasonography for staging of T1a and T1b esophageal squamous cell carcinoma[J]. World J Gastroenterol,2014;20(5):1340-1347.

[17]  Welsh J,Settle SH,Amini A,et al. Failure patterns in patients with esophageal cancer treated with definitive chemoradiation[J]. Cancer,2012;118(10):2632-2640.

[18]  Berger B,Stahlberg K,Lemminger A,et al. Impact of radiotherapy,chemotherapy and surgery in multimodal treatment of locally advanced esophageal cancer [J]. Oncology, 2011;81(5-6):387-394.

[19]  Zhang X,Li M,Meng X,et al. Involved-field irradiation in definitive chemoradiotherapy for locally advanced esophageal squamous cell carcinoma[J]. Radiat Oncol,2014;9:64.

[20]  Bao Y,Liu S,Zhou Q,et al. Three-dimensional conformal radiotherapy with concurrent chemotherapy for postoperative recurrence of esophageal squamous cell carcinoma:clinical efficacy and failure pattern[J]. Radiat Oncol,2013;8:241.

[21]  Foley KG,Lewis WG,Fielding P,et al. N-staging of oesophageal and junctional carcinoma:

257

Is there still a role for EUS in patients staged N0 at PET/CT? [J] Clin Radiol,2014;69 (9):959-964.

[22] Guo H,Zhu H,Xi Y,et al. Diagnostic and prognostic value of 18F-FDG PET/CT for patients with suspected recurrence from squamous cell carcinoma of the esophagus[J]. J Nucl Med,2007;48(8):1251-1258.

[23] Chan DS,Fielding P,Roberts SA,et al. Prognostic significance of 18-FDG PET/CT and EUS-defined tumour characteristics in patients with oesophageal cancer [J]. Clin Radiol, 2013;68(4):352-357.

[24] Zhu W,Xing L,Yue J,et al. Prognostic significance of SUV on PET/CT in patients with localised oesophagogastric junction cancer receiving neoadjuvant chemotherapy/chemoradiation:a systematic review and meta-analysis[J]. Br J Radiol,2012;85(1017):e694-e701.

[25] Yuan S,Yu Y,Chao KS,et al. Additional value of PET/CT over PET in assessment of locoregional lymph nodes in thoracic esophageal squamous cell cancer [J]. J Nucl Med, 2006;47(8):1255-1259.

[26] A Herskovic,K Martz,M Al-Saraff,et al. Combined chemotherapy and radiotherapy compared with radiotherapy alone in patients with cancer of the esophagus[J] .N EngI J Med, 1992;326:1593-1598.

[27] Amini A,Ajani J,Komaki R,et al. Factors associated with local-Regional failure after definitive chemoradiation for locally advanced esophageal cancer [J]. Ann Surg Oncol, 2014;21:306-314.

[28] Oppedijk V,van der Gaast A,van Lanschot JJ,et al. Patterns of Recurrence After Surgery Alone Versus Preoperative Chemoradiotherapy and Surgery in the CROSS Trials [J]. J Clin Oncol,2014;32:385-391.

[29] Xiao ZF,Yang ZY,Liang J,et al. Value of radiotherapy after radical surgery for esophageal carcinoma:a report of 495 patients[J]. Ann Thorac Surg,2003;75(2):331-336.

[30] L   iu Q,Cai XW,Wu B,et al. Patterns of failure after radical surgery among patients with thoracic esophageal squamous cell carcinoma:implications for the clinical target volume design of postoperative radiotherapy[J]. PLoS One,2014;9(5):e97225.

# 第十二章
# 食管癌临床分期

食管癌是全世界高发的一种消化道恶性肿瘤,据 WHO 2012 年最新资料显示,食管癌发病率及死亡率分别居全部恶性肿瘤的第 8 位和第 6 位,男性发病率高于女性(2.4:1),其中我国男性食管癌新发 32.3 万例,居全国各类恶性肿瘤第 7 位;死亡 28.1 万例,居第 6 位,严重危害人类健康。食管癌的临床分期规范与否不仅是选择综合治疗方案的前提,而且不同治疗方案临床疗效对比,评估预后和交流诊治信息等方面,都具有重要的临床意义。

目前,在临床实践中,国内外比较通用的食管癌分期主要是 TNM 临床分期(cTNM)和 TNM 病理分期(pTNM),其他分期还包括再治疗分期(rTNM)和死检分期(aTNM),以及尚不成熟的分子分期(mTNM)。其中,cTNM 分期是临床治疗前的分期,即根据消化道造影、超声内镜、内镜检查、多普勒彩超、MRI、胸部 X 线片、CT 及 PET-CT 等无创检查的结果,或借助于胸腔镜、腹腔镜、纵隔镜等有创手段进行分期。在临床治疗前,尽可能客观评估患者的综合情况,了解患者所处的病程阶段,据此选择最科学的治疗方案。

pTNM 分期是目前国内外普遍采用的分期标准,即根据手术切除后进行组织病理学检查获得的临床证据,并进一步对 cTNM 加以补充或修正而成,精确度更高,目前已成术后常规,成为食管癌分期的"金标准",在指导临床治疗,预测患者术后生存,评价食管癌综合治疗方案的疗效和开展临床试验分类标准化等方面都发挥重要作用。

**259**

随着循证医学和转化医学的不断发展、外科手术技术的进步,辅助检查新技术的发展和不断普及,以及食管癌的临床数据不断积累,都将有助于不断探索更新食管癌 c-TNM 和 p-TNM 分期,进一步指导临床实践。

## 一、食管癌分期的历史

### (一) 国外食管癌分期

目前,国际通用的食管癌分期系统是由美国癌症联合委员会(American Joint Committee on Cancer,AJCC)和国际抗癌联盟(Union for International Cancer Control,UICC)联合制订的恶性肿瘤 TNM 分期标准,即根据恶性肿瘤的肿瘤大小(T)、区域淋巴结转移(N)和远处转移(M)情况进行分期,对于国内外食管癌临床试验的标准化和分类研究有重要意义。食管癌分期相对于其他肿瘤,起步相对比较缓慢,1978 年第 3 版 UICC 恶性肿瘤分期中首次提出了食管癌分期,鉴于当时消化道钡餐造影是食管癌诊断和分期的主要工具,因而 cTNM 分期和 pTNM 分期有较大不同。1987 年,AJCC 开始与 UICC 联合制订统一的恶性肿瘤 TNM 分期标准(即第 4 版)向全球推广,基于多项研究表明食管癌术后的生存率主要与肿瘤浸犯深度和淋巴结转移有关,而与食管癌长度和梗阻程度无明显相关,第 4 版食管癌分期明确了 T 分期(食管癌原发肿瘤侵犯深度)是影响预后的重要因素,但没有充分考虑转移淋巴结数目,而研究表明淋巴结数目也是影响预后的重要因素之一。

1997 年 AJCC 和 UICC 又推出了第 5 版食管癌分期,主要是对于区域淋巴结的修订,颈段食管癌的区域淋巴结:颈部淋巴结包括锁骨上淋巴结;胸段食管癌区域淋巴结:纵隔和胃周淋巴结不包括腹腔淋巴结。同时对远处转移提出 $M_{1a}$ 和 $M_{1b}$ 的划分,强调非区域淋巴结转移与内脏转移同等对待,也有利于研究淋巴结的转移规律。M 期食管癌也要求至少清扫 6 枚纵隔淋巴结,其余与上一版相比变化不大,在临床应用报道也少。2002 年,AJCC 和 UICC 推出第 6 版食管癌 TNM 分期,进一步明确纵隔淋巴结清扫的范围。2009 年,AJCC 和 UICC 采用全新统计学模型,评估各项预后因素,推出第 7 版 TNM 分期,与第 6 版相比,有较大改动,并于 2010 年在全球推广应用。

### (二)国内食管癌分期

1940 年,我国胸外科奠基人吴英凯教授进行第一例食管癌切除术,开创了我国食管癌外科治疗的历史,也开始探索食管癌分期。1959 年由中国医学科学院吴英凯教授筹备,在阜外医院成立三省(河北、河南、山西)一市(北京)华北食管癌防治科研协作组,积累食管癌诊疗和防治经验。1963 年在全国食管癌诊治经验座谈会上,根据食管癌的临床症状、X 线表现和组织病理检查结果,我国学者制定出我国食管癌分期标准,将食管癌分为 4 期,成为我国食管癌分期的雏形。随着食管癌临床诊疗技术的进步,临床上可以发现更早期病例,于 1976 年在山西阳泉市召开的全国食管癌治疗经验会议上,进一步修订,提出以病变长度、病变深度、淋巴结转移以及器官转移情况等为主要依据的分期,在原来 4 期的基础上又增加了 0 期,共 5 期(表 12-1)。1987 年,我国引进国际恶性肿瘤 TNM 分期标准,并开始推行,后又分别于 1997、2002、2009 年引进了第 5 版、第 6 版及第 7 版食管癌 TNM 分期,目前主要推广第 7 版 TNM 分期。

表 12-1 1976 年食管癌临床分期

| 指标 | 0 期 | 1 期 | 2 期 | 3 期 | 4 期 |
| --- | --- | --- | --- | --- | --- |
| 病变长度 | 不规定 | < 3cm | 3~5cm | > 5cm | > 5cm |
| 病变范围 | 局限于黏膜层 | 侵入黏膜下层 | 侵入部分肌层 | 侵透肌层全层或外层 | 有明显外侵 |
| 转移情况 | 无 | 无 | 无 | 局部区域淋巴结转移 | 远处淋巴结转移或器官转移 |

鉴于食管癌的国际 TNM 分期对不能手术治疗的食管癌患者无法适用,近年来,国内学者提出非手术治疗食管癌的临床分期标准。2005 年,在石家庄市举行的第四届全国食管癌放疗研讨会上,专家组提出了一个"非手术治疗食管癌的临床分期草案",初步制定了以病变长度、外侵程度及转移情况为依据的非手术治疗食管癌临床分期试行草案,后经不断完善,2009 年在第五届全国食管癌放疗研讨会上,由中国非手术治疗食管癌临床分期专家小组制定"非手术治疗食管癌的临床分期标准"修改方案,并开始应用于临床。

2011 年,由中国抗癌协会食管癌专业委员会组织撰写的《食管癌规范化诊治指南》的出版,是我国食管癌诊治工作中又一个里程碑式的进步,在指导食管癌临床工作及制定规范化诊治方案等方面具有重大意义,由于缺乏国内大样本的数据,该指南对食管癌分期也基本采用 AJCC 第 7 版 TNM 分期。

## 二、AJCC 第 7 版食管癌 TNM 分期

### (一)第 7 版食管癌分期主要修订内容

1. 新增肿瘤组织学类型(H)和细胞分化程度(G),但这两个因素对 I 、II 期食管癌的分期有影响。

2. T 分期的修改:原位癌(Tis)定义为重度不典型增生,$T_1$ 分为 $T_{1a}$(侵犯黏膜层)和 $T_{1b}$(侵犯黏膜下层),$T_4$ 分为 $T_{4a}$(侵犯心包、胸膜或膈肌)和 $T_{4b}$(侵犯其他邻近器官)。

3. N 分期的修订最突出,按淋巴结转移数目分为 $N_{0-3}$。

4. M 分期的修改:取消了 $M_{1a}$ 与 $M_{1b}$,合并为 $M_1$。

5. 对食管癌的部位进行重新分段,新加入了食管胃交界及为近端 5cm 发生的肿瘤。

### (二)第 7 版食管癌 TNM 分期

1. T:原发肿瘤(primary tumor)

$T_x$:原发肿瘤不能确定,无法评价。

$T_0$:无原发肿瘤的证据。

Tis:高度不典型增生。

$T_1$:肿瘤侵犯固有层、黏膜肌层或黏膜下层。

$T_{1a}$:肿瘤侵犯固有层或黏膜肌层。

$T_{1b}$:肿瘤侵犯黏膜下层。

$T_2$:肿瘤侵犯食管固有肌层。

$T_3$:肿瘤侵犯食管纤维膜。

$T_4$:肿瘤侵犯食管邻近结构。

$T_{4a}$:肿瘤侵犯胸膜、心包或膈肌,可手术切除。

$T_{4b}$:肿瘤侵犯其他邻近结构,如主动脉、椎体等,不可切除。

2. N: 区域淋巴结(lymph nodes)

$N_x$: 区域淋巴结不能评价。

$N_0$: 无区域淋巴结转移。

$N_1$: 1~2 个区域淋巴结转移。

$N_2$: 3~6 个区域淋巴结转移。

$N_3$: ≥7 个区域淋巴结转移。

注: 必须将转移淋巴结转移数目和清扫淋巴结总数一并记录。

3. M: 远处转移(distant metastasis)

$M_0$: 无远处转移。

$M_1$: 有远处转移。

4. H: 细胞类型(histological type)

$H_1$: 鳞状细胞癌。

$H_2$: 腺癌。

5. G: 分化程度(grade of differenciation)

$G_X$: 细胞分化程度不能确定。

$G_1$: 高分化癌。

$G_2$: 中分化癌。

$G_3$: 低分化癌。

$G_4$: 未分化癌(按 $G_3$ 分期)。

注: 在食管癌国际 TNM 分期第 7 版中, T、N、M 仍是决定性因素。少数情况下, 即使没有记载分化程度 G 及肿瘤部位, 也要进行肿瘤分期, 在未记录或不能确定肿瘤分化程度的情况下按 $G_1$ 分期, 如将 $G_4$ 按 $G_3$ 分期, 则减少了 G 的级别, 也就减少了 TNM G 的排列组合数目, 从一定程度上降低了这个分期系统的复杂性, 增强了实用性。

第 7 版食管癌分期中鳞状细胞癌及腺癌的分期标准分别见表 12-2、12-3。

(三)食管癌第 7 版 TNM 分期应用现状

基于食管癌多中心、随机、对照临床试验等循证医学的进展, 第 7 版食管癌 TNM 分期得以进一步优化, 但需要注意的是西方国家与我国的食管癌病理类型不同, 尽管此次修订考虑到亚洲高发国家鳞癌占绝大多数的临床特点, 并且纳

表 12-2　第 7 版食管癌 TNM 分期：鳞状细胞癌（包括其他非腺癌类型）

| 分期 | T | N | M | 部位 | G |
|------|------|------|------|--------|--------|
| 0 | is | 0 | 0 | – | 1,X |
| Ⅰa | 1 | 0 | 0 | – | 1,X |
| Ⅰb | 1 | 0 | 0 | – | 2~3 |
| | 2~3 | 0 | 0 | 下段,X | 1,X |
| Ⅱa | 2~3 | 0 | 0 | 中、上段 | 1,X |
| | 2~3 | 0 | 0 | 下段,X | 2~3 |
| Ⅱb | 2~3 | 0 | 0 | 中、上段 | 2~3 |
| | 1~2 | 1 | 0 | – | – |
| Ⅲa | 1~2 | 2 | 0 | – | – |
| | 3 | 1 | 0 | – | – |
| | 4a | 0 | 0 | – | – |
| Ⅲb | 3 | 2 | 0 | – | – |
| Ⅲc | 4a | 1~2 | 0 | – | – |
| | 4b | – | 0 | – | – |
| | – | 3 | 0 | – | – |
| Ⅳ | – | – | 1 | – | – |

注：1,肿瘤部位按肿瘤上缘在食管的位置界定；x 指未记载肿瘤部位；

　　2,"–"表示任何。

表 12-3　第 7 版食管癌 TNM 分期：腺癌

| 分期 | T | N | M | G |
|------|------|------|------|--------|
| 0 | is | 0 | 0 | 1,X |
| Ⅰa | 1 | 0 | 0 | 1~2,X |
| Ⅰb | 1 | 0 | 0 | 3 |
| | 2 | 0 | 0 | 1~2,X |
| Ⅱa | 2 | 0 | 0 | 3 |
| Ⅱb | 3 | 0 | 0 | – |
| | 1–2 | 1 | 0 | – |
| Ⅲa | 1~2 | 2 | 0 | – |
| | 3 | 1 | 0 | – |
| | 4a | 0 | 0 | – |
| Ⅲb | 3 | 2 | 0 | – |
| Ⅲc | 4a | 1~2 | 0 | – |
| | 4b | – | 0 | – |
| | – | 3 | 0 | – |
| Ⅳ | – | – | 1 | – |

注：1,肿瘤部位按肿瘤上缘在食管的位置界定；x 指未记载肿瘤部位；

　　2,"–"表示任何。

入的食管鳞癌病例也占总例数的 1/3。方文涛等分析 209 例食管鳞癌患者,认为第 7 版食管癌 TNM 分期能有效预测胸段食管鳞癌预后,其中,肿瘤的浸润程度和淋巴结转移范围是最为重要的独立预测因素。Gertler 等研究表明,第 7 版食管癌 TNM 分期在预测腺癌生存方面显著优于鳞癌。期待我国学者能更积极的参与下一版 TNM 分期修订,进而更确切的评估我国食管鳞癌分期。

第 7 版食管癌 TNM 分期是基于单纯手术切除而未经任何术前或术后放化疗食管癌患者的病理 TNM 分期资料确定的,因此不适用于以下各类患者:①新辅助治疗联合外科手术的患者,主要由于新辅助治疗改变了原发肿瘤的 T 和 N 分期;②非手术治疗、姑息切除及单纯手术探查患者;③单纯手术治疗的 $T_4$ 和 $M_1$ 患者;④颈段食管癌和按头颈部肿瘤治疗的上段食管癌。

第 7 版食管癌 TNM 分期最明显的修改是 N 分期,食管癌临床分期中最重要的可能也是 N 分期问题。因而,为了得到食管癌准确的 N 分期,国内学者推荐,应至少清扫 12 枚淋巴结送检,另外值得注意的是第 7 版 N 分期还有一些问题尚未解决:①淋巴结转移数目划分 N 分期界限还有争论;② N 分期强调淋巴结的数目而忽略了淋巴结的位置和淋巴结的大小;③锁骨上淋巴结和腹腔动脉干淋巴结划为 $M_1$ 是否合理及与其他器官转移进行同等对待是否合适等仍不明确。

Xu 等进行一项研究评价第 7 版 TNM 分期中 N 分期的价值,入组 545 例胸段食管癌（346 例单纯手术,199 例手术联合辅助放疗,197 例手术联合辅助化疗）,结果表明 N 分期是胸段食管癌术后淋巴结阳性患者的独立预后因素,对术后放疗和术后化疗的预后也有较好的预测作用。Yang 等对可手术切除的胸段食管鳞癌的研究（实验组 1006 例,对照组 783 例）进行分析,评价第 7 版 TNM 的分期价值,结果表明:按照第 7 版分期,Ⅲ$_b$ 和Ⅲ$_c$ 期两组患者总生存差异不明显,对于 $N_2$ 和 $N_3$ 期两组患者生存也不能很好区分,但根据淋巴结数目,按 0、1、2~3、≥4 个进行分组,能较好的区分生存率。但还需要大样本病例数的研究以肯定其临床应用价值。

第 7 版食管癌 TNM 分期,尤其是亚组分期,其预测价值有待临床进一步验证和修订。Gertler 等分析了单中心 2920 例接受手术的食管癌患者,并进行长期随访,结果表明:根据第 7 版食管癌 TNM 分期,Ⅱ$_a$ 和Ⅱ$_b$ 期、Ⅲ$_a$ 和Ⅲ$_b$ 期、Ⅲ$_c$ 和Ⅳ期各组之间生存差异不明显。Reeh 等分析了 605 例手术切除的食管癌患者,结果证实,按第 7 版食管癌分期,Ⅰ$_b$ 期与Ⅱ$_a$ 期($P$=0.098)、Ⅲ$_a$ 期与Ⅲ$_b$ 期($P$=0.672)、Ⅲ$_c$ 期与Ⅳ期($P$=0.799)各组之间总生存无明显差异,建议下一版 TNM 分期减少预后相似分组,不要制定复杂的亚组分析。

尽管第 7 版食管癌还有一些问题尚未解决,但相对于第 6 版食管癌 TNM 分期,在预测食管癌预后和指导临床实践等方面显示出较好的价值。Talsma 等研究评价第 6 版和第 7 版食管癌 TNM 分期的临床价值,结果表明第 7 版分期优于第 6 版分期,能更好地预测总生存,尤其是经膈食管腺癌切除术者,预测价值更大,值得临床进一步推广。

## 三、食管癌临床 TNM 分期

### (一)食管癌临床 TNM 分期的意义

如何通过临床已有的诊断方法对不能手术、不愿意接受手术和术前食管癌进行分期,即确定临床 TNM 分期,有重要临床意义。对于可手术切除的食管癌患者,术前准确分期,有助于选择合适的淋巴结清扫范围,对于局部晚期食管癌,有助于指导选择合适的综合治疗方案。研究表明根治性放化疗的疗效与手术相当,确定食管癌临床 TNM 分期,有助于更科学评价根治性放化疗对比新辅助治疗联合手术或单纯手术的疗效。

目前,评价食管癌临床 TNM 分期,主要包括超声内镜检测(endoscopic ultrasonography,EUS),上消化道内镜,PET–CT,CT,MRI,消化道钡餐造影,彩色多普勒超声等,对 T 分期和 M 分期的判定相对比较准确,而对 N 分期,尤其是有否纵隔淋巴结的判定准确性比较有限,N 分期评价多偏低,也可出现假阳性导致偏高,从而与 pTNM 分期不一致。上述各检查手段各有优劣,综合应用各种影像学技术,发挥各自优点,尽可能提高食管癌临床分期的准确率,更好地指导临床实践。

### 1. T 分期

消化道钡餐造影是临床诊断食管癌应用最早也是最广泛的检查手段之一,

不仅能观察到食管黏膜的完整性,有无破坏、管壁不齐、充盈缺损等,还能较直观的显示病变部位、长度、大体形态、管腔改变情况及有无梗阻,尤其是在显示病变长度方面,更为敏感和准确,主要用于临床诊断和定位,但对肿瘤外侵、有无淋巴结转移(N 分期)和远处转移(M 分期)等不能客观分辨,不推荐单独用于临床分期。

EUS 作为食管癌临床分期的重要检查方法,不仅可以显示食管壁结构或邻近脏器,而且可以用于黏膜下病变的鉴别诊断,是准确判断食管癌侵犯程度(T 分期)不可替代的检查手段之一,具有绝对优势。根据回声高低的不同,能够较准确的将食管壁分为 5 层:黏膜层(呈高回声)、黏膜肌层(呈低回声)、黏膜下层(呈高回声)、肌层(呈低回声)和外膜层(呈高回声),有助于判定肿瘤浸润的深度、位置、大小、有无包膜和周围淋巴结浸润情况,大量研究都证实了其在 T 分期和 N 分期中的价值。

EUS 在国外得到广泛应用,成为目前食管癌临床分期的基本检查手段之一,我国还尚未普及。随着 EUS 发展的多样化,三维立体超声内镜和 EUS-FNA 的应用,放大胃镜窄带成像(magnifying endoscopy with narrow-band imaging,ME-NBI)和高频超声微探头(ultra high magnification endoscopy,HF-EUS)的发展,能进一步提高早期诊断率,但对于评价是否存在远处转移作用不大。

经支气管镜腔内超声检查(endobronchial ultrasound,EBUS)可以进一步弥补 EUS 的不足,对于存在管腔梗阻的食管癌,近三分之一的食管癌患者无法完成EUS 检查,EBUS 有助于准确判断食管肿瘤侵犯的深度和范围,尤其是侵犯气管支气管壁,优于传统的支气管镜。研究表明,联合 EBUS 和 CT 可以进一步提高分期的准确性,联合 MRI 能为外科医生选择更合适的手术方式提供依据。

CT 是目前国内在评价食管癌临床分期和评价疗效时应用较为普遍的影像学手段,可以显示食管肿瘤病变部位、大小,病变与周围脏器的关系,更有助于判断有无纵隔淋巴结转移,还可以客观评价有无胸部、双肺及其他部位转移,成为不可或缺的重要检查手段之一。对于判断肿瘤浸润食管壁的准确深度方面(T 分期)较 EUS 差,尽管传统的 CT 检测对早期食管癌、$T_1$ 和 $T_2$ 病变等确诊率低,但其对含气组织如气管、支气管、肺等敏感性高,能弥补 EUS 的不足,同时又能显示肿瘤病变与周围脏器的关系,有助于评价肿瘤有无纵隔和双肺侵犯,即对于 $T_3$ 和 $T_4$ 分期有一定的价值。

国内一项研究以术后病理分期作为金标准,分析 290 例食管癌患者并进行随访,评价 EUS 和胸部 CT 的 T、N 分期在第 6 版食管癌 TNM 分期中的预测价值,结果显示 EUS 预测 T 分期的准确率为 81%,尤其是在早期食管癌患者;CT 预测 T 分期的准确率为 71.3%,EUS 不能通过者中 92.7%病理为 $T_3$、$T_4$ 期,尽管 CT 难以鉴别 $T_1$ 和 $T_2$ 病变,但对 $T_3$ 和 $T_4$ 有一定的临床意义。结果表明有 EUS 和 CT 参与的食管癌临床分期能有效预测非手术治疗患者的预后。

PET/PET-CT 是基于肿瘤细胞和正常细胞之间的代谢差异,使用代谢示踪剂后,肿瘤组织表现为较高的摄取率,能在病变部位发生形态改变以前,发现其代谢异常,从而早期发现肿瘤病变,诊断原发性食管癌方面比 CT 敏感,由于不能确切提供肿瘤浸润深度,因而,限制了其在 T 分期中的应用,但在诊断有无淋巴结转移及远处转移方面具有较大优势。

因而,推荐 EUS 联合 CT 进行非手术食管癌 T 分期的诊断,这是当前相对较为经济且准确率较高的综合互补检查方法。

2. N 分期

多项研究均表明淋巴结转移是影响包括食管癌在内的多种实体肿瘤长期生存的独立预后因素,因此,如何客观判断 N 分期至关重要。采用最优影像学方法判定 N 分期始终存在争议,目前,以 CT 应用最为广泛,多数研究显示短径 ≥ 1.0cm 的淋巴结才认为转移或可疑转移,然而,许多食管癌的转移淋巴结短径 < 1.0cm,因此,食管癌淋巴结大小不是判断其转移与否的可靠指标。EUS 联合细针穿刺活检,即 EUS-FNA,能够取得病理学的诊断依据,在诊断食管癌区域性淋巴结转移方面(N 分期)具有重要意义。

CT 能显示淋巴结的大体形态和大小改变,诊断淋巴结转移与否主要取决于淋巴结的大小,因而,CT 对 N 分期判定的准确性主要取决于定义肿大淋巴结的标准,目前还没有共识。CT 诊断淋巴结转移的灵敏度和准确性较低,鉴于一些正常大小的淋巴结也有可能存在微转移灶,而这种情况 CT 是无法发现的,容易出现假阴性。因而,利用 CT 判定 N 分期,需要仔细甄别,必要时结合细针穿刺,如炎症、反应性增生等一些特殊情况时,淋巴结也会增大判定为阳性(假阳性),而一些转移的淋巴结却不一定达到以上标准,这就可能造成假阴性的结果。结合淋巴结的形态,比如边缘锐利、卵圆形或球形,尤其是出现中心坏死的淋巴结,转移的可能性较大,有助于提高 N 分期的准确率。

PET-CT 在判断淋巴结转移和远处转移方面显示更高的敏感性和特异性,尤其是对颈部、上胸部、腹部淋巴结的诊断准确率较高,而对中下胸部的转移淋巴结敏感性较低,可能是与肿瘤多位于食管中下段,原发灶和转移淋巴结均存在 $^{18}$F-FDG 浓聚,或是与该部位受心脏搏动或胃肠蠕动所致的伪影干扰等有关。

MRI 在 cTNM 分期中的作用引起重视,利用 T2 加权高清晰成像技术和扩散加权成像(DWI),可以清晰显示肿瘤对食管壁的浸润细节,对于评价食管癌淋巴结转移(N 分期)有一定价值。

多普勒彩超对于 cTNM 分期的作用主要是有助于判定颈部、腋窝和腹股沟等体表部位有无淋巴结转移以及是否存在肝转移。Omloo 等进行一项研究评价彩超联合 CT 在判定颈部淋巴结转移的价值,233 例食管癌患者常规行颈部 CT 或 B 超检查,109 例行 PET 检查,B 超检查发现颈部淋巴结肿大患者进行细针穿刺活检。结果显示,176 例(76%)患者颈部 CT 未发现颈部淋巴结肿大,但在这些患者中, 彩超发现 36 例存在颈部淋巴结肿大,9 例细针穿刺活检提示淋巴结存在转移;CT 和 PET 不能发现可疑淋巴结转移者 74 例,彩超发现 11 例淋巴结转移,穿刺活检证实 3 例转移。因此,颈部 B 超检查应该作为食管癌 cTNM 分期的常规检查手段。

269

胸腔镜和腹腔镜对于食管癌 cTNM 分期的可行性和有效性已经得到证实,也有助于评价新辅助放化疗疗效和放疗范围个体化的实施,可以准确发现那些影像学检查未发现的淋巴结转移,提高 CT 联合 EUS 分期结果的准确率,但由于其检查费用较高,严重限制其临床应用。

因而, 临床推荐 EUS 联合 CT 或 PET-CT 进行非手术食管癌 N 分期的判定,需要指出的是,食管癌的分期诊断中,对存在可疑转移病灶的患者需要通过病理确诊,避免影响患者的综合治疗方案。

3. M 分期

CT 在肝、肾及肾上腺等实质性器官远处转移的判断及准确定位有明显的优势,随着多层螺旋 CT 的应用以及多维重建技术的完善,宝石 CT 等在临床上的不断推广,在食管癌临床诊断和分期中,CT 的作用不断增强。

PET-CT 检查对于晚期食管癌患者有无远处转移的判断,有明显优势,特别是对于那些新辅助治疗后重新分期患者。且 PET-CT 既可提高病变在解剖上定位的精确性,又可根据代谢指标异常尽早地确诊,可为非手术食管癌临床分期提供更准确、更敏感的指标。

(二)非手术治疗食管癌临床分期标准

国内非手术治疗食管癌临床分期专家小组讨论通过,制定的《非手术治疗食管癌的临床分期标准》如下。

1. T 分期标准

对于食管病变长度、病变最大层面直径及邻近器官受侵三项标准不一致的病例,按分期较高者划分。有腔内超声 T 分期时请注明,建议与本草案对比(表12-4)。

表 12-4　非手术治疗食管癌的临床 T 分期标准

| 期别 | 病变长度 [a] | 食管病变最大层面的食管直径 [b] | 邻近组织或器官受累 [c] |
|---|---|---|---|
| $T_1$ | ≤3cm | ≤2cm | 无 |
| $T_2$ | >3~5cm | >2~4cm | 无 |
| $T_3$ | >5~7cm | >4cm | 无 |
| $T_4$ | >7cm | >4cm | 有 |

注:a 病变长度以 X 线钡餐造影检查结果为准;b 应以 CT 所示食管病变最大层面的食管直径为准,对于全周型肿瘤管腔消失,应测阴影最大直径;c 邻近组织或器官包括气管、支气管、主动脉及心包。

(1)气管,支气管受损判定标准:①食管气管间脂肪组织消失;②气管、支气管变形、移位;③肿瘤突向气管腔内。

(2)主动脉受侵的判定标准:①主动脉夹角法:肿瘤与主动脉接触弧度<45°为主动脉无受侵;肿瘤与主动脉接触弧度>90°为主动脉受侵;肿瘤与主动脉接触弧度 45°~90°为可疑受侵。②三角法:在食管、胸主动脉和椎体之间有一三角形脂肪间隙,若此脂肪间隙消失则为主动脉受侵。

(3)心包受侵判定标准:CT 上下层面可见心包有脂肪线而病灶层面无脂肪线,则认为有心包受侵;此外有局限性心包增厚及无法用其他原因解释的心包积液。

2. N 分期标准

$N_0$:无淋巴结肿大。

$N_1$:胸内(食管旁、纵隔)淋巴结肿大,食管下段癌胃左淋巴结肿大,食管颈段癌锁骨上淋巴结肿大。

$N_2$:食管胸中段、胸下段癌锁骨上淋巴肿大,任何段食管癌腹主动脉旁淋巴结肿大(注:淋巴结肿大认为是癌转移的标准,一般标准为淋巴结短径≥10 mm,食管旁、气管食管沟、心包角淋巴结长径≥5mm,腹腔淋巴结长径≥5mm)。

3. M 分期标准

$M_0$:无远处转移。

$M_1$:有远处转移。

临床分期标准详见表 12-5。

表 12-5　非手术治疗食管癌的临床分期标准

| 分期 | T | N | M |
|---|---|---|---|
| I | 1~2 | 0 | 0 |
| II | 2 | 1 | 0 |
| | 3 | 0~1 | 0 |
| III | 4 | 0~2 | 0 |
| IV | 1~4 | 0~2 | 1 |

## 四、食管癌临床 TNM 分期的应用现状

1. 食管癌临床 TNM 分期的预测价值　目前,多项回顾性研究评价我国非手术治疗食管癌临床分期专家小组制定的"非手术治疗食管癌临床分期"的临床预测价值。河北医科大学第四医院进行的一项回顾性研究,对 225 例食管癌三维适形放疗患者进行预后分析与评价,探讨此分期的实用性及对非手术治疗食管癌预后的预测价值,结果表明 I 、Ⅱ 、Ⅲ期患者 1、3、5 年生存率分别为89.4%、56.1%、37.8%,69.6%、32.4%、18.0%和 47.2%、19.5%、13.0%,提示该分期

能够较准确地反应食管癌放疗患者的预后情况,同时也发现分期在细节的划分之处还存在不足,如 T 分期的划分包括病变长度、病变最大层面直径及周围器官受侵 3 项标准,实际应用时 3 项标准交叉情况占多数;另外对不同 T、N 期组合后 TNM 分期界定也有遗漏之处,希望分期修改方案细节之处进一步完善。另一项回顾性研究也表明了此临床分期标准能较准确反应食管癌放疗患者预后情况,不同病理类型及 GTV 体积患者预后存在差异,建议分期修改方案纳入病理类型及 GTV 体积两项因素。

乔雪等根据第 7 版食管癌 TNM 分期和《非手术治疗食管癌临床分期标准(草案)》,通过对 162 例食管癌患者进行术前临床分期及术后病理分期对比,评价《非手术治疗食管癌的临床分期标准(草案)》的分布合理性及判断预后的价值,结果显示 T、N、TNM 分期总符合率分别为 67.9%、57.4%、67.9%,一致性程度分别为中等、较差、中等(Kappa=0.544、0.302、0.509),T、N、TNM 分期各期间 OS 均不同,与术后病理分期预后的预示作用一致,表明非手术治疗食管癌的临床分期标准预后判断价值较好,仍需进一步细化和完善。

2. 非手术治疗食管癌的临床分期标准还存在一些争议 (1)T 分期上存在明显交叉,仅约三分之一的患者食管病变长度、病变最大层面横径,邻近组织或器官受侵情况一致。(2)N 分期还存在争议,依据转移淋巴结的大小和形态判定阳性淋巴结的标准还没有达成共识,有待进一步验证并制定更合理的阳性判定标准,从而进行更准确的亚组分期;N 分期的界定中未注明胸上段食管癌锁骨上淋巴结肿大和胸中上段食管癌胃周淋巴结肿大的具体分期。(3)非手术治疗食管癌临床分期标准中未考虑到食管癌病理类型以及细胞分化程度,但食管癌病理类型与分化程度对预后具有重要影响,第 7 版食管癌 TNM 分期标准已纳入分期,因此,建议非手术治疗食管癌临床分期标准能考虑纳入这些重要因素。

## 五、小结

食管癌临床分期对评估病情、判断预后、指导综合治疗方案选择及手术方式等有着重要临床意义,食管癌治疗前和术后常规进行 TNM 分期,已成为共识。

目前,由于缺乏针对国内食管癌临床特点的分期指南,临床医生广泛采用AJCC制定的第7版TNM分期标准,因此,在以后的临床实践中,我们应当综合采用已有的检查手段,严格规范淋巴结清扫的范围与数目,进行更准确的临床分期,积累临床分期和随访资料,不断探索适合国内食管癌临床特点的分期标准。

令人鼓舞的是由中国抗癌协会食管癌专业委员会组织撰写的《食管癌规范化诊治指南》已于2011年出版发行,该指南对于食管癌临床分期及制定规范化诊治方案等方面具有重大意义,我国作为"食管癌超级大国",期待国内专家学者共同努力,积极参与下一版TNM分期标准的修订工作,争取在食管癌研究与国际标准制订方面的发言权,同时,加强合作,制定符合国内食管癌临床特点的分期指南,更好的指导临床实践。

(李向柯 樊青霞)

## 参考文献

[1] GLOBOCAN 2012. http://globocan.iarc.fr/Pages/fact_sheets_population.aspx [DB/OL]. 2014-08-10.

[2] Li Z,Rice TW.Diagnosis and staging of cancer of the esophagus and esophago-gastric junction[J]. Surg Clin North Am,2012;92(5):1105-1126.

[3] 谭立君,刘江涛,肖泽芬.食管癌 UICC TNM 分期的发展及临床应用[J].中华放射肿瘤学杂志,2014;23(4):365-368.

[4] Skinner DB,Little AG,Ferguson MK,et al.Selection of operation for esophageal cancer based on staging[J]. Ann Surg,1986;204(4):391-401.

[5] Hagen JA,Peters JH,DeMeester TR.Superiority of extended en bloc esophagoga-strectomy for carcinoma of the loweresophagus and cardia [J]. J Thorac Cardiovasc Surg,1993;106(5):850-8.

[6] 陈龙齐. 食管癌国际TNM分期第7版解读与评价 [J]. 中华肿瘤杂志,2010;32(3):237-240.

[7] Yang HX,Wei JC,Xu Y,et al.Modification of nodal categories in the seventh american joint committee on cancer staging system for esophageal squamous cell carcinoma in Chi-

nese patients[J]. Ann Thorac Surg,2011;92(1):216–224.

[8] Xu Y,Jiang Y,Yu X,Chen Q,et al. Analysis of new N-category on prognosis of oe-sophageal cancer with positive lymph nodes in a Chinese population [J]. Radiol Oncol,2013;47(1):63–70.

[9] 方文涛.第 7 版国际抗癌联盟食管鳞癌 TNM 分期解读[J].上海交通大学学报(医学版),2011;31(3):265–270.

[10] Gertler R,Stein HJ,Langer R,et al.Long-term outcome of 2920 patients with cancers of the esophagus and esophagogastric junction:evaluation of the New Union Internationale Contre le Cancer/American Joint Cancer Committee staging system [J]. Ann Surg,2011;253(4):689–698.

[11] Reeh M,Nentwich MF,von Loga K,et al.An attempt at validation of the Seventh edition of the classification by the International Union Against Cancer for esophageal carcinoma[J]. Ann Thorac Surg,2012;93(3):890–896.

[12] Talsma K1,van Hagen P,Grotenhuis BA,et al. Comparison of the 6th and 7th Editions of the UICC-AJCC TNM Classification for Esophageal Cancer [J]. Ann Surg Oncol,2012;19(7):2142–2148.

[13] 许起荣，陈龙奇. 食管癌治疗前分期的意义和方法 [J]. 中国癌症杂志,2011;21(6):505–510.

[14] 黄国俊. 食管癌的定期、扩大淋巴结清扫及综合治疗[J].中华肿瘤杂志,2003;25(2):105–110.

[15] Ruppert BN,Watkins JM,Shirai K,et al. Cisplatin/Irinotecan versus carboplatin/paclitaxel as definitive chemoradiotherapy for locoregionally advanced esophageal cancer [J]. Am J Clin Oncol,2010,33(4):346–352.

[16] Conroy T,Galais MP,Raoul JL,et al.Definitive chemoradiotherapy with FOLFO-X versus fluorouracil and cisplatinin patients with oesophageal cancer (PRODI-GE5/ACCORD17):final results of a randomised,phase 2/3 trial[J]. Lancet Oncol,2014;15(3):305–314.

[17] Weaver SR,Blackshaw GR,Lewis WG,et al.Comparison of special interest computed to-mography,endosonography and histopathological stage of oesophageal cancer [J].Clin Ra-diol,2004;59(6):499–504.

[18] Shin S,Kim HK,Choi YS,et al.Clinical stage T1-T2N0M0 oesophageal cancer:accuracy of

clinical staging and predictive factors for lymph node metastasis [J]. Eur J Cardiothorac Surg,2014;46(2):274-279.

[19] Cho JW.The role of endoscopic ultrasonography in T staging:early gastric cancer andesophageal cancer[J]. Clin Endosc,2013;46(3):239-242.

[20] 刘晓,于舒飞,肖泽芬,等.食管腔内超声参与的非手术食管癌临床分期与预后的相关性研究[J].中华放射肿瘤学杂志,2014;23(2):117-122.

[21] 李娟,祝淑钗,刘志坤,等.超声内镜结合CT扫描在食管癌临床分期中的应用[J]. 中国肿瘤临床,2011;38(1):46-49.

[22] Puli SR,Reddy JB,Bechtold ML,et al.Staging accuracy of esophageal cancer by endoscopic ultrasound:A meta-analysis and systematic review[J]. World J Gastroenterol,2008;14(10):1479-1490.

[23] Parmar KS,Zwischenberger JB,Reeves AL,et al.Clinical impact of en doscopic m ultrasound-guided fine needle aspiration of celiac axis lymph nodes (M1a disease) in esophageal cancer[J].Ann Thorac Surg,2002;73(3):916-920.

[24] Pfau PR,Ginsberg GG,Lew RJ,et al.Esophageal dilation for endosonographic evaluation of malignant esophageal strictures is safe and effective [J]. Am J Gastroenterol,2000;95(10):2813-2815.

[25] Wakamatsu T,Tsushima K,Yasuo M,et al.Usefulness of preoperative endobro-nchial ultrasound for airway invasion around thetrachea:esophageal cancer and thyroid cancer[J]. Respiration,2006;73(5):651-657.

[26] Nishimura Y,Osugi H,Inoue K,et al.Bronchoscopic ultrasonography in the diagnosis of tracheobronchial invasion ofesophageal cancer[J]. J Ultrasound Med,2002;21(1):49-58.

[27] Garrido T,Maluf-Filho F,Sallum RA,et al. Endobronchial ultrasound applicati-on for diagnosis of tracheobronchial treeinvasion by esophageal cancer[J]. Clinics(Sao Paulo),2009;64(6):499-504.

[28] Napier KJ,Scheerer M,Misra S.Esophageal cancer:A Review of epidemiology,pathogenesis,staging workup and treatment modalities [J]. World J Gastrointest Oncol,2014;6(5):112-120.

[29] Alper F,Turkyilmaz A,Kurtcan S,et al.Effectiveness of the STIR turbo spin-echo sequence MR imaging in evaluation of lymphadenopathy in esophageal cancer [J]. Eur J Radiol,

275

2011;80(3):625-628.

[30] Riddell AM,Allum WH,Thompson JN,et al.The appearances of oesophageal carcinoma demonstrated on high-resolution,T2-weighted MRI,with histopathological correlation [J]. Eur Radiol,2007;17(2):391-399.

[31] Omloo JM,van Heijl M,Smits NJ,et al.Additional value of external ultrasonog-raphy of the neck after CT and PET scanning in the preoperative assessment of patients with esophageal cancer[J]. Dig Surg,2009;26(1):43-49.

[32] Luketich JD,Meehan M,Nguyen NT,et al.Minimally invasive surgical staging for esophageal cancer[J]. Surg Endosc,2000;14(8):700-702.

[33] 孙冉,王雅棣.影像学检查在食管癌临床分期中的应用[J].中国癌症防治杂志,2013;5(4):365-367.

[34] Lee MW,Kim GH,IH,et al. Predicting the invasion depth of esophageal squamous cell carcinoma:comparison of endoscopic ultrasonography and magnifying endoscopy[J]. Scand J Gastroenterol,2014;49(7):853-861.

[35] Arya AV,Yan BM.Ultra high magnification endoscopy:Is seeing really Believing? [J] World J Gastrointest Endosc,2012,4(10):462-471.

[36] 中国抗癌协会食管癌专业委员会.食管癌规范化诊治指南[M].北京:中国协和医科大学出版社,2011.

[37] Godoy MC,Bruzzi JF,Viswanathan C,et al. Multimodality imaging evaluation of esophageal cancer:staging,therapy assessment,and complications [J]. Abdom Imaging,2013;38(5):974-993.

[38] Lee G,I H,Kim SJ,Jeong YJ,et al.Clinical implication of PET/MR imaging in preoperative esophageal cancer staging:comparison with PET/CT,endoscopic ultrasonography,and CT [J].J Nucl Med,2014;55(8):1242-1247.

[39] Sakurada A,Takahara T,Kwee TC,et al. Diagnostic performance of diffusion-weighted magnetic resonance imaging inesophageal cancer[J]. Eur Radiol,2009;19(6):1461-1469.

[40] 刘晓,王贵齐,贺舜等.探讨非手术食管癌临床分期有效性与预测预后价值[J].中华放射肿瘤学杂志,2014;23(1):17-22.

[41] Cuellar SL,Carter BW,Macapinlac HA,et al.Clinical staging of patients with early esophageal adenocarcinoma:does FDG-PET/CT have a role [J].J Thorac Oncol,2014;9

(8):1202-1206.

[42] Sehdev A,Catenacci DV. Gastroesophageal cancer:focus on epidemiology,classification, and staging[J]. Discov Med,2013;16(87):103-111.

[43] 中国非手术治疗食管癌临床分期专家小组.非手术治疗食管癌的临床分期标准(草案) [J].中华放射肿瘤学杂志,2010;19(3):179-180.

[44] 韩春，王澜，祝淑钗.非手术治疗食管癌临床分期标准对 225 例放疗患者的预后评价 [J].中华放射肿瘤学杂志,2011;20(2):109-122.

[45] 王澜,孔洁,韩春.等. 非手术治疗食管癌临床分期标准的临床应用与探讨[J]. 中华放 射肿瘤学杂志,2012;21(4):330-333.

[46] 乔雪,朱雅群,田野. 食管癌临床分期与病理分期分布合理性和预后判断价值比较[J]. 中华放射肿瘤学杂志,2014;23(4):307-311.

[47] 汤钊猷.现代肿瘤学(第 3 版)[M]. 上海:复旦大学出版社,2011.

[48] 郝希山,魏于全.肿瘤学[M]. 北京:人民卫生出版社,2010.

[49] 孙燕,石元凯.临床肿瘤内科手册(第 5 版)[M]. 北京:人民卫生出版社,2007.

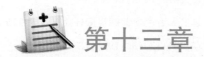

## 第十三章
# 食管癌复发和转移诊断与鉴别诊断

### 一、食管癌治疗后失败表型

食管癌首次治疗后的失败模式主要有两大类：局部区域性复发和远处转移。前者包括食管原发病灶和/或区域淋巴结的复发,后者主要包括区域淋巴结以外的淋巴结以及器官的转移。食管癌治疗失败表型依据其初始的治疗方法不同而有所不同。通常情况下,可以将分为手术或以手术为基础的多学科综合治疗失败后表型和以放疗或放疗为基础的多学科综合治疗后的失败表型。了解不同治疗方法后的失败表型,对于临床上考虑患者可能失败的部位和原因以及采取何种检查和治疗策略将有显著临床意义。

#### (一)以手术或手术为基础的食管癌治疗失败的表型

1. 早期食管癌($Tis\sim T_{1a}N_0M_0$)手术后失败表型

早期食管癌($Tis\sim T_{1a}N_0M_0$)患者治疗可以采取内镜下的黏膜剥离术(endoscopic mucosal resection,EMR) 或内镜黏膜下切除术 (endoscopic submucosal dissection,ESD)。EMR 是一种切除早期食管癌及癌前病变的微创手段,但众多资料显示直径超过 2cm 的病变采用 EMR 切除后局部复发率可高达 20%,其原因主要是病变直径较大,须行分片 EMR 切除,易致病变残留。因此,研究和改进内镜下的 EMR 以降低肿瘤残留和复发极为必要。近年来,日本开发出一种先端带陶瓷绝缘头的新型电刀(IT),可以一次性完整切除直径大于 2cm 的早期癌病灶,切除深度可包括黏膜全层、黏膜肌层及大部分黏膜下层,这一手术被称为内镜黏膜下切除术(endoscopic submucosal dissection,ESD),可一次性完整切除病变,可明显降低肿瘤的残留与复发率,现在 ESD 技术已经被列为一种治疗早期食管癌的新手段。

早期食管癌 EMR 或 ESD 后失败表型主要是原发病灶复发或残留食管新发肿瘤病灶,区域性淋巴结转移和远处转移均很少见。早期食管癌 EMR 或 ESD 后局部复发率在 10%左右,新发食管癌也在 10%左右。

2. 局部晚期食管癌新辅助治疗+手术后的治疗失败模式

根据 NCCN 治疗指引,局部晚期食管癌主要治疗策略包括新辅助化疗或新辅助放化疗加上手术切除的治疗或放化疗综合性治疗。

一项来自于美国纽约纪念医院的资料报道了食管癌术后的失败表型。该资料回顾性分析了 1996~2010 年在该院接受手术切除治疗的食管癌随访结果。1147 例患者(鳞癌和腺癌)入组,63%患者接受了新辅助治疗。中位随访时间 46个月,595 例(52%)患者死亡,435 例(38%)患者出现肿瘤进展,其中远处转移占55%,局部区域性复发 28%,两者兼有占 17%。半数以上患者是因为有临床症状而发现复发和/或转移的,45%患者是在定期随访中发现。食管癌治疗后进展多数出现在诊断后 2 年内。由此可见局部晚期食管癌手术后患者治疗失败主要是远处转移。

3. 局部晚期食管癌手术作为初始治疗后的失败表型

由于社会文化和医疗水平影响,在国内,即使局部晚期食管癌,部分患者的初始治疗仍是手术为首选。术后长期生存的主要问题是局部复发和远处转移,其中局部复发率为 9.7%~51.0%,远处转移率为 15%~30%,5 年生存率为 25%~30%左右。因此手术作为食管癌的初始治疗,其术后局部区域复发和远处转移均为主要失败原因。

(二)以放疗或放疗为基础的食管癌治疗失败的表型

局部晚期食管鳞癌另一治疗策略为放化疗综合性治疗。那么依据策略治疗后,食管癌患者的治疗失败表型为什么?近年来一项来自于 MD Anderson 资料报告了放化疗综合治疗后的失败表型。239 例接受放化疗同步治疗者入组,所有患者均接受 IMRT 治疗。放疗的技术参数:GTV:依据各种临床资料所确定的;CTV:食管纵向外放 3cm,横断面外放 1cm;PTV:CTV 外放 0.5cm,处方剂量 50.4Gy/28F,同步化疗以 5-Fu 为基础。治疗失败的定义:局部:在放射野内;远处:所有在放射野外。局部失败又细分为 GTV、CTV 和 PTV 内复发(将复发时的胸部 CT 融合到治疗前的模拟胸部 CT 上)。结果:中位随访时间为 52.6 个月,局部失败为 119 例(50%),远处失败为 114 例(48%),无肿瘤进展 74 例(31%)。临床上预测治疗失败的因子主要为 T 分期、食管病灶长度和治疗后 SUV 值下降程度。放化疗后局部失败绝大多数发生在 GTV 内的临床事实提示食管癌放化疗综合治疗中仍需要考虑如何提高原发病灶控制率问题。

（三）晚期食管癌治疗后的失败模式

食管癌一旦出现区域外淋巴结和/或器官转移就被视为晚期患者,该期患者的临床处理目的是缓解禁食梗阻等临床症状,提高生活质量。由于通过现有药物和局部治疗手段均难以达到食管癌局部和远处转移病灶的控制,因此患者经过治疗后基本均存在局部和远处转移病灶未控和短期内进展的临床情况,预后很差,几乎没有患者生存期超过 5 年。

## 二、食管癌治疗后复发和/或转移常用诊断方法和临床价值

（一）病史和体检

病史和体检仍是临床诊断食管癌治疗失败后复发和/或远处转移的重要信息来源,这些信息包括以下方面。

1. 病史　有食管癌病史,并接受过相关治疗。并且了解当时治疗的方法、治疗部位和治疗完成程度。

2. 症状　与食管癌首次诊断时相同,食管病灶复发和/或转移的症状也与复发和/或转移灶所在部位以及进展程度有关。这些症状包括:

（1）食管病灶复发早期:症状主要有:胸骨后不适、吞咽时轻度哽咽感、异物感、闷胀感、烧灼感、食管腔内轻度疼痛、或进食后食物停滞感等。上述症状与首次治疗后副反应混杂在一起,常被患者忽略,多数早期复发是在常规复查时发现,特别是内镜检查,所以,食管癌患者首次治疗后复查时,接诊医师应仔细问

诊,有异常症状时及时内镜复查,以期尽早发现早期食管癌复发。

(2)食管病灶进展期:因复发肿瘤生长浸润造成管腔狭窄而出现食管癌的典型症状,可表现为:①进行性吞咽困难;②胸骨后疼痛;③呕吐;④贫血、体重下降。

(3)食管病灶晚期:该阶段的临床症状与复发肿瘤压迫、浸润周围组织器官有关。①压迫气管可引起刺激性咳嗽和呼吸困难,发生食管气管瘘时可出现进食呛咳、发热、脓臭痰等,产生肺炎或肺脓肿;②侵犯喉返神经可引起声音嘶哑;③侵犯膈神经可致膈神经麻痹,产生呼吸困难和膈肌反常运动;④肿瘤溃破或侵犯大血管可引起纵隔感染和致命性的大呕血;⑤恶病质,长期进食困难导致的营养不良,水电解质紊乱,表现为极度消瘦和衰竭。

(4)转移器官所产生症状:骨转移引发疼痛,病理性骨折,转移灶压迫所造成的局部压迫症状;肺转移的咳嗽、胸闷和气急等临床症状;脑转移主要有头痛、恶心和呕吐等。

3. 体征　早期和进展期食管病灶复发无明显体征,晚期则有可能因为肿瘤压迫、侵犯周围组织器官而出现相关体征,但多数不具有特异性。

(二) 检查

1. 食管和上消化道造影

食管、胃钡餐造影、X 线透视或摄片检查是诊断食管癌原发病灶复发最常用的方法。由于食管原发病灶的复发包括了原发病灶未控和进展,也包括了食管内原发病灶区域外新发的病灶。因此,定期随访中,食管内不论出现食管癌早期还是中晚期的影像学表现均有助于食管癌治疗后的原发灶是否复发和/或新发癌灶的判断。

食管癌食管造影的早期常见 X 线征象:①黏膜皱襞虚线状中断、迂曲、增粗或排列紊乱;②小溃疡龛影;③小充盈缺损;④局限性管壁僵硬或钡剂滞留。食管癌中晚期 X 线表现;①管腔不规则改变伴充盈缺损,黏膜皱壁消失、中断、排列紊乱与破坏;②食管壁僵硬、管腔狭窄;③溃疡龛影;④病变段食管周围软组织块影;⑤巨大充盈缺损和管腔增宽;⑥病变段以上食管扩张。气钡双重造影对比检查对发现早期细小病变较为敏感,并有助于提高食管胃连接部腺癌的诊断准确率。

利用食管和上消化道造影检查来诊断食管癌原发病灶复发的最重要价值是动态观察早期筛查。新出现的食管癌影像学表现和/或原来食管癌性影像学表现进行性加重均提示有复发可能。

应当说,单纯凭食管和上消化道造影来诊断食管原发灶复发常非常困难,需要借助于内窥镜和其他手段来尽可能获得病理学诊断依据。

2. CT

颈、胸、腹部增强 CT 应作为食管癌治疗后随访复查的常规检查,在评价肿瘤局部生长、显示肿瘤外侵及与邻近组织器官结构的关系和颈部、纵隔和腹腔淋巴结转移上具有显著优势。CT 能提供的有意义的影像表现包括:①食管壁增厚或偏心性软组织影;②气管、支气管受侵:表现为气管或左主支气管与食管之间的脂肪层消失,支气管受挤移位,其后壁受压凸向管腔呈不规则状;③心包或主动脉可疑受侵;食管病变与心包及主动脉间脂肪间隙消失,食管病变包绕主动脉圆周角度大于 90 度;④所扫描区域内新见或进行性肿大的淋巴结。

CT 对于病变局限于黏膜的食管癌早期复发诊断价值不高。CT 对于化放疗后原发病灶的复发诊断价值也不高,因为化放疗后肿瘤即使是处于被控制状态也可能显示为食管局部增厚的表现,再加上与治疗副反应的影像学表现并存,这些均对 CT 诊断食管癌治疗后复发的诊断带来困难。

CT 检查是诊断食管癌术后复发的有效方法。食管吻合口复发的 CT 表现:吻合口区见软组织块影和/或管壁不规则增厚,病变向残段食管及胸胃内扩展。胸、胃复发 CT 检查表现为纵隔内胸、胃旁软组织结节或肿块,随时间推移,肿块浸润胸胃壁,使胸、胃壁不规则增厚,胃腔变窄;突入胸、胃内形成软组织肿块。由于食管癌病灶可以沿着黏膜或黏膜下淋巴管播撒,因此食管癌术后复发病灶不仅可以发生在吻合口附近,也可以发生在距离吻合口较远的部位。由于食管癌可以多灶发生,因此在手术后残留的食管内也可以出现第二原发食管癌病灶。不论哪种形式下的残留食管内出现复发或第二原发肿瘤病灶,胸部 CT 均显示食管壁增厚或偏心性软组织影。

CT 诊断区域淋巴结复发和/或转移无论是对于以手术为基础治疗的患者还

是以放疗为基础治疗的患者治疗后诊断均具有较高的临床价值。但以往针对这些患者的区域淋巴结复发和转移诊断常是定性的诊断方法,没有客观的诊断依据。来自于初次治疗前临床分期检查的资料信息显示:区域淋巴结大小和数目对于是否存在癌转移诊断较可靠。一组较早期应用 CT 扫描对胸段食管癌纵隔淋巴结转移诊断价值的研究,93 例 CT 资料完整经手术治疗胸中下段食管癌患者, 统计 CT 纵隔淋巴结肿大情况与术后病理对照结果, 以 3mm、5mm、10mm、15mm 短径为标准,纵隔淋巴结转移阳性预测值(PPV)分别为 29.8%,44.4%,62.5% 和 75.0%;以纵隔淋巴结短径大于 5mm 为标准,CT 对纵隔淋巴结肿大的敏感性、特异性、准确率分别为 82.35%,85.5%,84.9%。对右上气管旁沟组、主动脉窗组 PPV 为 50%。该研究结论:CT 扫描有利于发现纵隔异常肿大的淋巴结,对单个淋巴结短径大于 5mm、或一区域多个小结节均应作为临床诊断淋巴结癌转移的标准。

3. PET/CT

按照远处转移(M)诊断价值>局部区域性淋巴结(N)>原发病灶的 T 分期的顺序,PET/CT 对于食管癌初次诊断治疗前分期的临床价值是依次递减的。M 分期的准确率为 84%,敏感性 78%,特异性 93%;N 分期的准确率可达 90%,敏感性 96%,特异性 81%;而对于 T 分期诊断的准确率、敏感性和特异性均较低。

PET/CT 用于手术或放化疗后原发病灶复发的价值高于初次治疗前临床分期时的价值。一组小样本资料显示:PET/CT 用于食管癌手术后原发病灶复发诊断的准确性为 85%,阳性预测值为 78.6%,阴性预测值为 100%。

目前尚未看到 PET/CT 用于食管癌治疗后区域性淋巴结转移和远处转移诊断价值报道,从理论上估计其价值并不逊色于食管癌初次治疗前临床分期的价值。

4. 超声检查

超声检查是一性价比高的检查手段,无辐射,因此可以多次重复应用于动态观察。它主要用于腹部重要器官及腹腔淋巴结是否存在转移的诊断,也可用于颈深部淋巴结的检查。但该检查主观性大,定量重复性差,受诊断医师的临床水平所限而具有一定的局限性。必要时可结合超声定位下淋巴结穿刺获取细胞学或组织学诊断。

283

5. 内窥镜检查

可以分为多种,依据临床考虑肿瘤复发和转移的部位来进行选择。

(1)食管内镜超声(endoscopic ultrasound,EUS):是评价食管癌复发后再次临床分期最重要的检查手段,对 T 和 N 分期的准确性优于 CT 检查,内镜超声在评估食管周围及腹腔淋巴结是否转移方面具有优势,准确率达 95%,敏感度为 83%,特异性为 98%,阳性预测值为 91%,阴性预测值为 97%。EUS 引导下细针穿刺(fine needle aspiration,FNA)淋巴结活检可进一步提高 N 分期的准确率,灵敏度为 92%,特异性为 93%。

(2)超声支气管镜(EBUS)检查:对于癌变转移淋巴结位于隆突以上,如 CT 或 MR 显示有侵犯气管可能,应行 EBUS 以明确气管、支气管有无受侵。如可疑肿大淋巴结位于气管旁但 EUS 无法探及时,可采用超声支气管镜引导下的细针穿刺活检(EBUS-TBNA)来明确诊断。

(3)胸腔镜、腹腔镜和纵隔镜检查:目前许多学者认为胸腔镜、腹腔镜和纵隔镜是评估食管癌分期的有效方法,与无创伤性检查比较,可以更加准确的判断食管癌局部侵犯、淋巴结转移以及远处转移情况。腹腔镜检查是判断食管癌腹腔转移的有效方法,其敏感度可达 96%。除此之外,胸腔镜和腹腔镜还可以用来判断进展型食管癌患者新辅助治疗的效果。

6. 同位素全身骨扫描检查

同位素全身骨扫描是通过放射性核素检测骨组织的代谢异常,所以能在 X 线和 CT 扫描出现异常之前显示某些骨组织病变,通常比 X 线平片早 3~6 个月发现转移性疾病。它的优势是可以全面了解全身骨的状态,反映的是骨骼疾病过程的代谢反应,不管是肿瘤、外伤还是炎症性的疾病,骨扫描表现都可能是放射性浓聚,因此骨扫描的敏感性很强,局限是特异性不高,检测病变定位准确,但定性困难,在鉴别肿瘤性和非肿瘤性疾病时存在一定困难。

单纯用同位素全身骨扫描检查来诊断是否存在骨转移是不够的,通常需要结合患者临床症状、体征和其他影像学检查来进行诊断与鉴别诊断。

7. MRI 检查

MRI 常用于一些特殊部位如脑、肝脏和骨骼是否存在转移的检查手段之一。尽管食管癌脑转移发生风险很低,脑 MRI 不作为常规随访检查的项目,但临床上若遇到难以解释的脑部症状和体征时还是需要进行脑 MRI 检查。正如其他部位脑转移肿瘤一样,脑 MRI 在食管癌脑转移诊断上也具有明确的临床价值。

对于食管癌肝脏和骨骼转移,MRI 也具有明确的临床诊断价值。

8. 病理学检查

应当说,病理学检查的诊断是食管癌复发和转移诊断的黄金标准。由于食管癌复发和转移的诊断缺乏特异性症状和体征,也缺乏敏感性、特异性和准确性高的检查手段,因此强调尽可能获得临床怀疑复发和/或转移病灶的病理学依据来明确诊断是非常重要的,但获得病理学诊断常有一定的风险,如原发病灶穿孔、出血和获得病理学诊断临床可操作性,并且部分患者即使明确病理诊断后也没有合适的挽救性治疗策略和措施,因此,临床上需要平衡获得病理诊断利弊来进行综合考虑。

病理学诊断依据主要来源于内窥镜检查和体表肿块穿刺检查。

## 三、食管癌食管原发病灶复发诊断和鉴别诊断

### (一)食管癌原发病灶复发的诊断

1. 病史和体检

(1)病史:有食管癌病史,并接受过相关治疗。

(2)症状:与食管癌首次诊断时相同,食管病灶复发的症状也与复发病灶所在的部位以及疾病的进展程度有关。

(3)体征:早期和进展期食管病灶复发无明显体征,晚期则有可能因为肿瘤压迫、侵犯周围组织器官而出现相关体征,但多数不具有特异性。

(4)检查

①$Tis \sim T_{1a}$ 术后原发病灶的复发检查

该期别患者复发表型主要为原发灶复发和新发第二食管癌灶。因此,对该期别患者微创手术后定期胃镜检查非常必要,有助于发现早期复发的病灶和新发病灶。

285

定期的食管和上消化道造影检查对于该期别患者的复发诊断具有一定临床价值,特别是动态观察更具有临床诊断的参考价值。

另外胸部增强 CT 检查对于明确复发病灶是否有外侵和有无纵隔淋巴结转移很有临床价值。

②根治性手术后原发病灶的复发检查

根治性手术后原发灶复发并不是常见的临床现象。原发灶复发常发生在吻合口和食管的残端,发生在残胃相对较少,原发灶切除后瘤床复发也并不常见。

术后原发病灶复发的检查主要是通过食管和上消化道造影、定期胃镜和胸部增强 CT 检查以及 PET/CT 检查为诊断提供了可靠的信息来源。必要时经内窥镜或超声内窥镜下活检或穿刺以及经气管腔内超声下穿刺检查能够明确病理。

③放化疗综合治疗后

食管癌经过放化疗综合治疗后原发病灶复发为主要表型。但对于该种治疗模式治疗后原发病灶复发诊断需非常谨慎。一方面是治疗后食管原发病灶放疗后改变的影像学表现与进展难以区别,另外一方面在该部位原发病灶取病理活检时容易出现如出血等并发症。

放化疗综合治疗后原发病灶复发的诊断检查主要还是通过食管造影、胸部增强 CT 和 PET/CT 以及内窥镜等项目检查来获得诊断,但需要强调的是动态观察常是非常重要的临床处理措施。

**(二)食管癌原发病灶复发的鉴别诊断**

1. 食管良性狭窄

(1)手术治疗后的吻合口狭窄:吻合口狭窄是食管癌术后出现进食梗阻最常见的原因,其发生多与吻合技术、吻合口感染、吻合口瘘及患者本身系瘢痕体质等因素有关。临床表现主要是吞咽困难,与食管癌术后吻合口复发的临床症状几乎相同,鉴别需胃镜检查,必要时取病理。如经检查确诊是吻合口狭窄,可进行食管扩张,多可治愈。少数食管扩张失败者,可行食管内支架术及吻合口狭窄处切除,重新吻合等方法。

(2)放疗后食管良性狭窄:以放疗或放化疗作为首选治疗的食管癌患者,放疗后 3~5 个月出现食管狭窄并不少见,有症状,需要内镜扩张的食管狭窄发生率约为 10%;放疗后食管狭窄多发生于放疗后半年内,临床表现为吞咽困难,食管钡餐显示食管局部狭窄、僵硬,但食管黏膜多数无明显破坏,与复发的鉴别主要依靠胃镜及活检病理,内镜检查多见食管黏膜完整,无明显溃疡、新生物形成,部分患者可见有伪膜、溃疡形成,需要进一步的病理确诊是否为局部复发。

(3)食管化学性烧伤、反流性食管炎或其他炎症性病变引起的食管瘢痕狭窄。化学性烧伤以儿童及年轻人较多,一般有误服强酸或强碱的历史。偶尔也见于自杀或精神异常患者主动口服化学性物质。反流性食管炎等原因引起的食管狭窄一般位于食管下段,常伴有食管裂孔疝或先天性短食管。鉴别主要靠食管镜及活检。

2. 食管憩室

食管中段的憩室常有吞咽障碍、胸骨后疼痛等症状,而吞咽困难较少。食管憩室有发生癌变的机会,因此在诊断食管憩室时应避免漏诊。

## 四、食管癌区域淋巴结复发和转移的诊断和鉴别诊断

### (一)食管癌区域淋巴结复发和转移的诊断

1. 病史和体检

(1)病史:有食管癌病史,并接受过相关治疗。

(2)症状:早期食管区域淋巴结复发症状不明显,晚期区域淋巴结肿大的症状主要与肿瘤压迫、浸润周围组织器官有关。压迫气管可引起刺激性咳嗽和呼吸困难,发生食管气管瘘时可出现进食呛咳、发热、脓臭痰等,产生肺炎或肺脓肿;侵犯喉返神经可引起声音嘶哑;侵犯膈神经可致膈神经麻痹,产生呼吸困难和膈肌反常运动;肿瘤溃破或侵犯大血管可引起纵隔感染和致命性的大呕血。

(3) 体征:

①浅表淋巴结(如锁骨上区)肿大在较早期和进展期即可发现,体检是可触及肿大的淋巴结,质地韧或较硬,侵犯周围组织时可有固定、疼痛等。

②纵隔区及胃周淋巴结转移在早期多数无明显体征,晚期则有可能因为压迫、侵犯周围组织器官而出现相关体征,肿大的淋巴结可压迫食管产生吞咽困

287

难,如压迫气管可产生呼吸困难;压迫上腔静脉可产生上腔静脉阻塞综合征,患者有头、面、上胸部肿胀,但上述症状多不具有特异性。

(4)检查:

①CT检查:胸、腹部增强CT是纵隔和/或腹腔淋巴结转移的首选检查,对于食管旁、贲门旁或胃左动脉腹腔动脉旁淋巴结转移诊断,多数以肿大淋巴结直径≥1cm或短径/长径≥0.5作为标准。

②超声检查:超声检查可用于发现腹腔和颈深部淋巴结是否存在转移病灶,但往往受诊断医师的水平所限而具有一定的局限性。必要时可结合超声定位下淋巴结穿刺获取细胞学或组织学诊断。

③PET/CT:PET/CT对于N分期的准确率可达90%,敏感性96%,特异性81%;对M分期的准确率为84%,敏感性78%,特异性93%。在评价肿瘤可切除性方面,CT的准确率为65%,PET为88%,两者联合应用可达92%。与超声内镜下的细针穿刺相比,PET/CT对于新辅助治疗后的淋巴结的再次评估更为准确。

(5)细胞、组织病理学检查

病理学诊断是食管癌区域淋巴结复发的金标准,针对CT或其他影像学检查可疑复发的淋巴结,采用食管内镜超声(EUS)或超声支气管镜(EBUS)引导下的细针穿刺,多数可明确病理诊断。有文献提示,EUS引导下的细针穿刺灵敏度为92%,特异性可达93%。

如果EUS或EBUS无法明确病理或无法准确了解淋巴结外侵范围时,纵隔镜、胸腔镜及腹腔镜检查是必要的,纵隔镜、胸腔镜及腹腔镜不仅能够提供更准确的病理诊断和淋巴结外侵的信息,还可用来判断进展期食管癌新辅助治疗的效果。

(二)食管癌区域淋巴结复发和转移的鉴别诊断

1. 肺门及纵隔淋巴结结核　病变部位居上,相对较孤立,可有不规则发热、盗汗、消瘦等表现。出现液化坏死者病变反应性较强,可有胸膜反应及肺内浸润。血清学、结核菌素试验、结核菌涂片和/或培养等检查可鉴别。

2. 淋巴瘤　患者发病年龄多数较年轻,多有全身多处淋巴结肿大,淋巴结相互融合,部分患者伴有发热、盗汗、消瘦、瘙痒等表现,鉴别多依靠病理。

3. 其它恶性肿瘤多淋巴结转移　如肺癌、乳腺癌等,明确原发病灶并进行病理诊断可予鉴别。

4. 结节病　肺结节病发病年龄轻,症状缓和轻微,病期长,反复发作并有自愈的可能。临床症状和 X 线改变程度极不一致,即胸部 CT 肺门区肿块很大。患者症状不明显。结节病是全身性疾病。因此除肺内改变外可能有多处浅表淋巴结肿大。皮肤和关节周围出现结节状突起和红斑。病变累及肝胆、眼和骨等器官时表现相应的症状。

## 五、食管癌远处转移的诊断和鉴别诊断

食管癌转移的常见部位有区域外淋巴结转移(如腹腔、上颈部等)、肝转移、肺转移、骨转移等。详见表 13-1。

**(一)食管癌远处转移的诊断**

1. 病史　有食管癌和经治疗病史。

2. 症状　可以无任何临床症状,也可以因转移灶所在部位以及转移灶大小和数目不同而有不同的临床表现。诸如腹部不适和疼痛,咳嗽,胸闷,气急,全身不适,骨骼疼痛等。如肿块较大也可以产生局部压迫症状如梗阻性黄疸。局部骨骼破坏等临床表现早期可表现为酸痛或局部不适,晚期主要表现为疼痛、夜间痛、固定压痛点和局部包块。

部分广泛转移的患者会有全身酸胀不适,甚至高热的情况,高热时无明显感染证据,血象不高,存在这些情况时,结合食管癌病史,需要考虑全身广泛或者多脏器转移可能。

3. 体征　体检是可触及肿大的淋巴结或转移的肿块,质地韧或较硬,活动度差。也可以发现胸腔内积液的临床体征。肝转移患者可能在上腹部触及包块。

4. 远处转移的检查、诊断和鉴别诊断

(1)区域淋巴结以外的淋巴结转移:食管癌区域淋巴结以外的淋巴结转移是食管癌常见的一种转移模式,转移部位主要为上颈部和腹腔。

①上颈部淋巴结转移:临床主要表现为颈部肿块,晚期压迫、侵犯周围组织时可有疼痛、呼吸困难等症状。诊断主要依靠 B 超和颈部 CT,必要时需穿刺明

289

表 13-1　食管癌远处转移的解剖位置分布

| 转移部位 | 病例数 | % |
|---|---|---|
| 淋巴结 | 58 | 73 |
| 肺 | 41 | 52 |
| 肝 | 37 | 47 |
| 肾上腺 | 16 | 20 |
| 膈肌 | 15 | 19 |
| 支气管 | 13 | 17 |
| 胸膜 | 13 | 17 |
| 胃 | 12 | 15 |
| 骨 | 11 | 14 |
| 肾 | 10 | 13 |
| 气管 | 10 | 13 |
| 心包 | 9 | 11 |
| 胰腺 | 9 | 11 |

确病理诊断。鉴别诊断主要与炎性淋巴结、结核及其他肿瘤(如头颈部肿瘤)的颈淋巴结转移相鉴别。

②腹腔淋巴结转移：腹腔淋巴结转移多位于腹膜后，侵犯周围组织器官时可有背痛、腹痛等症状。诊断主要依靠 B 超和腹部 CT，必要时需穿刺明确病理诊断。鉴别诊断主要与结核、原发性胰腺癌及其他肿瘤(如消化道肿瘤)的淋巴结转移相鉴别。

(2)肺转移：食管癌肺转移的影像学表现：食管癌肺转移可以表现为单发和多发病灶，但以多发转移更为多见。转移病灶常位于肺外带，呈类圆形结节，边缘较光滑，无毛刺、远端阻塞及与周围组织粘连征象。CT 作为主要的检查手段，表现为中等密度，增强扫描病灶强化不如原发病灶明显。

诊断与鉴别诊断：食管癌肺转移的诊断需结合病史、影像学表现，必要时取得病理学检查。影像诊断主要依靠胸部 X 线片和胸部 CT，PET 可提供一定的参考价值。多发转移需要与感染、结核及其他恶性肿瘤肺转移进行鉴别；单发病灶需与原发性肺癌相鉴别，需要通过肺穿刺或剖胸探查取得病理诊断。

(3)肝转移：食管癌肝转移的诊断需结合病史、影像学表现，必要时可在 B

超引导下进行肝内病灶等穿刺活检,以取得病理学检查。

影像学检查:影像学检查手段主要有 B 超、CT、MRI 等,各种检查手段等灵敏度和特异性不一致,各有优势。

① B 超:是最简单、最经济的检查手段之一。食管癌肝转移的超声图像主要表现为圆形或不规则形状,单个或多个,与正常肝组织边界清晰,其内部回声表现及其比例分别为:高回声约占 48.4%;低回声占 30.7%;混合型回声占 17.2%;无回声占 3.7%。其中,以高回声最为常见,其典型表现为"牛眼征",即高回声结节外环绕一圈晕环的表现。配合彩色多普勒超声检测血供情况,有助于诊断肝转移。B 超检查的主要优势是简便、经济、无放射性,并可以判断肿瘤的血供状态,为后续治疗提供依据。其主要的劣势一方面是检查的主观性,另一方面是有探查盲区,不能准确检测到所有的肝转移结节。

②CT:CT 是准确性和灵敏度均比较高的检测手段之一。可以通过平扫、对比增强扫描、肝动脉造影 CT、门脉造影 CT、延迟扫描 CT 等多种扫描方式,准确的发现肝占位病变并鉴别良恶性。

③MRI:MRI 可以从横断面、冠状面以及矢状面进行扫描,横断面图像能更好的显示肝转移灶, 冠状面以及矢状面图像能够提供转移灶与邻近结构的关系,从而更好的判断转移灶对邻近结构的外侵程度。T1 权重像上,转移灶为低信号;T2 权重像上,转移灶为高信号;转移灶的显示 T2 权重像优于 T1 权重像。

④实验室检查:肝功能检查,包括碱性磷酸酶、乳酸脱氢酶、转氨酶、出凝血时间等;肿瘤标志物检查,包括甲胎蛋白(AFP)、癌胚抗原(CEA)等。

肝脏转移的鉴别诊断:

①良性病变主要有肝血管瘤、肝脂肪瘤、肝局限性脂肪变性、肝肉芽肿、肝炎性假瘤、肝结核、肝脓肿等,B 超和 MRI 等影像学检查多可鉴别,必要时行病理检查以确诊。

②恶性病变主要有原发性肝脏胆管肿瘤和其他恶性肿瘤的肝转移,鉴别多需穿刺活检明确病理。

(4)骨转移

影像学检查主要包括同位素全身骨扫描,CT 和 MRI 检查。

①同位素全身骨扫描：骨扫描能够相对较早地发现骨转移，比 X 线平片早3~6 个月；骨扫描的另外一个优势是其可以全面了解全身骨的状态，可以作为骨转移诊断的筛查，针对可疑转移的部位，进一步进行局部的检查。

②CT：CT 能够提供良好的不同密度组织的分辨率。CT 非常适合对椎体骨转移进行诊断，通常用于骨扫描发现有阳性发现时的定性诊断。在 CT 平面上，骨骼的破坏以及骨骼以外的软组织受侵能够很好的显示，椎体骨转移时，很多情况下侵犯到椎体外到软组织形成局部软组织肿块，甚至软组织肿块大于椎体病灶，因此，建议在给骨扫描提示有椎体转移到患者进行放射治疗前，局部CT明确转移灶是否有外侵及外侵范围，以免放射治疗时病灶遗漏。

③MRI：MRI 能够在横断面、冠状面以及矢状面提供较大范围的解剖部位的情况，由于转移的肿瘤组织和骨皮质/骨髓质在不同扫描序列的信号不同，相对于骨扫描图像上的间接征象判断骨转移，在 MRI 图像上可以直接反映转移肿瘤及破坏范围。同 CT 一样，MRI 也非常适合在骨扫描有阳性发现时的定性诊断。与 CT 相比，MRI 图像对于软组织的显示更加清晰，特别是对肿瘤与周围正常软组织的界限显示更加清楚，对于判断肿瘤周围重要组织器官（如脊髓）是否受侵及受侵范围，MRI 相比 CT 具有更大的优势。

④生化检查：肿瘤细胞转移到骨骼后，会导致血清和尿液中骨代谢相关的生化标志物发生改变。包括早期骨形成的标记 I 型促胶原 C-末端多肽、碱性磷酸酶、骨钙素，骨形成后期标志物等。

骨骼转移的诊断：对于局部晚期或晚期食管癌患者，如有局部疼痛或血清学检查有碱性磷酸酶升高时，应进行骨扫描以排除骨转移。根据食管癌的病史以及提示骨转移的临床表现应考虑骨转移的可能，骨转移的诊断主要依靠临床表现和影像学检查，不同影像学检查的灵敏度有所区别，通常需要有至少两项影像学表现相互支持骨转移的临床诊断。

骨骼转移的鉴别诊断：需与骨结核、原发性骨肿瘤、多发性骨髓瘤等相鉴别，可结合病史、影像学检查及病理检查给予鉴别。

（傅小龙）

## 参考文献

[1] Pennathur A,Gibson MK,Jobe BA,et al. Esophageal carcinoma [J]. Lancet,2013;381 (9864):400-412.

[2] Mirinezhad SK,Somi MH,Seyednezhad F,et al. Survival in patients treated with definitive chemo-radiotherapy for non- metastatic esophageal cancer[J]. Asian Pac J Cancer Prev,2013;14(3):1677-1680.

[3] Nakagawa S,Kanda T,Kosugi S,et al. Recurrence pattern of squamous cell carcinoma of the thoracic esophagus after extended radical esophagectomy with three-field lymphadenectomy[J]. J Am Coll Surg,2004;198(2):205-211.

[4] Chen G,Wang Z,Liu XY,et al. Recurrence pattern of squamous cell carcinoma in the middle thoracic esophagus after modified Ivor-Lewis esophagectomy [J]. World J Surg, 2007;31(5):1107-1114.

[5] van Hagen P,Wijnhoven BP,Nafteux P,et al. Recurrence pattern in patients with a pathologically complete response after neoadjuvant chemoradiotherapy and surgery for esophageal cancer[J]. Br J Surg,2013;100(2):267-273.

[6] Cooper JS,Guo MD,Herskovic A,et al.Chemoradiotherapy of locally advanced esophageal cancer:long-term follow-up of a prospective randomized trial (RTOG 85-01). Radiation Therapy Oncology Group[J]. JAMA,1999;281(17):1623-1627.

[7] Minsky BD,Pajak TF,Ginsberg RJ,et al. INT 0123 Radiation Therapy Oncology Group 94-05) phase III trial of combined-modality therapy for esophageal cancer:high-dose versus standard-dose radiation therapy[J]. J Clin Oncol,2002;20(5):1167-1174.

[8] Stahl M1,Stuschke M,Lehmann N,et al. Chemoradiation with and without surgery in patients with locally advanced squamous cell carcinoma of the esophagus [J]. J Clin Oncol, 2005;23(10):2310-2317.

[9] Liu Q,Cai XW,Wu B,et al. Patterns of failure after radical surgery among patients with thoracic esophageal squamous cell carcinoma:implications for the clinical target volume design of postoperative radiotherapy[J]. PLoS One,2014;9(5):e97225.

[10] Ueyama T,Kawamoto K,Yamada Y,et al. Early esophageal carcinoma. Evaluation of the depth of invasion based on double-contrast esophagography[J]. Acta Radiol,1998;39(2):

133-137.

[11] Akiyama H,Tsurumaru M,Udagawa H,et al. Radical lymph node dissection for cancer of the thoracic esophagus[J]. Ann Surg,1994;220(3):364-372;discussion:372-373.

[12] Wu LF,Wang BZ,Feng JL,et al. Preoperative TN staging of esophageal cancer:comparison of miniprobe ultrasonography,spiral CT and MRI [J]. World J Gastroenterol,2003;9 (2):219-224.

[13] Choi J,Kim SG,Kim JS,et al. Comparison of endoscopic ultrasonography (EUS),positron emission tomography (PET),and computed tomography (CT) in the preoperative locoregional staging of resectable esophageal cancer[J]. Surg Endosc,2010;24(6):1380-1386.

[14] Puli SR,Reddy JB,Bechtold ML,et al. Staging accuracy of esophageal cancer by endoscopic ultrasound:a meta-analysis and systematic review[J]. World J Gastroenterol,2008; 14(10):1479-1490.

[15] Noble F,Bailey D,SWCIS Upper Gastrointestinal Tumour Panel,et al. Impact of integrated PET/CT in the staging of oesophageal cancer:a UK population-based cohort study[J]. Clin Radiol,2009;64(7):699-705.

[16] Halbe MD. Dafinor RH.Thompson WM. et al. CT of the esophagus 1 Normal appearance [J]. AJR Am J Poentgenol,1919,133:1047-1050

[17] Collard JM,Otte JB,Fiasse R,et al. Esophagectomy for cancer [J]. Ann Surg,2001;234 (1):25-32.

[18] Rüdiger Siewert J,Feith M,Werner M,et al. Adenocarcinoma of the esophagogastric junction:results of surgical therapy based on anatomical/topographic classification in 1,002 consecutive patients[J]. Ann Surg,2000;232(3):353-361.

[19] Lowe VJ,Booya F,Fletcher JG,et al. Comparison of positron emission tomography,computed tomography,and endoscopic ultrasound in the initial staging of patients with esophageal cancer[J]. Mol Imaging Biol,2005;7(6):422-430.

[20] Kato H,Miyazaki T,Nakajima M,et al. The incremental effect of positron emission tomography on diagnostic accuracy in the initial staging of esophageal carcinoma [J]. Cancer, 2005;103(1):148-156.

[21] Catalano MF,Alcocer E,Chak A,et al. Evaluation of metastatic celiac axis lymph nodes in patients with esophageal carcinoma:accuracy of EUS [J]. Gastrointest Endosc,1999;50

(3):352–356.

[22] Vazquez-Sequeiros E,Wiersema MJ. EUS FNA staging of esophageal cancer[J]. Gastroen-terology,2004;126(5):1499–1500.

[23] Lou F,Sima CS,Adusumilli PS,et al. Esophageal cancer recurrence patterns and implica-tions for surveillance[J]. J Thorac Oncol,2013;8(12):1558–1562.

[24] Welsh J,Settle SH,Amini A,et al. Failure patterns in patients with esophageal cancer treated with definitive chemoradiation[J].Cancer,2012;118 2632–2640.

[25] Long Sun,Xin-Hui Su,Yong-Song Guan,et al. Clinical usefulness of $^{18}$F-FDG PET/CT in the restaging of esophageal cancer after surgical resection and radiotherapy [J]. World J Gastroenterol,2009;15(15):1836–1842.

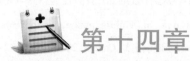

# 第十四章
## 食管癌预后因素与随访

## 第一节　食管癌的预后因素

食管癌的预后很差,5 年总生存率低于 20%。目前对食管癌的预后因素尚不清楚,影响其预后的因素主要包括临床病理分期(TNM 分期)、病理类型、分化程度、治疗模式的选择、肿瘤切除的彻底性、分子标志物以及患者一般状况(自身免疫力)等方面的因素,其中 TNM 分期是最主要的预后因素之一。

### 一、TNM 分期

目前食管癌的 TNM 分期多采用新版分期即 2009 年第 7 版由美国癌症联合委员会(AJCC)和国际抗癌联盟(UICC)联合制定恶性肿瘤 TNM 分期标准,而 2002 年制定的 AJCC 分期已基本不用。其中,肿瘤浸润深度(T)、区域淋巴结转移(N)、远处转移情况(M)都被认为是影响食管癌预后指标。近年来,淋巴结转移数目对预后的影响备受关注,并被多个临床研究证实是预后的显著影响因素。

#### (一)肿瘤浸润深度(T)

肿瘤浸润深度是衡量肿瘤分期的一项重要指标,也是食管癌预后相关的指标。张冬坤等对病理分期 $T_{2-3}N_0M_0$ 的食管癌切除术后患者的生存分析显示:①总的 1 年、3 年和 5 年生存率分别为 89.3%、63.5%、52.5%;单因素生存分析结果显示肿瘤浸润深度是影响食管癌预后的因素（$P<0.01$）；Cox 回归多因素生存分析显示肿瘤浸润深度也是食管癌预后的独立影响因素。陈砚凝等对食管鳞状细胞癌预后的多因素分析显示，1325 例患者术后 1、3、5 和 10 年累积生存率分别为 72.0%、53.0%、41.0% 和 1.06%，肿瘤长径大、分化程度低、肿瘤浸润深度深、临床分期晚、有淋巴结转移患者其 5 年生存率低，预后差。Cox 多因素分析亦表明分化程度、浸润深度、淋巴结转移和临床分期是影响食管鳞癌预后的相关因素（$P<0.01$）；而不同年龄和性别患者 5 年生存率差异无统计学意义。Okumura 等对食管鳞癌预后的单因素分析显示，肿瘤浸润深度是预后的显著预测因子（$P<0.05$），进一步多因素分析显示肿瘤浸润深度也是食管癌独立预后因素。多项临床研究证明肿瘤浸润越深预后越差，但关于 T 分期与预后的相关程度文献报道结果不一。

### （二）淋巴结转移情况（N）

2002 年食管癌的 AJCC 分期中，N 分期只考虑了淋巴结是否存在转移，而没有考虑转移淋巴结数目对预后的影响。而第 7 版分期中，N 分期根据淋巴结转移个数将 N 细分为 $N_1$：1~2 个区域淋巴结转移；$N_2$：3~6 个区域淋巴结转移；$N_3 \geq 7$ 个区域淋巴结转移。

美国 Rizk 等的研究显示，食管癌患者行新辅助放化疗后，淋巴结转移数目和远处转移是较显著的预后影响因素，而肿瘤侵犯深度和治疗有效程度对预后的预测性差一些，并指出 AJCC 分期关于 TNM 分期对食管癌预后的评价不够准确。Rizk 等对 336 例食管癌手术患者重新进行 AJCC 分期，将淋巴结转移数目纳入分期。术中至少取 18 枚淋巴结，发现超过 4 枚淋巴结转移的患者预后同有远处转移者；同时发现，无淋巴结转移患者预后最好。于是他们建议重新修订 AJCC 分期时应纳入淋巴结转移数目和最少淋巴结清扫数目。而国内黄金球等对 217 例经"三野"淋巴结清除根治术的食管癌患者的临床资料进行回顾性分析，全组淋巴结清除术后 1、3、5 年生存率分别为 82.6%、59.8% 和 48.8%。影响预后的 Cox 模型多因素分析表明，肿瘤浸润深度、分化程度、淋巴结转移区域数和肿瘤部位对预后有显著影响。淋巴结转移尤其是淋巴结转移区域数是影响胸段食管癌切除术后患者预后的主要因素，应常规行"三野"淋巴结清扫术，以提高患者 5 年生存率。国内许亚萍等以行根治性手术治疗后病理分期为 $T_{1\sim4}N_{1\sim3}M_0$ 的胸段食管癌患者为研究对象，分析了新版 TNM 分期中淋巴结分期对淋巴结阳性食管鳞癌预后的影响，单因素及多因素分析均提示术后 pN 新分期明显影响整组患者总生存($P<0.001$)。新版 TNM 分期中淋巴结分期可预测伴有淋巴结转移的胸段食管鳞癌患者预后。Wilson 等对 173 例接受食管胃吻合术的食管癌患者(其中 71% 接受术前放化疗)的生存分析显示，中位生存期为 2 个月，5 年总生存率 27%。淋巴结阳性数目是最有意义的预后因素，无淋巴结转移者的 5 年生存率为 34%，1~3 个淋巴结转移者的 5 年生存率为 27%，>3 个淋巴结转移者的 5 年生存率为 9%。阳性淋巴结数目与预后呈线性负相关。Igaki 等对 139 例接受三野清扫的 $T_{1\sim2}$ 鳞癌患者的生存分析显示，患者的 1、3、5 年生存率分别为 88%、72% 和 61%。多元回归分析显示，淋巴结转移个数、病理性 T 分期以及肿瘤切除的彻底性是预后相关因素，其中淋巴结转移数目与生存显著相关，淋巴结转移数目>5 个时，5 年生存率为 0，而淋巴结转移数目≤4 个时，5 年生存率为 68%。

### (三)远处转移(M)

食管癌预后差，5 年生存率 10%~20%，有 50%~60% 的患者就诊时已有远处转移，一旦出现远处转移，分期即为 M 期，提示已经有远处播散，生存期短，中位生存期只有 4~10 个月。Wong 等的研究结果显示有远处转移患者的术后 5 年生存率为 0。目前多项临床研究的结果显示，远处转移是食管癌预后差的显著影响因素。远处转移患者由于病变广泛，作为食管癌主要有效治疗手段的外科切除及放射治疗均为局部治疗手段，对晚期病变只能起到姑息减症作用，其改善远期生存意义不大，是患者预后较差的重要原因。出现远处转移的晚期食管癌的化疗方案至今尚无标准，且不同化疗方案对患者中位生存期的改善不显著。刘爱娜等对 138 例晚期食管癌化疗疗效分析显示，70 例含不同非新药组合方案化疗的患者，有效率 37.1%，中位生存期 7 个月，而新药组 38 例，有效率 58.8%，中位生存期 10 个月，尽管新药组较非新药组有效率提高，有改善患者生存趋势，但差异无统计学意义。

## 二、病理因素

影响食管癌预后的病理方面的因素主要包括组织病理类型、分化程度、肿瘤切除的彻底性和脉管瘤栓情况等。

### (一)组织病理类型

食管癌常见的组织病理类型是鳞癌和腺癌,小细胞未分化癌少见,其中鳞癌是我国最常见的病理类型,而在欧美国家鳞癌和腺癌都比较常见,且近年西欧和北美等国家的腺癌发病率呈逐年上升趋势。食管鳞癌和腺癌具有不同的发病机制、流行病学、肿瘤生物学特征和预后,第 7 版食管癌 TNM 分期将食管腺癌与食管鳞癌分期分开,因此应根据病理类型的不同给予不同的治疗策略。

1. 鳞癌 在我国鳞状细胞癌占食管癌病理类型的绝大多数, 约占 80%~90%,食管鳞癌预后优于腺癌。日本 Kitamura 等对 119 例新辅助放化疗的食管癌患者的疗效评价研究显示,鳞癌化疗有效率高于腺癌,且鳞癌生存期比腺癌长。但是德国 Siewert 等的研究认为食管鳞癌预后与社会经济情况低下、酗酒、吸烟有关,更容易发生淋巴结转移,且鳞癌患者发病年龄比腺癌患者小,预后比腺癌差。

2. 腺癌 我国较少见,占食管癌病理类型的 5%~10%;西欧、北美国家的食管腺癌发病率逐年上升。此型肿瘤侵袭性较强,早期就可发生淋巴结和血行转移。国内任鹏等对手术的原发性食管腺癌的预后进行分析,并与同期的食管鳞癌进行对比发现, 食管腺癌术后 1、3、5 年生存率分别为 69.0%、35.7%、16.7%,鳞癌术后 1、3、5 年生存率分别为 68.4% 、32.8% 、23.8%, 该组食管腺癌和鳞癌在发病年龄、性别、手术切除率、术后并发症及术后生存率方面均无明显差异;但两者在肿瘤发生部位、病理分期及淋巴结转移发生率上有统计学差异。常栋等对原发性食管腺癌的研究发现,其术后 1、3、5 年生存率分别为 81.4%、46.5%和 28.2%,低于食管鳞癌,他们认为原发性食管腺癌好发于食管下段,淋巴结转移率高,预后较食管鳞癌差。法国 Ressiot 等对 56 例行放化疗的食管癌患者的临床和组织病理学因素进行研究发现,预后差的独立危险因素是病理类型为腺癌及较差的身体状况。而德国 Siewert 等的研究认为 Barrett 食管进展导致的食管腺癌与社会经济状况较好及心血管疾病发病风险相关,且 94% 的食管腺癌发生在气管分叉以下,预后较鳞癌好。法国 Mariette 等的研究显示 R0 切除的食管鳞癌和腺癌的 5 年生存率分别为 46% 和 45%($P=0.804$);分期为 $pT_1,pN_0$,或 Ⅰ 期的食管腺癌,其预后要优于同期的鳞癌患者($P<0.05$)。

3. 小细胞未分化癌　多数研究者认为食管腺癌患者的预后差于食管鳞癌,而小细胞未分化癌的预后更差。国内王永岗等报道食管小细胞未分化癌 1、3、5 年生存率分别为 40.4%、9.1% 和 7.5%,明显低于食管腺癌及鳞癌($P<0.01$)。

(二)分化程度

第 7 版食管癌 TNM 分期除了加入了淋巴结的转移个数外,还加入了病变分化程度对 TNM 分期的影响,即 $G_1 \sim G_4$ 依次为高、中、低及未分化癌。肿瘤细胞的分化程度与预后的关系目前存在争议,有研究结果显示肿瘤细胞的分化程度高则预后较好,分化程度低则预后差,也有研究发现肿瘤分化程度与预后不相关。Navarrete 等回顾性分析 236 例食管癌患者预后因素证实,肿瘤细胞分化程度协同组织病理类型、TNM 分期等其他因素是影响食管癌预后的重要指标。国内吴健波等回顾性分析了 2004 年 12 月至 2005 年 12 月期间 412 例胸段食管鳞癌手术患者的临床病理及随访资料,探讨肿瘤分化程度对食管鳞癌术后预后的影响,结果显示,按肿瘤分化程度分组,高分化鳞癌、中分化鳞癌、低分化及未分化鳞癌,各组间生存率差异有统计学意义($P<0.05$)。国内王青等回顾性分析了 217 例食管鳞状细胞癌的不同分化程度对放射治疗长期疗效及预后的影响,结果提示:食管鳞癌放射治疗的长期疗效及预后与肿瘤分化程度无明显相关性,中分化鳞癌疗效好于高、低分化食管鳞癌。国内刘爱娜等回顾性分析了 138 例晚期食管癌的化疗疗效和预后因素,结果也显示组织学分级(分化程度)与预后不相关。

(三)肿瘤切除的彻底性

手术切除是食管癌早期治疗的重要手段,对食管癌除应切除肿瘤组织及区域淋巴结外,要求切端至少距肿瘤边缘 5~7cm。尤其是上切缘,有学者主张应距肿瘤边缘 10cm 以上,因为食管癌黏膜内播散及跳跃式分布多向肿瘤上方发生。切缘干净与否是肿瘤预后的主要因素,切缘癌复发是死亡的重要因素之一。

但是,手术切缘与预后的关系文献报道不一。国内张冬坤等在对胸段食管鳞状细胞癌切除术后生存率的影响因素的研究中发现,手术切缘阳性者较阴性者预后差,单因素分析显示手术切缘与预后有关。沈飚等对 296 例Ⅱ期胸段食管鳞癌术后患者的预后分析显示,手术切缘阳性者术后 1、3、5 年生存率均低于切缘阴性者,差异有统计学意义($P=0.003$),显示手术切缘是影响食管鳞癌患者预后的重要因素,提示对食管鳞癌的手术治疗,应保证足够的切缘,尽量将肿瘤切除干净。Igaki 等的研究数据亦显示 R0 及 R1/R2 切除的 5 年生存率分别为 65%和21%。然而,Khan 等的研究结果显示,切缘阳性和切缘阴性患者的 5 年生存率差异无统计学意义,单因素和多因素生存分析均显示切缘因素不影响预后。

**(四)脉管瘤栓情况**

脉管瘤栓的形成是肿瘤侵袭和转移的步骤之一,它的出现往往预示着肿瘤预后不良。国内侯向生等关于食管癌合并脉管瘤栓的临床研究发现,食管癌 5 年生率为41.7%,淋巴结转移越多,脉管瘤栓发生率越高,食管癌脉管瘤栓阳性者 5 年生存率为 19.0%,其中 0~Ⅰ期 60.0%,Ⅱ期 20.0%,Ⅲ期 12.5%,Ⅳ期9.1%,差异有显著性($P<0.001$),合并脉管瘤栓患者预后差。

脉管瘤栓的出现预示着患者预后较差。国内刘巍等关于脉管瘤栓的研究结果显示,食管癌患者手术标本脉管瘤栓发生率为 4.4%,其发生与肿瘤浸润深度、肿瘤恶性程度及淋巴结转移个数呈正相关;同时还指出脉管瘤栓阳性者发生淋巴结转移的危险性是脉管瘤栓阴性者的 4.326 倍($P<0.01$)。国内宁忠华等对食管鳞癌术后三维适形放疗预后的 Cox 多因素分析结果显示,脉管癌栓($P=0.01$)、肿瘤细胞分化程度($P=0.009$)和 N 分期($P=0.014$)是影响Ⅱ~Ⅲ期胸段食管癌术后 3D-CRT 总生存率的独立预后因素,低分化和脉管癌栓患者预后差,中位生存期分别为 10 个月和 18 个月。

## 三、治疗模式的选择

食管癌治疗方案的选择正确与否也是影响食管癌预后的因素之一。正确、合理、及时的治疗可以减少复发,延长患者生存期。

### (一)新辅助放/化疗

术前新辅助放/化疗能够使肿瘤缩小,达到降期效果,便于手术完整切除肿瘤,但是术前新辅助放/化疗疗效目前尚存争议。1998 年美国 0113 协作组进行了包括 440 例食管癌患者的多中心随机临床试验,比较术前放化疗与单纯手术的疗效,结果显示,术前行 3 周期 DDP 和 5-Fu 化疗组与单纯手术组的 2 年生存率无显著性差异。Rizk 等的研究提示,276 例食管腺癌患者新辅助放化疗后获得病理完全缓解(CR)患者预后优于肿瘤残存者。Fiorica 等对 6 个新辅助放化疗的随机临床试验进行了 Meta 分析,结果显示术前放化疗与单纯手术相比,可明显减少术后 3 年的死亡率,但围手术期死亡率亦相应增加。目前尚无大样本量的随机对照研究证明其对食管癌患者远期生存的影响。国内马保庆等对Ⅲ期食管鳞癌新辅助化疗疗效的研究结果显示, 新辅助化疗组的根治性切除率稍高,CR 和部分缓解(PR)患者较疾病稳定(SD)患者有较好的预后,但 CR 与 PR 患者间的预后差异不明显,另外,与单纯手术组相比,CR 患者具有明显的生存优势;新辅助化疗有助于减少术后病理的淋巴结转移度,提高根治性手术切除率,对化疗敏感的患者具有较好的预后。国内吕进等对术前放化疗(新辅助放化疗,CRTS)与单纯手术(S)治疗食管癌的随机对照试验研究(RCTs)进行 Meta 分析,结果显示两组的 1 年生存率差异无统计学意义,但 CRTS 组 2~5 年生存率明显提高;CRTS 组有较高的完全切除率,手术相关死亡率相对较高;同步 CRTS 与序贯性 CRTS 比较,前者更有益于提高患者 5 年生存率。

### (二)术后辅助放疗或化疗

放疗是治疗食管癌的主要方法之一,食管癌术后放疗的目的主要是杀灭手术后残留的临床病灶和淋巴引流区的微转移灶, 降低局部复发率和提高生存期,但是目前术后辅助放疗的生存获益仍有争议。近来一些随机研究表明,在根治术后行预防性放疗对于Ⅰ、Ⅱ期的食管癌患者 5 年生存率没有益处,即使是术后淋巴结阳性的患者,行术后放疗也不能改善预后,但根治术后放疗对于Ⅲ期食管癌患者可提高生存率,尤其是淋巴结阳性者。对于切端有癌细胞累及的患者,术后放疗能提高其中位生存率。切端无癌细胞累及患者,是否需要术后放疗,文献报道的结果不一。肖泽芬等对 495 例食管癌根治性术后加或不加放疗的随机研究结果显示，单一手术组和术后放疗组的 5 年生存率差异无显著性（$P=0.4474$），单一手术组和术后放疗组的Ⅲ期患者，其 5 年生存率分别为 13.1% 和 35.1%（$P=0.0027$），进一步提示术后预防性放疗可提高Ⅲ期食管癌根治术后的生存率，降低放疗部位淋巴结转移率和吻合口的复发率；术后放疗不增加吻合口狭窄等并发症发生率。复旦大学肿瘤医院采用单因素分析和 Cox 比例风险模式的多因素分析证实，对于Ⅰ～Ⅲ期患者未化疗组和化疗组的无病生存率和总生存率差异无显著性（$P>0.05$），而在Ⅸa 期（远处淋巴结转移）患者中，化疗能显著提高患者的生存时间。Ando 等的一项多中心随机对照研究比较了食管癌术后辅助化疗（DDP 和 5-Fu 方案）与单纯手术治疗对预后的影响，结果表明单纯手术组与术后化疗组的 5 年无瘤生存率分别为 45% 和 55%（$P=0.037$），5 年生存率分别为 52% 和 61%（$P=0.13$），表明该方案的术后化疗对降低术后复发是有益的。

### (三)放化疗综合治疗

放射治疗肿瘤协作组（RTOG）Ⅲ期临床 RTOG-8501 的研究确立 DDP 和 5-Fu 的同步放化疗为局部晚期食管癌非手术治疗的标准治疗方案。对于晚期不能手术的患者放化疗的结合要优于单纯放疗。陈尔成等关于同期放化疗与单纯放疗治疗不能手术食管癌的病例对照研究显示，同期放化疗可显著提高患者总生存率，降低区域复发率，但未能降低远处转移率，且 3~4 级骨髓抑制、急性食管炎发生率显著增加。耿梅等对联合放化疗治疗局部进展期食管癌的回顾性分析显示，联合放化疗是治疗局部进展期食管癌的有效方法，放化疗的疗效是影响患者无复发生存期及总生存期的重要预后因素。一般认为同步放化疗在提高局部控制和降低远处转移方面优于序贯放化疗，但毒副反应较大，另有报道表明放化疗结合的总生存与单纯手术相近。

## 四、分子标志物

目前仅靠 TNM 分期尚不能精确判断食管癌预后。近年来，关于食管癌肿瘤分子标志物的研究和报告较多，发现许多癌基因和抑癌基因与肿瘤预后有关。然而，肿瘤细胞存在异质性，单靠一种标志物在肿瘤预后判断上的应用价值有限,临床上对同一肿瘤检测 2 种及以上的特异性血清肿瘤标志物有助于肿瘤患者的诊断、疗效评价、预后判断和治疗后随访。目前食管癌常用分子标志物包括传统的和热点研究的标志物。

(一) 传统血清肿瘤标记物

包括癌胚抗原(CEA)、鳞状上皮细胞癌相关抗原(SCC)、细胞角化素蛋白片段 19(CYFRA21-1)、糖链抗原 19-9(CA19-9)等。

国内毛友生等的研究发现,肿瘤体积愈大、病期愈晚、肿瘤浸润愈深者,血清中 CEA、SCC 和 CYFRA21-1 的术前总体水平愈高,早期患者水平较低,其中尤以 SCC 和 CYFRA21-1 相关性更好。他们还发现,CEA 和 CYFRA21-1 的显著升高常常预示病变为晚期或有远处转移,尤其 CEA 相关性更好。国内李杰等探讨了食管癌放疗前后多种生物标志物联合检测的临床意义, 显示病变长度愈长,病期愈晚,肿瘤浸润愈深,CEA、SCC、CYFRA21-1 血清总体平均水平愈高,三者中 CEA 和 CYFRA21-1 的个体差异较大,CYFRA21-1 与食管癌病理分期、放疗疗效相关性最好,他们认为血清 CEA、SCC、CYFRA21-1 联合检测可用于食管癌的辅助诊断,对疗效和预后判断有较好的临床应用价值。山东省肿瘤医院关于血清肿瘤标志物水平动态变化判断食管癌新辅助放化疗患者疗效及预后的价值的研究显示, 治疗前 CEA、CA19-9 阳性者中位生存期明显短于 CEA、CA19-9 阴性者;CYFRA21-1 阳性与阴性者中位生存期无统计学差异。治疗过程中标志物呈下降趋势者中位生存期长、有效率高于呈上升趋势者($P<0.05$)。对食管癌新辅助放化疗患者血清 CYFRA21-1、CEA 及 CA19-9 联合动态及变化趋势检测,可评价治疗效果及判断预后。

(二)目前研究中热点分子标志物

包括表皮生长因子受体 (EGFR)、HER-2/Neu、细胞周期蛋白 D1(cyclin D1)、血管内皮细胞生长因子(VEGF)、增殖细胞核抗原(PCNA)、p53、环氧化酶-2(COX-2)、Caspase-3 等。

葛棣等关于 EGFR 家族在食管癌中表达的临床研究显示,EGFR 和 HER-4 的过度表达以及成员间联合过度表达提示较差的预后。EGFR 家族过度表达提示预后不佳,而联合过度表达在食管癌的预后判断上可能更有意义。Gotoh 等对

62 例行根治性放化疗的食管鳞癌患者治疗前活检标本行免疫组化，检测 EGFR、VEGF、PCNA 和 cyclin D1 指标的表达情况，并与放化疗（5-Fu 联合 DDP 化疗加放疗）疗效进行对比，发现 EGFR 阳性者比阴性者对放化疗治疗更敏感，而 VEGF、PCNA 和 cyclin D1 这三个指标与治疗敏感性无关。山东省肿瘤医院在对 COX-2、VEGF、微血管密度（MVD）联合检测判断食管鳞癌预后的研究中显示，COX-2 阳性表达率为 64.4%，与肿瘤分期、淋巴结转移呈正相关（$P$ 均 < 0.05）。VEGF 阳性表达率为 64.4%，与肿瘤分期、淋巴结转移呈正相关（$P$ 均 < 0.05），VEGF 和 COX-2 的表达具有相关性。多因素分析表明，COX-2 表达水平、肿瘤浸润深度、淋巴结转移为影响 TTP 的危险因素，COX-2、淋巴结转移为影响 OS 的危险因素。结果提示：COX-2、VEGF 和 MVD 均为判断食管癌预后的有效指标，其中 COX-2 可能是食管癌预后的独立预测因子。国内王顺文等探讨了食管癌组织中 COX-2 的表达情况与食管癌预后的关系，结果显示 COX-2 在食管癌组织的表达明显增高，并与食管癌的淋巴结转移、血管浸润和临床分期密切相关，COX-2 阳性表达者 5 年生存率明显低于阴性者（$P<0.05$），提示 COX-2 在食管癌中表达情况是预测食管癌生存期的重要指标。$p53$ 基因突变及蛋白异常表达与食管癌预后及治疗反应密切相关。国内一项 Meta 分析显示，$p53$ 基因是一个预后不良的标志物，$p53$ 基因表达被认为是食管癌的一个独立的预后因素。Caspase-3 是 caspase 家族中最重要的成员，是调控细胞凋亡的重要因子，大多数触发细胞凋亡的因素，最终都要通过 caspase-3 介导的信号传导途径导致细胞凋亡。Caspase-3 在肿瘤组织中表达水平的高低决定着肿瘤细胞凋亡程度，使肿瘤呈现出不同的生物学特性。Caspase-3 在食管癌组织中高表达预示着食管癌患者预后较好。

## 五、患者一般情况

临床实践中，我们经常遇到对于不同患者，即使肿瘤临床分期、治疗方案都相同，预后却可能相差很大，这可能与患者的一般状况和个体差异有关，包括性别、年龄、ECOG 评分、体质指数、体内血红蛋白水平等。

### (一)性别、年龄及 ECOG 评分

食管癌的发病存在性别差异,一般地区男性发病率高于女性,国内外基本相同,但在高发区男女性发病率可接近 1:1。汤萨等关于性别对高、低发区食管癌患者生存期影响的研究发现,女性患者生存期显著高于男性,Cox 多因素回归分析提示,女性为食管癌预后生存期长的保护因素,研究结论:女性患者生存期明显长于男性患者且为食管癌预后独立影响因素(保护因素)。曹富民等认为,虽然年龄不是判断食管癌预后的主要参数,但通常认为年轻食管癌患者的肿瘤分化程度低,更具有侵袭性,更容易出现淋巴结转移,预后比老年患者差。另有研究认为,年轻患者大多 ECOG 评分较老年患者好,所以治疗耐受性也较好。刘爱娜等回顾性分析初治晚期食管鳞癌患者 138 例,结果显示非老年组患者(<60岁)的生存期明显优于老年组(>60 岁),中位生存时间分别为 10 个月和 7 个月($P=0.009$),1 年生存率分别为 35.5% 和 2.1%,2 年生存率分别为 18.9% 和 5.7%。吴海山等的研究显示,年龄和肿瘤浸润深度是影响 $N_0$ 期食管鳞癌根治术后患者预后的重要因素,术后预防性放疗可明显提高 $pT_4$ 期及病变长度>5cm 患者的生存率和降低 $pT_4$ 期瘤床复发率。而国内宋岩等的研究结果显示,食管癌患者的饮食习惯、年龄、性别、肿瘤病理成分、病灶部位、病灶类型对生存率无显著影响($P$ 均>0.05)。江艺等对铂类联合多西他赛一线治疗晚期食管癌研究的 Cox 单因素回归分析显示,性别、年龄、体重下降及治疗前血红蛋白对生存的影响均没有统计学意义($P>0.05$),而治疗前行为状态对生存的影响差异有统计学意义($P=0.036$),提示治疗前行为状态是影响生存的独立因素,行为状态良好者治疗后预后也较好。

### (二)体质指数(BMI)

目前国内外有大量关于体质指数与食管癌发病率及预后关系的研究。国内朱学应等探讨了体质指数与食管癌切除术后预后之间的关系,根据体质指数的不同,分为消瘦、体重正常、超重和肥胖 4 组,各组患者 5 年生存率差异无统计学意义,提示体质指数对食管癌术后预后影响小。德国 Bollschweiler 等的研究认为体质指数高是食管癌患者预后差的危险因素。美国 Kubo 等关于体质指数与食管腺癌关系的 Meta 分析显示,较高的体质指数(>25 kg/m²)是发生食管腺

癌的高危因素。而美国 Hayashi 等关于体质指数对食管癌生存的影响的研究发现,体质指数>25 kg/m² 的患者有较好的 OS 及 PFS,可能与这部分患者的临床分期较早有关。

### (三)体内血红蛋白(Hb)水平

血红蛋白水平对预后是否有影响目前存在争议。赵快乐等对放疗前患者外周血血红蛋白水平与患者放疗后局部控制和生存疗效关系的研究中,男性以外周血红蛋白水平≥120g/L 为界分为正常和贫血, 女性以≥110g/L 为界, 结果 303 例患者中有 60 例为贫血患者,贫血患者的 5 年总生存率和 5 年局控率分别为 22%和 62%,显著低于血红蛋白水平正常者的 39%和 68%(P 均<0.05);多因素分析也显示, 治疗前外周血红蛋白水平是预测生存和局部控制的独立因子。陶建民等关于血红蛋白水平对中晚期食管癌放射治疗预后的研究显示,放疗期间血红蛋白水平对中晚期食管癌放射治疗预后有显著影响, 血红蛋白水平越低,局部控制率和生存率越差。刘爱娜等对 138 例晚期食管癌的化疗疗效和预后因素的单因素分析表明,年龄、治疗前血红蛋白水平、化疗周期数、化疗近期疗效等与预后相关;多因素分析表明,治疗手段、治疗前血红蛋白水平是影响生存的独立预后因素。霍小东等关于影响中晚期胸段食管鳞癌患者术后生存和预后因素研究的单因素分析显示,体重减轻、血红蛋白水平、术前白蛋白水平等与生存时间有关(P 均<0.05);多因素分析也显示术前白蛋白水平是影响中晚期胸段食管鳞癌预后的独立因素。

## 六、其他因素:病灶长度、病灶部位等

### (一)病灶长度

一般认为肿瘤长度与食管癌预后无关,在现行 AJCC/UICC TNM 分期中,也没有提及肿瘤长度这一指标。Eloubeidi 等利用美国国家癌症研究所的 SEER 数据分析肿瘤长度及淋巴结转移数目对食管癌患者预后的影响,认为肿瘤长度作为一个独立的因素对食管癌患者的预后有重要影响,其长度与患者生存关系存在分界点,即肿瘤长度<3cm,3~10cm 及>10cm 患者的预后存在差异。国内多数研究报道食管癌放疗的疗效与食管病灶长度有关。国内叶韬等对食管癌术后预

防性放疗预后因素的单因素分析显示,肿瘤长度越短患者状况越好,肿瘤长度越长生存状况越差;但多因素分析显示肿瘤长度与预后无关。而赵建亭等对单纯手术根治性切除食管癌患者的临床资料分析显示,肿瘤长度相同而浸润深度不同及浸润深度相同而肿瘤长度不同时对患者的影响,结果发现肿瘤长度对患者预后没有影响,而肿瘤浸润深度对患者预后影响显著。

(二)病灶部位

有研究报道肿瘤发生部位也对预后有一定的影响,上中段食管癌生存稍低于下段食管癌。另外,也有研究报道称肿瘤部位仅对ⅡA期患者有影响,对ⅡB期以上的患者无预后指导意义。王玉祥等探讨了$T_4$期食管癌三维适形放疗的疗效及预后影响因素,Cox多因素分析显示,食管原发肿瘤部位为独立预后因素($P<0.05$),对于$T_4$期食管癌,原发肿瘤位于颈及胸上段三维适形放疗预后越好,而胸中下段癌放疗预后越差。而李宝东等对$T_3$期食管癌根治术后患者的预后因素分析显示,年龄、性别、部位等不影响患者的预后。

# 第二节　食管癌随访

308

## 一、手术后随访

### (一)随访的时间

所有食管癌患者术后均应接受系统性的随访。术后随访时间不可太长。第一次随访,一般安排在术后1个月左右,随访目的是了解患者的术后恢复情况,有无术后并发症,如吻合口狭窄、术后胃肠功能紊乱、营养不良及早期出现转移等。对于无症状的患者随访时间为前2年内应每3~6个月1次,第3~5年可改为每6~12个月1次。5年后可1年复查1次。如患者有任何不适情况,可随时复查,不必严格按照上述时间。

### (二)随访检查的项目

1. 临床症状的变化　如吞咽情况,有无声音嘶哑、咳嗽、胸痛、发烧,食欲和体重的变化等。如果患者存在术后吻合口狭窄,则应对患者进行食管扩张。

2. 体格检查 颈部浅表淋巴结的触诊,以了解是否存在颈部淋巴结的转移。

3. 血液学检测 完整的血细胞分析、肝肾功能及电解质等。

4. 食道钡餐 可观察患者食道黏膜是否光滑、食管是否狭窄、是否存在食管气管瘘或食管纵隔瘘等情况。

5. B 超 主要检查颈部、肝、脾、肾、肾上腺和腹腔内淋巴结有否转移,若有可疑,再做增强 CT。

6. 骨扫描 如有骨痛,尤其是进行性加剧或伴有压痛的,则有骨转移可能,可先做骨扫描,以了解全身骨情况,再选择重要部位进行 CT 或磁共振检查,以求进一步证实。

7. 强化 CT 检查 强化 CT 能够较清晰地显示颈部、纵隔及腹部淋巴结的状态,以便于较早发现是否存在上述部位的淋巴结转移;能够观察术后吻合口处及其他部位食管管腔及管壁情况,以了解病变局部复发或第二原发癌的可能。

8. 内镜检查 对于只做了内镜下黏膜切除术的分期为 Tis 跟 $T_{1a}$ 的患者需要对其进行内镜下检测,第 1 年内每 3 个月 1 次,之后每年 1 次。食管钡餐及胸部 CT 复查考虑有局部复发可能的给予内镜检查取活检病理检测。

9. HER2 检测 食管腺癌如果之前没有进行过 HER2 检测,建议随访中行 HER2 检测。

309

## 二、放化疗后随访

(一)随访的时间

对于无症状的患者随访时间为前 2 年内应每 3~6 个月 1 次,第 3~5 年可改为每 6~12 个月随访 1 次。5 年后可 1 年复查 1 次。如患者有何不适情况,可随时复查,不必严格按照上述时间。

(二)随访检查的项目

1. 一般状况 临床症状的变化如吞咽情况,有无声音嘶哑、咳嗽、胸痛、发烧,食欲和患者营养状况等。如果患者存在咳嗽、胸痛、发烧等情况,建议患者行食管钡餐检查以了解患者是否存在食管气管瘘或食管纵隔瘘。如果患者存在因放化疗引起的食管狭窄,则应对患者进行食管扩张。

2. 体格检查　观察放疗野内皮肤变化情况,有无色素沉着、干性脱皮、湿性脱皮及溃疡形成等,颈部浅表淋巴结的触诊,以了解是否存在颈部淋巴结的肿大,必要时行颈部超声或 CT 检查排除颈部淋巴结转移。行肺部听诊,了解有无异常呼吸音,必要时行胸部平片或者 CT 检查明确有无放射性肺炎存在。心脏听诊以了解是否有因放化疗引起的心脏功能损害。

3. 血液学检测　完整的血细胞分析、肝肾功能及电解质等,了解放化疗可能引起的毒副作用。

4. 食管钡餐　可观察患者食道管黏是否光滑、食管是否狭窄、是否存在食管气管瘘或食管纵隔瘘等情况。

5. B 超　主要检查颈部、肝、脾、肾、肾上腺和腹腔内淋巴结有无转移,若有可疑,再行增强 CT。

6. 骨扫描　如有骨痛,尤其是进行性加剧或伴有压痛的,则有骨转移可能,可先行骨扫描,以了解全身骨情况,再选择重要部位进行 CT 或磁共振检查,以求进一步证实。

7. 强化 CT 检查　强化 CT 能够较清晰地显示颈部、纵隔及腹部淋巴结的状态,以便于较早发现是否存在上述部位的淋巴结转移;能够观察放化疗后肿瘤原发灶及其他部位食管管腔及管壁情况,可评价病变局部控制情况,了解局部复发或第二原发的可能。

8. 磁共振　利用磁共振弥散加权成像检查对食管癌放疗疗效进行评价可以较好地提示预后,弥补食管钡餐造影在疗效评价中的不足,放疗后肿瘤区域表面弥散系数值大小为独立预后影响因素。

9. 内镜检查　对于只做了内镜下黏膜切除术的分期为 Tis 跟 $T_{1a}$ 的患者需要对其进行内镜下检测,第 1 年内每 3 个月 1 次,之后每年 1 次。食管钡餐及胸部 CT 复查考虑有局部复发可能的给予内镜检查取活检病理检测。

10. HER2 检测　食管腺癌如果之前没有进行过 HER2 检测,建议随访中行 HER2 检测。

### 三、随访方法

常用的随访方法有信函调查与电话随访,其他的方法还有登门拜访、门诊随访、电子邮件以及收住院检查等,但因各自的局限性只能作为前两种方法的补充。并且强调必须结合信函和电话两种方式以保证随访的成功率。

#### (一)信函调查

信函随访是经典而重要的方法。患者可在深思后独立完成问卷,减少电话中对语言的误解及避免随访者无意识的诱导性提问。但往往尽管医务工作者在回函的设计上做到尽善尽美,实际的信函随访率并不高。通过电话交流可感受到疗效好的患者往往怀有感激之情回信,甚至不厌其烦地附上一封感谢信或在问卷上附几句感谢的话,但疗效差的患者大多不愿回信,另外信函易丢失、地址变更、文化程度、患者病故等也是信函随访失败的原因。对所有选取的患者均进行信函调查,每封函件内均包含相同的患者自评价疗效及生活质量的量表评分问卷各一份及问卷解释函,由患者本人或在家人协助下完成问卷评分。必要时电话联系研究者协助。患者有任何问题、想法或建议都可随信附上或电话联系,并邀请其来院行免费的影像学复查。

#### (二)电话随访

随访者通过电话可以了解患者较多的信息,并为其提供进一步检查和治疗的指导,促进其遵医行为,也能减少放弃治疗患者的危险。通过电话还可联系患者的工作单位、街道、当地派出所或村委会等部门来获知患者的新联系方式。笔者体会到只要认真地倾听并稍加引导,往往在不知不觉中就可完成问卷的评分。电话随访的注意事项包括要有丰富的临床知识、熟悉患者的病情、语言亲切、态度诚恳等。对病案上记录的以及随信件回复的所有电话号码进行电话随访,询问其复发、外科手术及远期并发症等信息,对未回信者通过电话行问卷评分。随访中充分利用各地区114问讯台的便利条件,确定电话的升位信息,帮助追踪移机、停机保号、留单位电话、号码错误等的患者。对于无人接听的电话,则分每周的不同时间和每天的不同时段进行反复多次联系。

## （三）登门拜访

对本市及周边地区无法联系的患者，研究者则登门拜访。根据居委会或周围居民提供的信息跟踪随访搬迁者。必要时还请当地派出所帮忙。

## 四、随访人员

临床随访工作由护理人员或者病案室人员完成并不是一种合适的方法。对患者出院后的随访，应该看作是对医生医疗实践结果的检验或临床工作的延续，是每位年轻医生成才的重要途径之一；而且在随访中将面临各种各样的包括患者对医疗、护理、费用等方面的质疑，所以随访者应具备较全面的知识技能，包括熟悉医疗政策、法规，有高度的职业敏感性，娴熟的沟通交流技巧和良好的语言表达能力。最好是在随访前对随访人员进行系统的培训。

（高振华　杨　佳）

### 参考文献

[1]　祝淑钗,宋长亮,沈文斌,等.食管癌根治性切除术后患者预后的影响因素分析[J].中华肿瘤杂志,2012;34(4):281-286.

[2]　Hosokawa Y,Kinoshita T,Konishi M,et al. Clinicopathological features and prognostic factors of adenocarcinoma of the esophagogastric junction according to Siewert classification: experiences at a single institution in Japan[J]. Ann Surg Oncol,2012;19(2):677-683.

[3]　张冬坤,苏晓东,戎铁华.病理T2~3N0食管癌切除术后患者的生存分析[J].肿瘤研究与临床,2013;25(6):375-377,381.

[4]　陈砚凝,刘月平,张玲玲,等.食管鳞状细胞癌预后的多因素分析[J].中华肿瘤防治杂志,2013;(14):1094-1097.

[5]　Okumura H,Uchikado Y,Matsumoto M,et al. Prognostic factors in esophageal squamous cell carcinoma patients treated with neoadjuvant chemoradiation therapy[J]. Int J Clin Oncol,2013;18(2):329-334.

[6]　刘延杰.外科治疗0-Ⅱ期食管鳞状细胞癌预后影响因素分析[D].石家庄:河北医科大学,2011.

[7]　崔纪丽,侯志超,刘玉.食管癌患者肿瘤最长径与浸润深度和淋巴结转移的关系及其对生存期的影响[J].肿瘤防治研究,2014;41(3):214-220.

[8] Tachibana M,Dhar DK,Kinugasa S,et al. Esophageal cancer patients surviving 6 years after esophagectomy[J]. Langenbecks Arch,2002;387(2):77-83.

[9] Kodaira T,Fuwa N,Itoh Y,et al. Multivariate analysis of treatment outcome in patients with esophageal carcinoma treated with definitive radiotherapy[J]. Am J Clin Oncol,2003;26(4):392-397.

[10] Rizk N,Venkatraman E,Park B,et al. The prognostic importance of the number of involved lymph nodes in esophageal cancer:implications for revisions of the American Joint Committee on Cancer staging system[J]. J Thorac Cardiovasc Surg,2006;132(6):1374-1381.

[11] Rizk NP,Venkatraman E,Bains MS,et al. American Joint Committee on Cancer staging system does not accurately predict survival in patients receiving multimodality therapy for esophageal adenocarcinoma[J]. J Clin Oncol,2007;25(5):507-512.

[12] 黄金球,安丰山.影响胸段食管癌切除术后的预后因素的 Cox 模型分析[J].实用诊断与治疗杂志,2004;18(3):178-180.

[13] 新版 TNM 分期中淋巴结分期对淋巴结阳性食管鳞癌预后的影响[C].杭州第五届浙江省胸部肿瘤论坛暨长三角专家峰会论文集,2012.

[14] Wilson M,Rosato EL,Chojnacki KA,et al. Prognostic significance of lymph node metastases and ratio in esophageal cancer[J]. J Surg Res,2008;146(1):11-15.

[15] Igaki H,Kato H,Tachimori Y,et al. Prognostic evaluation of patients with clinical T1 and T2 squamous cell carcinomas of the thoracic esophagus after 3-field lymph node dissection [J]. Surgery,2003;133(4):368-374.

[16] 周娟,黄小红,郭建雄.紫杉醇脂质体联合顺铂、5-氟尿嘧啶治疗晚期食管癌[J].实用临床医药杂志,2009;13(19):83-84.

[17] 刘爱娜,黄镜,蔡锐刚,等.138 例晚期食管癌的化疗疗效和预后因素分析[J].癌症,2008;27(4):400-406.

[18] Wong SK,Chiu PW,Leung SF,et al. Concurrent chemoradiotherapy or endoscopic stenting for advanced squamous cell carcinoma of esophagus:a case-control study [J]. Ann Surg Oncol,2008;15(2):576-582.

[19] Osaka Y,Shinohara M,Hoshino S,et al. Phase Ⅱ study of combined chemotherapy with docetaxel,CDDP and 5-FU for highly advanced esophageal cancer [J]. Anticancer Res,2011;31(2):633-638.

[20] Kato H,Fukuchi M,Manda R,et al. The effectiveness of planned esophagectomy after

313

neoadjuvant chemoradiotherapy for advanced esophageal carcinomas [J]. Anticancer Res, 2004;24(6):4091-4096.

[21] 陈尔成,刘孟忠,胡永红,等.不能手术切除行同期放化疗的食管癌患者预后的多因素分析[J].癌症,2005;24(6):731-734.

[22] Baba Y,Watanabe M,Yoshida N,et al. Neoadjuvant treatment for esophageal squamous cell carcinoma[J]. World J Gastrointest Oncol,2014;6(5):121-128.

[23] Siewert JR,Ott K. Are squamous and adenocarcinomas of the esophagus the same disease [J]. Semin Radiat Oncol,2007;17(1):38-44.

[24] Kitamura M,Sumiyoshi K,Sonoda K,et al. The clinical and histopathological contributing factors influencing the effectiveness of preoperative hyperthermo-chemo-radiotherapy for the patients with esophageal cancer[J]. Hepatogastroenterology,1997;44(13):175-180.

[25] Shaheen NJ. Advances in Barrett's esophagus and esophageal adenocarcinoma [J]. Gastroenterology,2005;128(6):1554-1566.

[26] 任鹏, 金庆文, 张熙曾.手术治疗原发性食管腺癌的预后分析及与同期食管鳞癌对比[J].中国肿瘤临床,2006;33(16):931-933.

[27] 常栋,王天佑,魏锦昌,等.原发性食管腺癌的外科治疗[J].中华外科杂志,2007;45(10):681-683.

[28] Ressiot E,Dahan L,Liprandi A,et al. Predictive factors of the response to chemoradiotherapy in esophageal cancer[J]. Gastroenterol Clin Biol,2008;32(6-7):567-577.

[29] Mariette C,Finzi L,Piessen G,et al. Esophageal carcinoma:prognostic differences between squamous cell carcinoma and adenocarcinoma[J]. World J Surg,2005;29(1):39-45.

[30] 柴立勋, 孙克林. 73例局限期食管小细胞癌的手术治疗 [J].中国肿瘤临床,2006;33(16):948-949,951.

[31] 张梁,姜涛.31例原发性食管小细胞癌的临床分析[J].中国肿瘤临床,2009;36(14):804-807.

[32] 王永岗,张汝刚,张大为.原发性食管小细胞未分化癌[J].中华肿瘤杂志,1999;21(3):227.

[33] 许运龙,郭昭扬.应用Cox模型分析影响胸段食管癌切除术预后的因素[J].中国胸心血管外科临床杂志,2001;8(3):160-162.

[34] Navarrete AJ,Onate OLF,Herrera GR,et al. Survival prognostic factors in a cohort of patients with esophageal carcinoma[J]. Rev Gastroenterol Mex,2004;69(4):209-216.

[35] 吴健波,刁力,阎其涛.淋巴结转移及分化程度对食管鳞癌术后预后的影响[J].中国医学创新,2012;9(3):36-37.

314

[36] 王青，赵淑红，尉永宽，等.肿瘤分化程度对食管癌的预后影响［J］.陕西医学杂志，2000;29(12):728-729.

[37] 沈飚，高俊，樊天友，等.296 例Ⅱ期胸段食管鳞癌术后患者的预后分析［J］.肿瘤学杂志，2010;16(9):732-734.

[38] Khan OA,Alexiou C,Soomro I,et al. Pathological determinants of survival in node-negative oesophageal cancer［J］.Br J Surg,2004;91(12):1586-1591.

[39] 宋岩，王绿化，赫捷，等.151 例食管小细胞癌的治疗与预后分析［J］.癌症，2009;28(3):303-307.

[40] 侯向生，王玉香.食管癌合并脉管瘤栓患者的临床研究［J］.中国伤残医学，2013;(10):18-19.

[41] 刘巍，郝希山，陈勇.1526 例胸段食管癌及贲门癌淋巴结转移状况分析(附 1996~2004 年河北医科大学第四医院随机抽样报告)［J］.中国肿瘤临床，2008;(11):601-605.

[42] 宁忠华，裴红蕾，顾文栋，等.Ⅱ~Ⅲ期胸段食管鳞癌术后三维适形放疗的预后分析［J］.肿瘤基础与临床，2013;26(6):504-508.

[43] Kelsen DP,Ginsberg R,Pajak TF,et al. Chemotherapy followed by surgery compared with surgery alone for localized esophageal cancer ［J］.N Engl J Med Overseas Ed,1998;339(27):1979-1984.

[44] Fiorica F,Di BD,Schepis F,et al. Preoperative chemoradiotherapy for oesophageal cancer:a systematic review and meta-analysis［J］.Gut,2004;53(7):925-930.

[45] 马保庆，张玉芳，郭海周.Ⅲ期食管鳞癌的新辅助化疗［J］.中国现代医学杂志，2007;17(18):2244-2246.

[46] 吕进，曹秀峰，朱斌，等.新辅助放化疗对食管癌手术和预后的影响［J］.中华临床医师杂志(电子版)，2011;5(1):159-165.

[47] 肖泽芬，杨宗贻，梁军，等.食管癌根治术后预防性放射治疗的临床价值［J］.中华肿瘤杂志，2002;24(6):608-611.

[48] 张杰，陈海泉，张亚伟，等.食管癌术后辅助化疗的荟萃分析和来自复旦大学附属肿瘤医院的配对研究［J］.中国癌症杂志，2008;18(4):276-281.

[49] Ando N,Iizuka T,Ide H,et al. Surgery plus chemotherapy compared with surgery alone for localized squamous cell carcinoma of the thoracic esophagus:a Japan Clinical Oncology Group Study-JCOG9204［J］.J Clin Oncol,2003;21(24):4592-4596.

[50] Streeter OE Jr,Martz KL,Gaspar LE,et al. Does race influence survival for esophageal cancer patients treated on the radiation and chemotherapy arm of RTOG #85-01 ［J］.Int J

Radiat Oncol Biol Phys,1999;44(5):1047–1052.

[51] 陈尔成,刘孟忠,胡永红,等.同期放化疗与单纯放疗不能手术食管癌的病例对照研究[J].中华放射肿瘤学杂志,2007;16(6):416–419.

[52] 耿梅,徐昊平,马韬,等.联合放化疗治疗局部进展期食管癌的回顾性分析[J].肿瘤,2008;28(11):972–975.

[53] 彭进,朱卫国,骆红蕾.局限期小细胞食管癌不同治疗方式的回顾性研究及预后因素分析[J].临床肿瘤学杂志,2013;18(12):1112–1116.

[54] 毛友生,张德超,赵晓航,等.食管癌患者血清CEA、SCC和Cyfra21-1含量检测及临床意义[J].中华肿瘤杂志,2003;25(5):457–460.

[55] 李杰,王菁,杜文静,等.食管癌放疗前后多种生物标志物联合检测的临床意义[J].肿瘤研究与临床,2009;21(12):837–839.

[56] 李广旭,宋平平,贾慧,等.食管癌新辅助放化疗患者血清肿瘤标记物水平动态变化及意义[J].山东医药,2014;(10):25–27.

[57] 葛棣,冯明祥,曾富.表皮生长因子受体家族在食管癌中表达的临床研究[J].中国临床医学,2004;11(5):717–720.

[58] Gotoh M,Takiuchi H,Kawabe S,et al. Epidermal growth factor receptor is a possible predictor of sensitivity to chemoradiotherapy in the primary lesion of esophageal squamous cell carcinoma[J]. Jpn J Clin Oncol,2007;37(9):652–657.

[59] 巩合义,张自成,马杰,等.COX-2、VEGF、MVD联合检测对食管鳞癌预后的判断价值[J].山东医药,2009;49(25):40–42.

[60] 王顺文,高青.环氧化酶-2与食管癌临床病理特征及预后关系的研究[J].肿瘤防治杂志,2004;11(10):1051–1053.

[61] Wang XL,Zhang CM,Shi LY,et al. Significance of p53 gene mutation and p53 protein expression abnormality on the prognosis of esophageal cancer:a meta-analysis study [J]. Zhonghua Liu Xing Bing Xue Za Zhi,2004;25(9):769–774.

[62] Hsia JY,Chen CY,Chen JT,et al. Prognostic significance of caspase-3 expression in primary resected esophageal squamous cell carcinoma[J].Eur J Surg Oncol,2003;29(1):44–48.

[63] 汤萨,黄佳,董金城,等.性别对高、低发区食管癌患者生存期的影响[J].肿瘤防治研究,2014;41(3):203–208.

[64] 曹富民.食管癌预后分析和与之相关的生物学指标 [J].河北医科大学学报,2006;27(5):510–513.

[65] 吴海山,陈俊强,朱坤寿,等.N0期食管鳞癌术后预后因素及术后放疗价值探讨[J].实

用临床医药杂志,2009;13(19):22-25.

[66] 江艺,邱希辉,林丹霞,等.铂类联合多西他赛一线治疗晚期食管癌[J].中国临床药理学与治疗学,2009;14(12):1395-1399.

[67] 朱学应,陈浩,高理锦,等.体重指数与食管癌切除术后预后之间的关系[J].安徽医药,2011;15(3):347-349.

[68] Bollschweiler E,Herbold T,Plum P,et al. Prognostic relevance of nutritional status in patients with advanced esophageal cancer [J]. Expert Rev Anticancer Ther,2013;13(3):275-278.

[69] Kubo A,Corley DA. Body mass index and adenocarcinomas of the esophagus or gastric cardia:a systematic review and meta-analysis[J].Cancer Epidemiol Biomarkers Prev,2006;15(5):872-878.

[70] Hayashi Y,Correa AM,Hofstetter WL,et al. The influence of high body mass index on the prognosis of patients with esophageal cancer after surgery as primary therapy [J]. Cancer,2010;116(24):5619-5627.

[71] Zhao KL,Liu G,Jiang GL,et al. Association of haemoglobin level with morbidity and mortality of patients with locally advanced oesophageal carcinoma undergoing radiotherapy—a secondary analysis of three consecutive clinical phase Ⅲ trials [J]. Clin Oncol,2006;18(8):621-627.

[72] 陶建民,胡杰,张莹,等.血红蛋白水平对中晚期食管癌放射治疗预后的影响[J].同济大学学报(医学版),2001;22(3):43-44.

[73] 霍小东,王洪江,庞作良,等.339例中晚期胸段食管鳞癌术后生存评价及预后因素分析[J].实用肿瘤杂志,2010;25(3):273-277.

[74] Eloubeidi MA,Desmond R,Arguedas MR,et al. Prognostic factors for the survival of patients with esophageal carcinoma in the U.S.:the importance of tumor length and lymph node status[J]. Cancer,2002;95(7):1434-1443.

[75] 赵建亭,李伟民,杨小光,等.322例食管、贲门癌淋巴结转移资料分析[J].河南外科学杂志,2007;(6):10-12.

[76] 王玉祥,祝淑钗,邱嵘,等.三维适形放疗治疗T4期食管癌预后分析[J].肿瘤防治研究,2011;38(6):690-694.

[77] 刘宝东,支修益,许庆生.T3期胸段食管癌患者根治术后预后因素的Cox回归分析[J].中华医学杂志,2005;85(9):586-589.